Cognitive Behavior Therapy for psychosis (CBTp)
Learning through Case Studies

事例で学ぶ
統合失調症のための
認知行動療法

石垣琢麿・菊池安希子・松本和紀・古村 健 編著

金剛出版

はじめに

石垣琢麿　菊池安希子　松本和紀　古村　健

　統合失調症のための認知行動療法（Cognitive Behavior Therapy for psychosis：CBTp）は1980年代以降，主に英国において研究・実践され，綿密な臨床研究によってその有効性が明らかにされてきた。これまでに多くの日本人臨床家が英国でその成果を学んでおり，10年前に比較すると日本での実践例も格段に増えた。また，国内における研修の機会も増加しており，最近の例だけを挙げても，2014年11月のエマニュエル・ピーターズ（ロンドン大学精神医学研究所）によるワークショップや，2015年12月のアンソニー・モリソン（マンチェスター大学）によるワークショップは，定員を超えた多くの臨床家が参加を希望した。このことから，日本でCBTpを指向する臨床家の潜在的な数は年を追うごとに確実に増加していると考えられる。

　しかし，まだ多くの一般臨床家にはCBTpに日常的に取り組むことへの躊躇があるのではないだろうか。主に英国人によるCBTpのテキストは日本でも数多く翻訳・出版されているものの，「あくまでも英国の実践例にすぎない」「環境に恵まれたごく一部の臨床家にしか実践できないのではないか」という意見を聞くことがこれまでにも多々あった。

　そこで，日本におけるCBTpの研修の充実とさらなる普及・発展を促すために，わたしたちは2011年に「CBTpネットワーク」を結成した。このネットワークはCBTp実践経験の共有と情報交換，ケーススーパーヴィジョン，臨床研究の協力などを目的としており，現在ではワークショップ開催などの人材育成活動をネットワーク全体で推進している。日本認知療法・認知行動療法学会や日本精神神経学会などでも主催シンポジウムを定期的に開いていることに加えて，先に挙げた2つのワークショップも活動の一環として開催

した。所属するのは日本におけるCBTp実践を推進してきた20名以上の精神科医と臨床心理士である。「CBTpネットワーク」では，年2回開催の研究会をもとに日常臨床でのCBTpの可能性について事例検討を重ね，知見を蓄積している。

結成から8年が経過し，統合失調症に対する精神科臨床を取り巻く環境と実践者の意識が大きく変わりつつある今，わたしたちの実践を報告する機は熟したと考えている。本書の出版を契機に，全国規模でCBTpをさらに発展させることをわたしたちは目指している。

本書は大きく2つのセクションに分かれている。前半（第Ⅰ部）では，統合失調症とCBTpに関する研究の歴史や技法の概要が説明される。続く後半（第Ⅱ・Ⅲ・Ⅳ部）が本書の中心であり，さまざまな臨床現場で実践されたCBTpの事例が提示・解説される。第Ⅰ部で概説されるように，CBTpの技法に共通する基盤はあるものの，対象となる当事者のニーズや症状によって介入の目標や技法は多種多様である。基礎と応用，単純性と多様性，現実と妄想世界がクロスオーバーするところに，CBTpの面白さがあるといっても過言ではない。CBTpが当事者にとって有益であることは当然ながら，実践するセラピストにとっても汲めど尽きせぬ大きなやりがいを見出すことができる分野であることを読者に理解していただければ幸いである。

なお，本書では，当事者のプライバシー保護のため出来事や面接内容に修正を加え，ご本人からの承諾，および所属する機関の倫理審査委員会からの承認を得ている。また，CBTpを受ける側に関する表記（たとえば，患者，当事者，対象者，クライエント，ユーザー）と，実施する側に関する表記（たとえば，治療者，セラピスト，支援者），あるいは抱えている心理社会的問題に関する表記（たとえば，精神障害，精神疾患，精神病）をあえて統一していない。これは，CBTpを実施するシチュエーションによってそれぞれの表記や意味付けが異なっており，無理に統一したり外国語に直したりすると，かえって不自然になってしまうからである。したがって，本書においてどのような表記がなされていようとも，日本の精神科医療の実態をそのまま反映したものであり，それが差別やスティグマ付与を意図したものではないことを明言しておく。

目次

はじめに ———————————— 石垣琢麿　菊池安希子　松本和紀　古村健　3

第I部　総論

[序] 日本におけるCBTpの普及とこれからの課題 ———————— 丹野義彦　11
[概説] 統合失調症のための認知行動療法（CBTp）
——————————————————— 山崎修道　石垣琢麿　22

第II部　早期介入

[解説] 早期介入における実践 ———————————— 松本和紀　37
Ultra High Risk for PsychosisへのCBTp ———————— 西山志満子　52
自己臭恐怖をもつARMSへのCBTp｜妄想に近い信念へのアプローチ
——————————————————————— 砂川恵美　67
初回エピソード精神病の発症過程における幻聴へのCBTp
——————————————————————— 濱家由美子　80
統合失調症初回エピソードにおけるCBTp ———————— 市川絵梨子　95

第III部 触法事例

[解説] 触法事例における実践 ─────────────── 菊池安希子　111

CBTpにおける治療関係の構築とケースフォーミュレーションの工夫
　　　　　　　　　　　　　　　　　　　　　　　　 ─── 葉柴陽子　131

慢性統合失調症患者への認知行動療法｜
被害妄想における他害行為傾向に対するアプローチ ─── 古村　健　144

性暴力を起こした統合失調症患者へのアプローチ｜
他害行為の再発予防のためのアセスメントと介入 ─── 壁屋康洋　162

病識が乏しい事例における他害行為への内省を深めるアプローチ
　─────────────────────────── 田中さやか　176

メタ認知トレーニングを活用した統合失調症へのCBTp
　─────────────────────────── 野村照幸　193

症状が慢性化した触法事例へのアプローチ ─────── 西村大樹　208

第IV部 多様な地域支援

[解説] 地域支援における実践 ─────────── 古村　健　石垣琢麿　227

民間カウンセリング機関における統合失調症圏のクライアントへのアプローチ
　　　　　　　　　　　　　　　　　　　　　　　　 ─── 山内未佳　237

デイケアにおける統合失調症患者への実践｜
IPSモデルにおける外来でのアプローチ ─────── 吉田統子　254

福祉事業所におけるグループワーク形式の簡易型CBTp｜
当事者研究からSSTへの橋渡し ─────────── 小林 茂　268

アウトリーチ（訪問）支援におけるCBTp｜
不安感からくる生活上の困難をもつケースへの支援 ─────── 佐藤さやか　283

あとがき ──────────────────── 石垣琢麿　297
索引 ──────────────────────────── 299
執筆者一覧 ─────────────────────── 306
編著者略歴 ─────────────────────── 307

第Ⅰ部
総論

[序]

日本におけるCBTpの普及とこれからの課題

丹野義彦

　日本において，CBT（認知行動療法）という用語はメンタルヘルスの関係者に広まったが，CBTpという用語はまだそれほどポピュラーではない。pとはpsychosis（サイコーシス）の頭文字である。psychosisは一般に「精神病」と訳されるが，ここでは統合失調症，広く統合失調症スペクトラム障害（DSM-5による）を指している。本書では，CBTpを「統合失調症のための認知行動療法」と訳すことにした。

　本書は，2011年に結成された「CBTpネットワーク」の成果である。本稿では，文献紹介も兼ねて，これまでの活動の経緯について振り返ってみたい。

1 | イギリスの臨床心理学とCBTp

　筆者がCBTpの存在を知ったのは，1996年に翻訳刊行した『認知臨床心理学入門』[1]の「精神分裂病」の章であった。バーチウッドが担当したこの章では，幻聴に対する認知行動療法，妄想に対する認知行動療法，認知障害に対する認知行動療法，対人関係障害に対する社会的スキル訓練（SST），家族の感情表出（EE）研究にもとづく家族介入，コミュニティ療法など，幅広い方法が紹介されていた。統合失調症の心理学研究といえば，当時はアメリカ流の神経心理学が主流であり，筆者もそのような仕事をしていたのだが，症状に直接働きかける心理療法はとても新鮮であった。しかも，こうした治療の中心にいるのはイギリスの心理士であるという。当時の日本では，まだ認知行動療法は知られておらず，統合失調症に対して心理士が対応することも

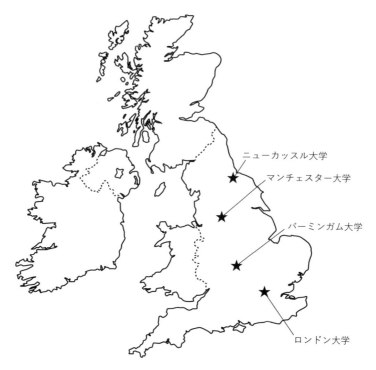

図1　イギリスにおけるCBTpの4つのグループ

少なかったため，イギリスでこれだけ多彩な試みがなされていることに驚いた。この驚きが出発点になった。

イギリスの統合失調症研究で有名なグループは4つある（図1参照）。彼らは競って研究や臨床を進め，新しい治療技法が次々と生まれていた。

　①ロンドン大学グループ（ヘムズレイ，ガレティ，ワイクス，ピーターズほか）
　②マンチェスター大学グループ（タリア，ベンタル，バロウクロウ，モリソンほか）
　③バーミンガム大学グループ（バーチウッド，チャドウィック，ベンタ

ル，トローワーほか）
　④ニューカッスル大学グループ（キングドン，ターキングトンほか）

　イギリスといえば，第二次大戦後における精神分析学の対象関係論を思い出す。考えてみれば，メラニー・クライン，フェアバーン，ウィニコットと続く対象関係論は，統合失調症や分裂的パーソナリティ（シゾイド）の理論にもとづいている。対象関係論にしても，CBTpにしても，統合失調症についてオリジナルな心理学的理論と治療介入法を開発したことは，イギリスの特徴であり，アメリカの心理学には見られない動きである。
　こうした認知行動療法の動きに触発されて，筆者は『エビデンス臨床心理学——認知行動理論の最前線』[2]を書き，認知行動理論という枠組みを用いて，うつ病や不安障害などと同列に，幻覚や妄想を理解しようと試みた。

2 | ロンドン大学精神医学研究所

　筆者は，統合失調症への心理学的介入にこれほど力を入れているイギリスに強く惹かれ，2002年には，在外研究でロンドン大学キングスカレッジの精神医学研究所に滞在し，臨床現場を見ることができた。精神医学研究所では，ヘムズレイ，ガレティ，ワイクス，ピーターズといった統合失調症研究を牽引する臨床心理学者が活動していた。私は，彼らと親しく接し，CBTpの現場をつぶさに見ることができた。それだけではなく，家族の感情表出（EE）研究と家族介入法，早期介入と再発予防，認知リハビリテーション療法など，多彩な方法を実際に見学し，現地の学会でのワークショップにも多く参加して学んだ。さらに，マンチェスター大学のタリアやベンタル，バーミンガム大学のバーチウッドを訪ねて交流する機会も得られた。また，日本ではほとんど行われていなかった治療効果の無作為化比較試験（RCT）が臨床心理士主導で行われていることにも驚いた。これらについては『認知行動アプローチと臨床心理学——イギリスに学んだこと』[3]，『ロンドンこころの臨床ツアー』[4]，『イギリスこころの臨床ツアー』[5]にまとめてある。
　また，この時期に，横田正夫氏（現日本心理学会理事長で統合失調症の描

画法の研究者）と本書の編者の一人である石垣琢麿氏が，『統合失調症の臨床心理学』[6] の編集のために，精神医学研究所に集まった。この本は，臨床心理士による統合失調症の研究と臨床を扱ったものとしては，日本でほぼ初めてのものであった。また，筆者と同時期に精神医学研究所に留学していたのが，本書の編者である松本和紀氏であった。以上のように，当時の精神医学研究所での活動が本書に結実したことになる。

3｜基礎研究の紹介

その後，筆者は，イギリスにおける統合失調症への心理療法やその基礎研究について紹介することに努めた。

まず，バーミンガム大学グループの『統合失調症——基礎から臨床への架け橋』[7] を翻訳した。この本は，「生物－心理－社会の統合モデル（Bio-Psycho-Social Model）」の枠組みから，統合失調症の研究や臨床についての全体像を紹介している。特に，それまであまり紹介されることのなかった新しい心理学理論や心理学的介入についてコンパクトに紹介している。

イギリスで統合失調症の心理学が飛躍的に発展したのは，症状中心アプローチが確立されたからである。統合失調症という疾患全体を扱う方法を「疾患中心アプローチ」と呼ぶのに対し，妄想・幻聴・陰性症状といった症状を扱う方法を「症状中心アプローチ」と呼ぶ。これまでの精神医学の研究を席巻していた疾患中心のアプローチは，統合失調症の心理と健常な心理とを質的に違うものと考え，統合失調症の「了解不能性」を強調していた。これに対して，イギリスの臨床心理学者は症状中心アプローチを開発した。統合失調症の症状を，妄想，幻聴，自我障害，自閉，感情障害といったように分解してみると，それぞれの症状が，健常者でもそれほど珍しいものではない。一般成人を対象とした研究によると，幻聴は10〜30％の人が体験しており，妄想は10〜50％の人が体験している。統合失調症の症状について，一般の大学生を対象に調べる非臨床系のアナログ研究も出てきている。症状中心アプローチは，異常心理学と健常心理学の橋渡しをする方法であり，心理学者にはなじみやすい発想である。こうしたアプローチが現れるようになってから，統

合失調症への心理学的介入法は飛躍的に進歩したのである。その代表的な著作が，ロンドン大学グループの『妄想はどのようにして立ち上がるか』[8] である。この著作では，「結論への飛躍（Jumping to Conclusion）」をキーワードに，妄想という複雑な現象を，基礎心理学の方法論から解き明かしている。また，『侵入思考──雑念はどのように病理へと発展するのか』[9] は，強迫症に典型的に見られ精神病体験とも共通する侵入思考について，心理学の立場から研究をまとめたものである。

これに先立つ2001年には，石垣琢麿氏による『幻聴と妄想の認知臨床心理学──精神疾患への症状別アプローチ』[10] が出版され，幻聴と妄想に対する本格的な認知行動理論がわが国でも始まった。

4 | CBTpのワークショップ

基礎研究の紹介と同時に，イギリスやアメリカから臨床家を呼んでCBTpのワークショップを開いた。

2001年には，日本心理臨床学会（日本大学）において，バーミンガム大学のバーチウッドを招いてワークショップを開催した。バーチウッドは幻覚や妄想への認知行動療法について詳細な事例を交えて解説し，その記録は『認知行動療法の臨床ワークショップ──サルコフスキスとバーチウッドの面接技法』[11] にまとめられている。

また，2003年には，日本心理学会（東京大学）において，前述のロンドン大学のガレティをおいて妄想への認知行動療法のワークショップを行った。その記録は，『認知行動療法ワークショップ2──ガレティの面接技法』[12] にまとめられている。

同じく2003年には，福島県立医科大学の丹羽真一氏がロンドン大学のワイクスを呼んで，統合失調症への認知リハビリテーション療法（Cognitive Remediation Therapy）のワークショップを行った。その記録は日本認知療法学会の『認知療法News』[13] にまとめられている。その後，丹羽真一氏は，2005年に再度ワイクスを，さらに2006年にはワイクスの共同研究者のリーダーを呼んで，認知リハビリテーション療法の講演会を開いている。

2004年には神戸で世界行動療法認知療法会議（WCBCT）が開かれ，これをきっかけに日本に認知行動療法が定着していった。この大会では，30本のワークショップが開かれ，のべ2,000人の参加者があった。このなかには，CBTpに関連したワークショップも多く含まれていた。このWCBCT神戸大会のワークショップは，2冊の本となって出版された。『ワークショップから学ぶ認知行動療法の最前線──PTSD，強迫性障害，統合失調症，妄想への対応』[14]と『ワークショップから学ぶ認知行動療法の最前線──うつ病，パーソナリティ障害，不安障害，自閉症への対応』[15]である。前者には，マンチェスター大学のタリアの「統合失調症に対する対処ストラテジー増強法（CSE）」，ロンドン大学のピーターズの「妄想に対する認知行動療法」，またアメリカのミューザーの「統合失調症のための生活技能訓練」が含まれている。いずれもCBTpを正面から解説したワークショップであり，日本での定着に大きな力があった。

　2004年のWCBCT神戸大会においては，ワークショップは海外ゲストによって行われたが，それ以後は，日本人によって開かれるようになったことも大きな進歩であった。そのきっかけとなったのは2006年の日本認知療法学会（東京大学駒場キャンパス）であり，この大会から学会併設ワークショップが毎年30本くらい開催されるようになった。そのなかにはCBTpに関連したワークショップも多く含まれるようになった。

5 | CBTpマニュアルの翻訳

　CBTpを実際に行うためには臨床マニュアルが必要であり，イギリスの各グループは独自のマニュアルを作成している。

　早くから紹介されていたのは，ニューカッスル大学のグループによる『統合失調症の認知行動療法』[16]であった。このマニュアルでは，治療関係を促進し，症状への理解を深める「ノーマライジング」技法を中心に，CBTpの具体的な技法をわかりやすく紹介している。このマニュアルについて，事例を用いて解説した『症例から学ぶ統合失調症の認知行動療法』[17]も出版された。

　一方，これらとともにイギリスの主流を占めているロンドン大学グループ

のマニュアルがあり，わたしたちが訳すことにしたのが『統合失調症を理解し支援するための認知行動療法』[18]である。この本は，CBTpの技法について6つの段階に分けてわかりやすく説明している。

また，ロンドン大学のワイクスによる認知リハビリテーション療法のマニュアルが翻訳された[19]。この方法は，認知心理学や神経心理学で使われる認知課題や図版をうまく利用して，認知機能をトレーニングするものであり，心理療法と基礎心理学のインターフェースとなる点でも注目される。

その後，バーミンガム大学のバーチウッドのグループによる『命令幻聴の認知行動療法』[20]と，『妄想・幻声・パラノイアへの認知行動療法』[21]も翻訳され，イギリスの主な研究グループのマニュアルはほぼ日本語で読めるようになった。

また，以上は個人療法であるが，集団療法として実施するためのマニュアルである『統合失調症のための集団認知行動療法』[22]も翻訳された。

さらに，アメリカの研究グループによる『エビデンス・ベイスト心理療法シリーズ 統合失調症』[23]は，認知行動療法をはじめとする多くの心理療法について解説している。

6 │ CBTpネットワーク設立と新しい世代

認知行動療法は今世紀に入って大きく発展した。最も顕著な成果は，イギリス政府が2007年から実施した「心理療法アクセス改善政策（Improving Access to Psychological Therapies : IAPT）」であろう。この政策は，経済学者レイヤードと臨床心理学者クラークが提案したもので，うつ病や不安症に悩む人に認知行動療法を提供するために，363億円の予算を投じて3年間で3,600名の認知行動療法セラピストが養成された[24]。その結果，2008～2013年に，38万人が治療を受け，46％が回復した。認知行動療法やエビデンス・ベイスト・プラクティスの考え方は，単なる臨床心理学領域の話ではなくなり，国レベルのメンタルヘルス政策として位置づけられるようになった。

また，アジア諸国にも本格的に広がり，アジア認知行動療法連合（ACBTA）が組織されて，これまでに香港，バンコク，ソウル，東京，南京で大会が開

かれている。

　日本でも認知行動療法はこの15年で大きく発展した。2001年の日本認知療法学会発足，2004年に神戸で開かれたWCBCT以後，認知行動療法は本格的に日本に定着していった。そして，2010年には，うつ病に対する認知行動療法が健康保険の診療報酬として認められた。日本認知療法学会は，2016年には日本認知療法・認知行動療法学会と改称し，2016年現在で約2,000名の会員を擁する。また，1975年に発足した日本行動療法学会は，2014年に日本認知・行動療法学会と改称し，2016年現在で2,000名以上の会員を擁している。

　同時にCBTpへの関心も高まり，医療観察法による指定医療機関には心理師が配属されて，認知行動療法がさかんに行われるようになった。

　そして，2011年には，石垣琢麿氏，菊池安希子氏，松本和紀氏たちが中心となって，CBTpネットワークが設立された。これにより，CBTpの新しい世代が育ち，現場の着実な活動へと結実している。前述のCBTpマニュアルの出版は新世代の活躍によるものであり，本書もまたそうした活動の結実である。

　こうしてCBTpの新しい時代は幕を開けた。たとえば，日本認知療法学会の第1回最優秀論文賞が，「入院中の統合失調症患者への集団認知行動療法の有効性に関する検討」[25]に授与された。また，2018年の日本認知療法・認知行動療法学会では，耕野敏樹氏が大会長講演として初めてCBTpの臨床を詳しく紹介した。こうしたことは，CBTpが認知行動療法のなかで大きな位置を占めるようになったことを物語っている。

7｜公認心理師の時代のCBTp

　2015年には待望の「公認心理師」法案が可決され，2019年から国家資格の公認心理師が生まれることになる。国家資格の成立によって，心理師の潜在的な力を最大限に発揮できるようになるだろう。しかし同時に，これまでの民間資格ないし学会認定資格とは違って，「国家資格」である以上，責任は格段に重くなる。効果についての説明責任が求められ，認定基準の透明性と厳格性が強く求められることになる。特に医療領域や司法領域において，公認心理師の活動は，認知行動療法が中心となっていくことは確実である。

これまで述べてきた動きはたまたま起こった現象ではなく，まさに世界の動きと連動したものである。世界のメンタルヘルスの専門家の間では，現在，3つの大きなパラダイムシフトが起こりつつある。第1は精神分析療法から認知行動療法への動き，第2はエビデンス（科学的根拠）にもとづく実践の定着，第3は職業としての科学的臨床心理学の確立である。これらは世界の社会的地殻変動の結果であって，決して一時的な流行やバブルではない。英米の公認心理師は，国家資格を持ち，認知行動療法を中心として現場で活躍している。そして日本もようやく世界のパラダイムに追いつきつつある。

　今後，精神障害で悩む人々のひとりでも多くの方にCBTpを提供するためには，以下のような課題があるだろう。

1 統合失調症へのCBTpの保険適用拡大に向けて

　これまで認知行動療法の診療報酬の領域は拡大してきた。2010年にはうつ病に対してだけだったが，2016年には不安症（強迫症，社交不安症，パニック症，心的外傷後ストレス障害）に拡大され，今後は，統合失調症に対しても拡大することが望まれる。そのためには治療効果のエビデンスの蓄積と養成体制の強化が重要になるだろう。

2 心理師による認知行動療法の保険適用に向けて

　これまでは医師が行う認知行動療法だけに保険適用は限定されていたが，2016年には，看護師にも適用されるようになった。しかし，長い時間がかかる認知行動療法を多忙な医師や看護師が行うのは現実的ではなく，心理療法のプロフェッショナルである心理師が行うのが最も現実的である。したがって，公認心理師への保険適用の拡大が望まれる。これまでの心理職は国家資格でなかったために，本業である心理療法や心理テストを実施しても保険診療とはならなかったが，心理師が国家資格となり，診療報酬化にも希望が見えてきた。これが実現すれば，認知行動療法をより多くの国民に提供できるようになり，また心理師の経済的・雇用的な安定にもつながり，CBTpを提供す

る経済的基盤が整うだろう。

③ CBTpの治療効果のエビデンス確立に向けて

　保険適用を実現させるためには，CBTpの治療効果のエビデンスの蓄積が不可欠である。CBTpの技法の分解研究や奏効機序などの基礎研究が大切となり，また日本独自の治療マニュアルの開発も望ましく，本書の出版はそうした第一歩であろう。さらに，効果のある技法を開発するために，たとえば『認知行動療法，べてる式。』[26]で紹介されている方法などは大いに参考になるだろう。

④ 日本におけるCBTpのトレーニングと養成体制の確立に向けて

　前述のように，これまでは海外のゲストによって行われていたワークショップは，今や日本人の講師によって行われるようになった。とはいえCBTpのワークショップを開ける講師はまだ少ない。今後，CBTpのトレーニングと養成体制の確立を目指して，学会の再編成や専門資格制度なども考える必要があるだろう。

文献

[1] ウィンディ・ドライデン＋ロバート・レントゥル＝編［丹野義彦＝監訳］(1996) 認知臨床心理学入門――認知行動アプローチの実践的理解のために．東京大学出版会．
[2] 丹野義彦 (2001) エビデンス臨床心理学――認知行動理論の最前線．日本評論社．
[3] 丹野義彦 (2006) 認知行動アプローチと臨床心理学――イギリスに学んだこと．金剛出版．
[4] 丹野義彦 (2008) ロンドンこころの臨床ツアー．星和書店．
[5] 丹野義彦 (2012) イギリスこころの臨床ツアー．星和書店．
[6] 横田正夫・丹野義彦・石垣琢麿＝編 (2003) 統合失調症の臨床心理学．東京大学出版会．
[7] マックス・バーチウッド＋クリス・ジャクソン［丹野義彦・石垣琢麿＝訳］(2006) 統合失調症――基礎から臨床への架け橋．東京大学出版会．
[8] フィリッパ・ガレティ＋デイビッド・ヘムズレイ［丹野義彦＝監訳］(2006) 妄想はどのようにして立ち上がるか．ミネルヴァ書房．
[9] デイビッド・クラーク［丹野義彦＝監訳］(2006) 侵入思考――雑念はどのように病理

へと発展するのか．星和書店．
[10] 石垣琢麿（2001）幻聴と妄想の認知臨床心理学——精神疾患への症状別アプローチ．東京大学出版会．
[11] 丹野義彦＝編（2002）認知行動療法の臨床ワークショップ——サルコフスキスとバーチウッドの面接技法．金子書房．
[12] 丹野義彦・坂野雄二・長谷川寿一・熊野宏昭・久保木冨房＝編（2004）認知行動療法ワークショップ2——ガレティの面接技法．金子書房．
[13] 丹野義彦（2004）ワイクスによる認知リハビリテーション療法のワークショップ——日本認知療法学会の研修会の試み．認知療法News 28；1-4．
[14] 丹野義彦・坂野雄二ほか＝編（2008）ワークショップから学ぶ認知行動療法の最前線——PTSD，強迫性障害，統合失調症，妄想への対応．金子書房．
[15] 丹野義彦・坂野雄二ほか＝編（2008）ワークショップから学ぶ認知行動療法の最前線——うつ病，パーソナリティ障害，不安障害，自閉症への対応．金子書房．
[16] デイヴィッド・キングドン＋ダグラス・ターキントン［原田誠一＝訳］（2002）統合失調症の認知行動療法．日本評論社．
[17] デイヴィッド・キングドン＋ダグラス・ターキントン［原田誠一ほか＝訳］（2007）症例から学ぶ統合失調症の認知行動療法．日本評論社．
[18] デイビッド・ファウラー＋フィリッパ・ガレティ＋エリザベス・カイパース［石垣琢麿・丹野義彦＝監訳］（2011）統合失調症を理解し支援するための認知行動療法．金剛出版．
[19] ティル・ワイクス＋クレア・リーダー［松井三枝＝監訳］（2011）統合失調症の認知機能改善療法．金剛出版．
[20] サラ・バーン＋マックス・バーチウッド＋ピーター・トロワー＋アラン・ミーデン［菊池安希子ほか＝訳］（2010）命令幻聴の認知行動療法．星和書店．
[21] ポール・チャドウィック＋マックス・バーチウッド＋ピーター・トロワー［古村健・石垣琢麿＝訳］（2012）妄想・幻声・パラノイアへの認知行動療法．星和書店．
[22] エマ・ウィリアムス［菊池安希子＝訳］（2010）統合失調症のための集団認知行動療法．星和書店．
[23] スティーヴン・シルヴァースタイン＋ウィリアム・スポルディング＋アンソニー・メンディット［貝谷久宣・久保木冨房・丹野義彦＝監修／岸本年史＝監訳］（2014）エビデンス・ベイスト心理療法シリーズ 統合失調症．金剛出版．
[24] リチャード・レイヤード＋デイヴィッド・クラーク［丹野義彦＝監訳］（2017）心理療法がひらく未来——エビデンスにもとづく幸福改革．ちとせプレス．
[25] 奥原孝幸・奥平智之・松村人志（2013）入院中の統合失調症患者への集団認知行動療法の有効性に関する検討．認知療法研究6；43-54．
[26] 伊藤絵美・向谷地生良（2007）認知行動療法，べてる式。医学書院．

[概説]

統合失調症のための認知行動療法（CBTp）

山崎修道　石垣琢麿

1 | 認知行動療法とは何か

1 認知行動療法の考え方

　人間の気分や行動は，ものの考え方や受け取り方（認知）の影響を受けている。認知行動療法（Cognitive Behavior Therapy：CBT）は，自らの認知の習性（クセ）に当事者自身が気づき，つらい気分や問題となっている行動を変えていく手助けをする精神療法＝心理療法である。CBTは，1970年代にアメリカのアーロン・ベックによってうつ病の治療法として始まり，不安障害や統合失調症へのエビデンスが次々と報告されるに従って適応範囲が広がった。

　CBTは，当事者とセラピストの一対一の面接で，主に言葉のやりとりを通じて進める。さらに面接だけでなく，面接で話し合った内容を日常生活で検証しながら進めていく「ホームワーク」は不可欠である。一方で，他の精神療法＝心理療法と同じく，当事者との良好な治療関係の構築がきわめて重要であり，共感的理解を通じた当事者とセラピストの信頼関係の構築はCBTでも必須である。この信頼関係をベースに，当事者とセラピストとが一緒になって，「科学者」のように問題の解決策を探っていく「協同的経験主義」が介入の基本となる。

　これら基本方針に加えて，CBTの重要な治療的態度として次の5つが挙げられる[1]。

①治療面接は構造化され，セラピストは積極的に当事者に働きかける。
②セラピストは，現存する症状や行動上の問題に焦点を当て，当事者の問題を操作するための一連の治療を計画する。
③当事者の児童期の体験や発達初期の家族との人間関係について，それが症状に本質的な影響を及ぼしているとは考えない。
④無意識や幼児期の性的問題，防衛機制などといった精神分析的な仮説を排除する。
⑤当事者は不適応的な反応パターンを学習してしまっているが，それは「学習解除」することが可能であると考える。

2 介入されるべき認知的変数

　CBTの介入対象となる認知的変数（要素）は，「対処可能性」「自己効力感」「認知的評価」などである。自己効力感は介入の効果指標として特に重要だと考えられている[2]。

　A（先行状況），B（信念），C（結果）のうち，当事者はC（＝「症状」）を訴えるが，それを直接生むのはAではなくB（＝「不合理な信念」）である。AはBを引き起こす手がかり刺激にすぎない。苦痛が生じるのは，その刺激をどのように解釈したかによる。これがアルバート・エリスのABC理論である。ベックはこのABC理論を参考に，「不合理な信念」を自動思考，極端な推論パターン，非機能的スキーマの3つに分類した。

　症状を直接生じさせるのは，状況によって変化し，自動的に意識されてしまう自動思考だが，これは極端な推論パターンと，無条件の判断基準である非機能的スキーマがその人の認知に存在するがゆえに出現する。極端な推論パターンは「媒介信念」，非機能的スキーマは「中核信念」と呼ばれることもある。媒介信念は「もし～だったら……にちがいない（仮定あるいは思い込み）」または「～でなければならない（ルール）」などの形式を持つ極端で非現実的な思考だが，中核信念が露呈しないように保護する機能も持っている。また，その個人にとって特徴的なネガティブ・ライフイベント（主に，達成課題と対人課題の2つに分類される）が引き金になって，この認知システム

全体が活性化する。つまり，媒介信念や中核信念が症状の認知的素因であり，そこにストレスがかかると自動思考が出現し症状を導くという「素因ストレス」モデルである。

　人生観や世界観などを含み，根幹的でネガティブな信念を表す非機能的スキーマは，幼少期からの体験によって形成されるとベックは考えた。この概念は，ベック自身も所属していた精神分析学派から影響を受けている。しかしながら，CBTが着目するのは，非機能的スキーマ形成の原因になったかもしれない過去の外傷体験ではなく，現在のスキーマの役割と認知システムの全体像であることに注意しなければならない。この点が精神分析学派とは大きく異なる点である。

3 セルフコントロールの重要性

　CBTが目指す治療ゴールは，症状とそれを生じさせる行動・認知を当事者が自己制御（セルフコントロール）できることにある。セルフコントロールは，適切なセルフモニタリング，偏りのない自己評価，自己強化の3つから構成される。それぞれが十分に機能して，はじめて継続的なセルフコントロールが可能になる。

　介入では，まず多面的かつ機能分析的なアセスメントによって，当事者が抱えている問題の全体像が把握される。この全体像を把握する行為は，ケースフォーミュレーション（事例定式化）や事例概念化と呼ばれる。

　偏りのない自己評価を獲得するためには，認知再構成法や行動実験が行われる。認知再構成法の代名詞のようになっている「カラム（コラム）法」も用いられる。行動実験とは，考え出された新しい信念（＝偏りのない自己評価）を日常場面で使用してみて，その信念が妥当かどうかを確認することである。新しい信念は，面接室内では仮説に留まっており，それを検証する作業（＝実験）を行わない限り妥当性は確認できない。ここで，先述した「ホームワーク」が重要になってくる。妥当性が確認できたとしてもできなかったとしても，それは正誤や善悪という価値の問題ではないことを当事者に強調する。

認知の偏りや歪みが大きいと，当事者は媒介信念やスキーマになかなか気づくことができない。そのため，CBTでは，当事者の内省を深め，自らの力で認知的問題を発見できるように誘導するための「ソクラテス式質問法」という面接技法が重視される[3]。この技法は「ソクラテス式対話」とも呼ばれ，当事者に対する論駁や説得ではなく，対話による「発見」が重要だということが強調される。ソクラテス式質問法には，たとえば，「その考えを裏づけている証拠は何でしょう？」「自分が正しいかどうか，どのようにしてわかりますか？」「問題を悪化させているものは何でしょう？」などがある。当初はこうした質問を治療者が当事者に対して発していくが，徐々に当事者自身が自問自答するよう促される。

4 認知行動療法を統合失調症に適用するために

　上記のように，CBTには他の精神療法＝心理療法にはない特徴がいくつかある。当事者とセラピストとの関係，現在の認知と行動を重視する態度，ソクラテス式質問法，日常生活への般化を促す工夫，セルフコントロールの重視とそれを確立するための技法，などである。これらのなかにはそのまま統合失調症に用いられるものも一部あるが，大きな修正を加えられる場合がほとんどである。統合失調症は症状とその程度，社会的機能低下の問題など，数々の点で他の精神障害とは異なり，認知についても大きく異なる側面を持っている。そのため，他の精神障害で用いられる概念や技法をそのままの形で応用はできないと考えたほうがよい。次節では統合失調症のためのCBTを具体的に解説する。

2 ｜ 統合失調症のための認知行動療法とは何か

　CBTはさまざまな精神障害に適用範囲を広げてきた。主な介入対象を統合失調症に設定して開発された方法であっても，実際の臨床場面では，DSM-5の「統合失調症スペクトラム」に含まれるような状態，つまりサイコーシス（psychosis）を対象とする場合が多いため，伝統的に Cognitive Behavior

Therapy "for psychosis"（CBTp）と呼ばれてきた。本書でも，「統合失調症のための認知行動療法」をCBTpと記す。

1 発展の歴史と臨床的有効性の確立

　クロルプロマジンが開発されて以来，統合失調症の治療は薬物療法が中心だったが，2000年以降では英国を中心にCBTpの大規模ランダム化比較試験が次々に行われ，効果の実証が進んでいった。

　1980年代までは，個別症例または小さな臨床グループに対する適用報告が中心であり，大規模な臨床研究には至らなかった。また，CBTpの有効性にも疑問が持たれていた。その原因のひとつは，統合失調症の認知的特徴を考慮せず，気分障害や不安障害に用いるモデルや技法をそのまま用いたことにある。しかし，1990年代に入り，統合失調症に対する認知心理学的研究が発展し，認知的特徴への理解が進んだことに加えて，現在もCBTpの標準的テキストになっている数々の書籍[4-6]がほぼ同時期に出版されるようになり，CBTpの臨床研究が発展すると同時に臨床現場へと急速に普及した。現在の英国NICEガイドライン（治療ガイドラインのひとつ）では，薬物治療を行っても持続的な陽性症状が残るケースに対しては認知行動療法が推奨されている[7]。また，多くの臨床研究をまとめて効果を検討するメタ解析では，中程度の効果量があると言われている[8]。ある実態調査では，CBTpは米国の医療機関の58％，英国では91.3％で用いられているという[9]。

　これまでの臨床研究からわかることは次のようにまとめられる。統合失調症の陽性症状はその発生原因を生物学的要因，つまり脳機能の異常に基盤を置くが，それが発展・持続するメカニズムには認知バイアスや推論障害のような心理学的要因が大きく影響を与えている。また，薬物療法に限界があるケースにおいては，自己効力感，自尊心，孤立感などの心理学的要因と，それらが原因となった不安や抑うつという気分の問題が大きく影響しており，心理社会的介入法によって症状改善や苦痛の緩和がある程度期待できる。そして，この心理学的要因とそれが働くメカニズムの一部は認知行動理論によって説明が可能である。

近年では，マンチェスター大学のグループにより，薬物治療を望まない，もしくは継続が難しいケースに対する薬物療法を用いない認知行動療法の効果を検証したランダム化比較試験が行われた[10]。その結果，何らかの理由で薬物療法を行うことができない統合失調症の当事者に対しても，認知行動療法によって症状の緩和が期待できることが示されている。

　また，最近のCBTpの臨床研究は，当事者が効果研究に積極的に参画していることも特徴のひとつである。当事者自身が研究デザイン・データ収集から解析・論文執筆まですべてのプロセスの中心となって行う当事者主導型研究を，マンチェスター大学の認知行動療法研究グループやロンドン大学キングスカレッジのサービスユーザー・リサーチ・エンタープライズ・グループが活発に行っている。具体的には，治療における当事者の立場でのプライオリティに関する研究[11]，認知行動療法による結果を測定する尺度[12]，回復のプロセスにおける重要な要素[13, 14]などについての実証研究や総括を進めており，セラピストや研究者の視点からは抜け落ちる傾向がある当事者の真のニーズを踏まえた研究が進められている。

　一方で，マインドフルネス認知療法，アクセプタンス＆コミットメント・セラピー，コンパッション・トレーニング（Compassionate Mind Training），メタ認知療法など，新しい理論と技法をCBTpに応用した臨床実践も欧米では数多く報告されるようになってきた。これらも将来，統合失調症を対象とした新しい技法やツールの確立に大きく役立つことになるだろう。

2 CBTpの手法

　CBTpでは，幻聴・妄想などの陽性症状を，当事者自身の力でマネジメントできることを目指すが，最終的な目標は，あくまで当事者の生活上のニーズを達成することである。生活上のニーズは当事者によってさまざまであるため，個別の症状と生活状況の丁寧なアセスメントが必須である。

　具体的な目標やプロセスを次の表1に示す。これは，主に英国における複数の研究・臨床グループの手順をまとめたものである。

　CBTpの世界的基準となる手順は今のところなく，グループによって想定

表1 CBTpの目標とプロセス

① 当事者との間に堅固な治療関係を構築し,幻聴や妄想の内容について安心して語れる環境をつくる。
② 当事者の症状や生活上のニーズについてアセスメントし,セッションを通じて達成を目指す（当事者とセラピストとの間で）共通のゴールを設定する。CBTの基本的態度である「協同的であること」を重視しつつ,症状についての詳細な情報を当事者本人から得ることが大切である。
③ 幻聴や妄想体験は,一部の人が体験している異常な体験ではなく,一般人口のおよそ15%程度が体験しており,強いストレス条件（不眠・不安・過労・孤立）が揃えば誰しも体験しうることを伝えてノーマライジングを図り,幻聴や妄想体験を語りやすくする（ノーマライゼーション）。これはつまり,医学的疾患教育ではなく,ノーマライゼーションの視点に立った心理教育を重視することを意味する。
④ 当事者がすでに使っている対処法を共有し,有効な対処法を強化して,当事者の自己効力感をさらに高めていく。
⑤ 当事者自身の幻聴・妄想体験の「発生メカニズム」を図式化し,共有する。また,幻聴や妄想体験がコントロール可能であることを理解する。特に薬物療法の効果が薄い陽性症状に対しては,「認知と行動の偏りによってそれが維持されている」という仮説にもとづき,認知と行動の適応性・柔軟性を向上させ,対処法を学習・強化することを目的とする（この維持要因には,統合失調症に特異的な認知バイアスだけでなく,抑うつや不安など一般的な感情の問題も含まれる）。
⑥ 可能であれば,幻聴や妄想発生の根底にあるスキーマを取り上げ,協同して検証する。
⑦ セッション後の再発予防のために,①〜⑥の一連のセッションをまとめ,中長期的な生活上の目標設定を行う。

する陽性症状の発生モデルやセッションの細かい進め方などに違いはあるが,おおむね上記の①〜⑦の流れに沿って進めていると考えてよい。

　いずれの研究グループも共通して,治療関係の構築に十分な時間をかけるよう注意している。他の一部の精神障害とは異なり,統合失調症では症状そのものの重症度や複雑さに加えて,病識が不足していることによって,治療関係を結ぶことが難しいことも多い。また,場合によっては強制的に入院させられた人も介入対象となるため,精神療法前の関係構築に時間をかけざるをえない。

　一方で,症状を誰かに語ることによって傷ついた経験を持つ人や,さまざまな理由から症状を「恥ずかしい」と感じる人もいる。ノーマライゼーショ

ンとは，体験（症状）の特殊性や強烈さに圧倒され，絶望感や孤立感が強くなりがちな当事者に対して，体験の普遍性を強調することで苦痛を減弱する目的で行われるアプローチである。社会精神医学的研究や認知心理学研究によって，当事者の体験の一部が一般人口においても体験されていることが明らかにされており[15, 16]，その知見をもとに心理教育が行われる。

このように，統合失調症は他の精神障害と多くの点で異なるが，CBTpでは多くの局面で，気分障害や不安障害に対する技法も応用される。妄想的観念を修正するために，カラム（コラム）法を用いたり，行動実験を行ったりすることもある。ただし，統合失調症に対してセラピストは，気分と思考，個別性と一般モデル，現実的・合理的思考と妄想的思考，病的体験と日常体験との「離断モデル」と「連続体モデル」などの間を柔軟に行き来することが要求される。

CBTは一般に合理的思考を推奨する精神療法＝心理療法だが，統合失調症に対してはファウラーたちが「妄想の範囲内での働きかけ」と呼ぶアプローチを取らざるをえない場合も多い[5]。これは，セラピストが当事者の考え方を（肯定はしないが）受け入れるか，双方の見解が異なっていることを前提にして，当事者が主張する枠組みのなかで苦痛の軽減に取り組む態度を指している。

ソクラテス式質問法の適用が難しい場合は，セラピストが主導的に面接を進めることも多い。また，記憶や注意などを含む認知能力全体が著しく低下している場合には精神療法自体が成り立たない場合もあるだろう。表1に示したような目標やプロセスが成立しない場合も，現実にはもちろん存在する。日本のセラピストがどのように対応しているかについては，本書の事例部分をぜひ参照していただきたい。

③ 日本における現状と課題

CBTは一般に，精神科医や臨床心理士など，訓練を受けた専門のセラピストが，1人の当事者に対して時間をかけて行う治療法であるため，実施コストが高いことが課題である。近年では，従来型のCBT（高強度CBT）に加え

て，医師や心理士以外のスタッフが行う，セッション数が少ない低強度CBTの効果検証も行われている。CBTpも同様で，従来推奨されていた16セッションよりも短い期間での介入にも一定の効果が示されている[17]。また，CBTpの技法を臨床心理士が精神科専門看護師に教育し，コミュニティケアでそれを実践してもらい，当事者の全体的状態，病識，抑うつ感を改善させることができたことを，ターキントンたちは報告している[18]。

日本では，CBTpに関するエビデンスは未だ不十分である。そもそも，CBTpを実施できるセラピストの養成，CBTpの質の担保，スーパーヴィジョン体制の確立は，現時点でも大きな課題となっている。CBTのスーパーヴィジョンは一般に，セッションを録音・録画し，スーパーヴァイザーとの間で共有して，セッション終了後次のセッションまでの間に行って適宜修正していく形を取る。筆者らが所属する研究グループでも，CBTp導入にあたって，海外のエキスパートからwebカンファレンスを通じた同時進行型スーパーヴィジョンを受け，セッションへのフィードバックをもらったうえで次のセッションに臨む形を取った。さらに，信頼性尺度（CTS-R[19]およびCTS-PSY[20]）を用いてスキルを得点化してフィードバックを受けた[21, 22]。その内容の一部を表2と図1に示す。

英米においてもCBTpの実践者数は大きく拡大しているわけではない。また，理想的なCBTp実践者は，気分障害や不安障害のCBTを実施した経験があり，統合失調症全般に関する豊かな知識と経験を持ち，陽性症状に関する精神病理的，認知心理学的知見に精通していなければならないとされている。しかし，理想と現実との差はどの国においても大きい。そこで，セラピストの教育と質を担保するためにいくつかの信頼性尺度が開発されている。上記はその代表的なものである。

筆者の印象では，録音・録画によってセッションでのやりとりを共有したうえで，リアルタイムでスーパーヴィジョンを行うほうが，面接スキルの修正がしやすく，スーパーヴァイザーとスーパーヴァイジーとの間の共通認識も得られやすく，スキルの獲得が早かった。また，数値としてスキルの評価を受けることで，現状の自分にどのスキルが不足しており，どのスキルに重点を置いて次のセッションに取り組めばよいか意識化しやすかった。

表2 スーパーヴァイザーからのセッション・フィードバック例[22]

セラピストの働きかけ	スーパーヴァイザーからのフィードバック
当事者Aさん① 不安発作（過呼吸と動悸）に困っている当事者に対して、「どのような状況で発作が起きるか」を聞き、状況を整理して、発作が起きる状況（電車に長時間乗る）に段階的に慣れていくようホームワークを設定した。	不安発作（過呼吸や動悸）を感じるときが「どのような状況だったのか」だけでなく、「その状況を患者がどう捉えたのか」を聞き出すことが重要になる。状況への捉え方（認知・評価）を聞き出しておくと、他の状況で不安発作が起こったときにも応用が利く。
当事者Aさん② 1セッションのなかで、当事者が希望するのにあわせて、3つの話題を取り扱った。	信頼性尺度（CTS-R）に沿ってフィードバックを行う。アジェンダ設定が不明瞭だったため、1セッション中に取り扱った話題が多く、話が分散してしまった。セッションの最初でのアジェンダ設定を、当事者と一緒に十分時間を取って行うことが重要となる。
当事者Bさん① 電車のなかで出てきた被害的な侵入思考（「追いつめられる、殺される」）について、思考のプロセスを詳細に聞き、整理して、一緒に図式化していった。	侵入思考が出てきた後に、当事者自身が何をして、どのような気分になるのかを詳しく取り扱い、「侵入思考そのものを消すことはできないが、侵入思考が出てきたときに、思考から注意を逸らすことができる」と気づけるようにガイドすることが重要となる。
当事者Bさん② 早朝覚醒時に命令される幻覚が出てきたときの気分と行動を詳しく取り扱い、整理した。	当事者が「幻覚」と捉えている体験について、幻覚とは別の現象である可能性（幻覚ではなく夢ではないか？ 断片的な記憶の再生ではないか？）について、協同作業のなかで時間をかけて考えていくことが重要となる。
当事者Bさん③ 「幻覚」体験の評価を変えるとどのような気分になるのかを整理し、ポジティブな気分になれる評価を強化する自己教示（「夢だ」と言い聞かせる）をホームワークとした。	ポジティブな気分になることが重要なのではない。当事者の評価次第で、同じ体験でも気分を変えることができることを理解してもらうことが重要となる。

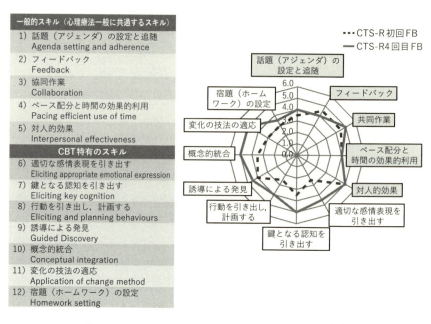

図1 スーパーヴィジョン前後のスキルの変化グラフ[22]

今後は日本においても，さらなるセラピストの人材育成とともに，CBTpのランダム化比較試験にもとづく臨床研究を実施し，効果を検証したうえで，診療報酬化を進めていく必要があると考える。

3 | まとめ

もともとは気分障害や不安障害を対象にして発展したCBTだが，その適用範囲を統合失調症スペクトラムまで広げ，現在ではCBTpと呼ばれるひとつの分野を形作るに至った。そのCBTpは，英国を中心に発展し，現在では世界的な広がりを見せている。

日本でも，英国のさまざまなマニュアルが翻訳され，情報の輸入は進んだ。しかし，具体的な実践や人材育成，組織的な効果研究などはまだ十分とは言

えず,今後10年間の課題であろう。本書が日本におけるCBTp普及の一助となれば幸いである。

また,筆者としては,地域精神保健が定着している英国で発展したCBTpの本質を,病院臨床が中心となって発展してきた日本の精神科医療に導入する際に変質させないことが重要だと考えている。そのためにも,事例研究やスーパーヴィジョンを中心とした臨床実践の丁寧な振り返りは不可欠であり,海外のエキスパートと密に連携した人材育成もさらに進めていく必要がある。

文献

[1] Beck, A.T. (1970) Cognitive therapy : Nature and relation to behavior therapy. Behavior Therapy 1 ; 184-200.
[2] 坂野雄二 (1995) 認知行動療法.日本評論社.
[3] Freeman, A. (edit. in chief) (2005) Encyclopedia of Cognitive Behavior Therapy. New York : Springer-Verlag.(内山喜久雄・大野 裕・久保木富房ほか＝監訳 (2010) 認知行動療法事典.日本評論社, pp.292-296)
[4] Kingdon, D.G. and Turkington, D. (1994) Cognitive-Behavioural Therapy of Schizophrenia. Hove : Lawrence Erlbaum.(原田誠一＝訳 (2009) 統合失調症の認知行動療法. 日本評論社)
[5] Fowler, D., Garety, P., and Kuipers, E. (1995) Cognitive-Behaviour Therapy for Psychosis : Theory and Practice. Chichester : Wiley.(石垣琢麿・丹野義彦＝監訳 (2012) 統合失調症を理解し支援するための認知行動療法. 金剛出版)
[6] Chadwick, P.D., Birchwood, M., and Trower, P. (1996) Cognitive Therapy for Delusions, Voices and Paranoia. Chichester : Wiley.(古村 健・石垣琢麿＝訳 (2012) 妄想・幻声・パラノイアへの認知行動療法)
[7] National Collaborating Centre for Mental Health, Schizophrenia (2010) The NICE guideline on core interventions in the treatment and management of schizophrenia in adults in primary and secondary care (updated edition).
[8] Wykes, T., Steel, C., Everitt, B. et al. (2008) Cognitive behavior therapy for schizophrenia : Effect sizes, clinical models, and methodological rigor. Schizophrenia Bulletin 34 ; 523-537.
[9] Kuller, A.M., Ott, B.D., Goisman, R.M. et al. (2010) Cognitive behavioral therapy and schizophrenia : A survey of clinical practices and views on efficacy in the United States and United Kingdom. Community Mental Health Journal 46 ; 2-9.
[10] Morrison, A.P., Turkington, D., Pyle, M. et al. (2014) Cognitive therapy for people with schizophrenia spectrum disorders not taking antipsychotic drugs : A single-blind randomised controlled trial. Lancet 383 ; 1395-1403.
[11] Byrne, R. and Morrison, A.P. (2014) Service users' priorities and preferences for treatment of psychosis : a user-led Delphi study. Psychiatric Services 65 ; 1167-1169.

［12］Greenwood, K.E., Sweeney, A., Williams, S. et al. (2010) CHoice of Outcome In Cbt for psychosEs (CHOICE）: The development of a new service user-led outcome measure of CBT for psychosis. Schizophrenia Bulletin 36 ; 126-135.
［13］Byrne, R. and Morrison, A.P. (2010) Young people at risk of psychosis : A user-led exploration of interpersonal relationships and communication of psychological difficulties. Early Interv Psychiatry 4 ; 162-168.
［14］Law, H., Morrison, A., Byrne, R. et al. (2012) Recovery from psychosis : A user informed review of self-report instruments for measuring recovery. Journal of Mental Health 21 ; 192-207.
［15］Peters, E.R., Joseph, S.A., and Garety, P.A. (1999) Measurement of delusional ideation in the normal population : Introducing the PDI (Peters et al. Delusions Inventory). Schizophrenia Bulletin 25 ; 553-576.
［16］Van Os, J., Hanssen, M., Bijl, R.V. et al. (2000) Strauss (1969) Revisited : A psychosis continuum in the general population?. Schizophrenia Research 45 ; 11-20.
［17］Hazell, C.M., Hayward, M., Cavanagh, K. et al. (2016) A systematic review and meta-analysis of low intensity CBT for psychosis. Clinical Psychology Review 45 ; 183-192.
［18］Turkington, D., Kingdon, D., and Turner, T. (2002) Effectiveness of a brief cognitive-behavioural therapy intervention in the treatment of schizophrenia. British Journal of Psychiatry 180 ; 523-527.
［19］Blackburn, I.-M., James, I.A., Milne, D.L. et al. (2001) The revised cognitive therapy scale (CTS-R）: Psychometric properties. Behavioural and Cognitive Psychotherapy 29 ; 431-446.
［20］Haddock, G., Devane, S., Bradshaw, T. et al. (2001) An investigation into the psychometric properties of the cognitive therapy scale for psychosis (CTS-Psy). Behavioural and Cognitive Psychotherapy 29 ; 221-233.
［21］山崎修道・石倉習子・葉柴陽子ほか（2013）ウェブによるスーパービジョンを通じた精神病症状を持つ当事者への心理社会的支援技術向上の取り組み．統合失調症研究 3 ; 105.
［22］山崎修道（2016）統合失調症の認知行動療法──概要・現状と課題について．精神科治療学 31（増刊号); 234-238.

第II部
早期介入

[解説]

早期介入における実践

松本和紀

1 | はじめに

　第Ⅱ部では，早期介入の事例として4例が紹介されている。統合失調症を含めた精神病（psychosis）の早期段階は，主に初回エピソード精神病（First Episode Psychosis：FEP）とアットリスク精神状態（At-Risk Mental State：ARMS）（用語の解説参照）とに分けられ，早期介入の標的とされている。ここで紹介される4例のうち最初の2例はARMSに該当し，次の事例は治療経過中にARMSからFEPに移行した事例，最後の事例はFEPの回復期の事例である。

解説：精神病性障害の早期段階について

　初回エピソード精神病（FEP）：臨床的に明らかな精神病状態を初めて呈した場合に用いられる。"精神病"の閾値としては，明らかな幻覚や確信度の強い妄想観念，著しい思考や行動の解体などの精神病症状が，1週間ほとんどいつも持続する状態が目安とされる。FEPでは，精神疾患のカテゴリー診断を特定できない場合もあり，こうした場合には経過のなかで診断を確定していく。統合失調症のほかにも，統合失調感情障害，妄想性障害，短期精神病性障害，精神病徴候を伴ううつ病や双極性障害，器質性の精神病性障害，さらに，他の特定できる精神病性障害などの診断が含まれる。統合失調症の初回エピソードを，初回エピソード統合失調症（First Episode Schizo-

表1　ARMSを規定する「超ハイリスク（UHR）基準」

1. 弱い精神病症状（Attenuated Psychosis Symptoms : APS）の基準
2. 短期間欠性の精神病症状（Brief-Limited Intermittent Psychotic Symptoms : BLIPS）の基準
3. 素因と機能の低下の基準

※この3つのなかのいずれかを満たす場合にARMSと判定される。

phrenia : FES）と呼ぶこともある。

　アットリスク精神状態（ARMS）[1, 2]：「精神病発症リスク状態」などと訳されたりもする。また，臨床的ハイリスク（Clinical High Risk : CHR）状態などと呼ばれることもある。FEPを来たすリスクの高い精神状態である。ARMSを規定する代表的な基準は超ハイリスク（Ultra High-Risk : UHR）基準で，これは，①弱い精神病症状（Attenuated Psychosis Symptoms : APS）の基準，②短期間欠性の精神病症状（Brief-Limited Intermittent Psychotic Symptoms : BLIPS）の基準，③素因と機能の低下の基準から構成され，この3つのなかのいずれかを満たす場合にARMSと判定される（表1）。このほかに自覚的な認知症状などで構成される基底症状（basic symptoms）[3]によって判定する方法もある。ARMSは，10代〜30代の年齢層に適用することがほとんどで，多くは20歳前後の若年者である。単に症状が基準を満たすだけではなく，本人や家族などがこの精神状態と関連して支援を求めていることが臨床診断の要件となる。UHRの多くはAPSを示す。APSは，要素性の幻覚，訂正が可能な念慮レベルの妄想性の信念，確信度の強い妄想観念や明らかな幻覚であっても，週や月に数回などと頻度が少ないものなどが含まれる。ARMSからFEPに移行する割合は20〜40％程度である。ARMSは，FEPに移行しない場合でも，APSが慢性化したり，双極性障害やうつ病，不安障害など，その他の精神疾患として経過したり，機能低下が続くこともある。このため，ARMSは，統合失調症のみならず，あらゆる精神疾患のリスク状態として適切な早期介入を必要としている。

2 ARMSに対する治療

　ARMSは，精神病に対するリスク状態として概念化されているため，当然ながら精神病への移行を予防することは重要な治療目標である。しかし，予防のみを治療の唯一の目的とすべきではないとも考えられている。より大切なことは，現在の症状や問題に伴う苦痛を緩和し，社会的，学業的，職業的な機能障害の予防や回復を目指すことである。長期的な視点から現在の問題に取り組むことが，結果的に予防にも役立つ[1]。

　ARMSでは，抑うつ性の気分障害，社交不安症を含めたさまざまな不安症，強迫性スペクトラム症などを併存することが多い。また，経過もさまざまで，精神状態が急性に悪化し精神病への移行が逼迫している事例もあれば，症状は一過性に経過し良好な経過をたどる事例もある。このため，ARMSに対する治療は，個々の事例の臨床的な重症度や当事者のニーズに応じて調整することが大切となる。

　一般的な治療法としては，CBT，支持的精神療法，家族支援や環境調整などを含めたケースワーク，薬物療法としては抗うつ薬や抗不安薬などが選択肢となる。抗精神病薬も治療選択肢のひとつではあるが，副作用や低い服薬アドヒアランスなどの問題があるため，通常は治療の第一選択肢とは考えられていない。ただし，他の治療によっても効果が得られなかったり，自殺や暴力のリスクが高いなどの緊急性がある場合には，治療選択肢としての優先度が高くなる。併存診断がある場合には，併存診断に対する標準的な治療方法も参照しながら治療を行う。

3 ARMSのCBT[4]

　ARMSに対しては，CBTを適用したランダム化対照比較試験が数多く行われているが，これまでのメタ解析によれば，CBTによる介入群は対照群と比べて12カ月後の精神病状態への移行リスクはおよそ46％低下する。こうした結果も踏まえ，CBTはARMSに対する治療法として国際的にも広く推奨されている。

ARMSは厳密には精神病ではなく，あくまでも将来的に精神病に移行するリスク状態であり，この意味ではARMSに対するCBTは"精神病"に対するCBTとはいえない。しかし，ARMSはAPSを示したり，一過性に自然寛解する精神病症状を示したりすることがあり，将来的に精神病に移行する事例は精神病の前駆期にある。このため，ARMSに適用されるCBTでは，CBTpと共通の技法やストラテジーが用いられる。

　ARMSに対するCBTは，マンチェスター・グループの方法[5]が，現在最も広く用いられている。この方法も，ベックの認知療法に基づき，ケースフォーミュレーションに基づいた個人CBTとして実施されるが，ARMSでは，より具体的かつ現実的な支援が求められることが多く，問題解決的なアプローチが治療早期から積極的に用いられる。APSが本人の困難や苦痛と強く結びついている場合には，幻覚や妄想に対するCBTと同様のアプローチが援用される。一方で，APSが本人の困難や苦痛と直接的には結びつかない場合もしばしばあり，このような場合には，本人の苦痛と結びついた抑うつや不安などの症状を標的としたCBTが実施される。ARMSに対するCBTでは，診断横断的なアプローチが必要となる。

4 ｜ ARMSと自己臭症

　第Ⅱ部で紹介されているARMSの2事例は，偶然ではあるが，いずれも自己臭症（解説参照）をもつクライアントである。ARMSのなかで，自己臭症の診断がつくものがどの程度存在するかについての正確な疫学データはないが，東北大学病院の専門外来では，ARMS 106例中6例（5.6％）に自己臭症が認められている。解説にある通り，自己臭症の疾病論的位置づけは定まっておらず，対人恐怖症，強迫症，統合失調症，うつ病などのさまざまな精神疾患のスペクトラムと重畳する。現在のところ，自己臭症に特化した認知モデルは開発されていないため，CBTを実施する場合には，その他の疾患で用いられる認知モデルを参考に個々の事例に応じたフォーミュレーションを作成していくことが必要となる。

解説：自己臭症について

　自己臭症は，さまざまな精神疾患と関連しており，疾患分類上も複数の精神疾患と関連する。わが国では，自己臭症は対人恐怖症[6]の一種として扱われ，その一部は確信型対人恐怖症，あるいは重症対人恐怖症の一部と考えられてきた。わが国では，DSM分類において社交不安障害の概念が成立する以前から対人恐怖症の概念が独自に発展してきたが，確信型対人恐怖症あるいは重症対人恐怖症のなかでも，妄想性の思考に対する不合理性の認識が乏しい事例については，精神病圏との連続性，あるいは異同が問題とされてきた。一方，DSM-IV[7]では，社交不安障害の「特有の文化，年齢，性別に関する特徴」についての記述のなかで，ある種の文化（例：日本および韓国）では，体臭が他の人を不快にさせるのではないかという強い形を取ることがあると記載されていた。一方で，DSM-5[8]では，自己臭症は，他の特定される強迫症および関連症の項目のなかで，対人恐怖症の変異型として取り上げられており，これは嗅覚関連づけ症候群と特に関連すると記載されている。自己臭についての信念が妄想的な確信を伴っている場合には，妄想性障害との異同も問題となる。

5 ｜ 事例解説――「Ultra High Risk for PsychosisへのCBTp」（報告者：西山志満子）

　この事例の自己臭の症状は，自らの臭いのために他者に対して「迷惑をかけているのではないか」という加害的な関係づけが行われていた。クライアントは，この信念を自らの力だけで訂正することは困難な状態になっており，この信念は妄想的な性質を強く帯びていた。その他にも，思考の解体，認知機能の低下，幻聴があり，過去数年間に渡って，ほぼ引きこもった生活を送っていた。ARMSのなかでも，やや重症化・慢性化した事例と言える。
　実際にこのような事例を目の当たりにすると，山積する問題に対し，どこから，どのように手をつけてよいか迷うことになる。ここで，セラピストは，まずはクライアントの目線に立って，具体的な目標の設定を開始した。当初

は，やや漠然とした目標の設定となったが，長らく不調が続いている当事者の場合，先々の目標を具体的に設定すること自体が難しい。セラピストは，クライアントに対して侵襲的にならないように，クライアントが自らの言葉で設定できる範囲の目標に留めるように配慮している。クライアントが治療に期待を持てるように動機づけを高めていくためにも，このプロセスは重要である。この事例では，その後，実際にセッションが進むなかで，より具体的な目標の設定が行われている。治療が段階的に，協働的に進められている様子がよくわかる。このように，治療目標は，治療の導入時だけに限定されるのではなく，セッションを進めていくなかで更新されていく。

　この事例では，初期の段階で心理教育的手法を用いながら，自己臭の症状について「悩みやすい思考パターン」を参照しながら，アセスメントと理解が深められている。治療の序盤に心理教育の要素を多く入れる手法は，オランダで用いられたARMSに対するCBT[9]でも適用されている。症状を直接扱うのではなく，むしろその背景にある認知的ゆがみに焦点を当てるアプローチはメタ認知トレーニングとも共通する。

　認知再構成は，治療の初期から試みられていたが，当初は反証や適応的思考を導き出すことは困難な様子であった。しかし，その後，フォーミュレーションを作成し，クライアントの問題を認知モデルに基づいて協働的に理解することに成功している。クライアントは「自分が臭っている」という信念に代わる代替的思考を考案することが少しずつできるようになり，アルバイトを開始することができるようになった。現実の社会的場面で出てくる自己臭についての信念を，セラピストの助けを得ながら修正することを繰り返すうちに，自己臭の症状は軽減していった。

　自己臭が軽減した後は，アルバイト先での現実的な問題に対する問題解決的なアプローチが取られた。終結期には，クライシスプランが検討されているが，プランは実際に利用できる具体的な形に落とし込まれている。クライアントがCBTを通して学んだスキルが，クライアント自身の言葉でフィードバックされている。クライアントにとっては，治療初期に行っていた「悩みやすい思考パターン」を援用しながら，代替的思考を考案できるようになったことが最も役立ったという感想であった。

この事例では，CBTの開始前までは，慢性的に問題が持続し，解決の糸口が見えない状況が続いていた。しかし，CBTの開始により精神症状や社会機能は劇的に改善し，その後も良い状態を維持することができ，最終的にはUHRの基準を満たさない状態となった。ARMSにおけるCBTの効果を実感できる事例と言える。

6 │ 事例解説──「自己臭恐怖をもつARMSへのCBTp」（報告者：砂川恵美）

　この事例では，自己臭恐怖の症状は徐々に悪化し，臭いに関わる信念はより詳細化され，自分の体内から出る何らかの物質が人にアレルギー反応を起こすなどして悪影響を与えているという加害的な信念が形成されるようになった。この信念は，本人の憶測に基づき根拠が乏しいにもかかわらず，確信度は強く，妄想的な色彩を帯びていた。

　自己臭恐怖を含む対人恐怖症状が強い事例では，精神症状のために診察に来ること自体が強い苦痛を伴う。この事例では，治療初期に行われた行動実験による介入によって症状は若干改善傾向にあったが，季節が夏を迎えたことで発汗や臭いに対する恐怖が高まり，外出もままならない状態になってしまった。電話による介入も試みられたが，効果は限定的で，外来でのCBTの実施は困難となってしまった。

　その後の入院に伴い，入院環境のなかでセラピストが同行しながらの行動実験が再開された。この事例については，入院環境のなかでセッションが継続されることで，セッションのなかで取り組まれた課題の成果が少しずつ蓄積され，徐々に認知や行動の改善が得られるようになった。認知再構成が試みられているが，その手段としてはソクラテス式質問法と行動実験が繰り返されていた。こうした介入には，セラピストとクライアントの協働的な関係が必須であり，セラピストはクライアントの動機を慎重にモニターしながら，少しずつ本人にとって難易度の高い行動実験を試みている。セッションのやりとりからは，クライアントがより積極的に行動実験のアイディアを提案し，セラピストと協働的に治療が行われている様子がわかる。認知再構成では，信

念の確信度を数値化するなど，CBTにおける基本的な技法が用いられている。

　行動実験による介入は，セラピストとクライアントが協働的に仮説を立て，仮説を行動によって実験することでクライアントの信念−感情−行動に関わる証拠を集め，認知再構成を図っていくものである。行動実験が効果を発揮する機序には曝露による馴化という要素も含まれているかもしれないが，ここでは，直接的に馴化を目指すものではなく，認知再構成を行うための手段として用いられている。

　この事例では，先ほどの事例とは少し異なり，心理教育的な介入は治療の中盤になってより中心的な役割を担っている。クライアントにとって腑に落ちるタイミングを見計らって心理教育を実施することは，極めて重要である。また，一律に心理教育を行うのではなく，クライアントの問題に即した内容を選び，対話のなかで自然に心理教育を行うことができている。

　クライアントは，セラピストがいる場面では，提案された対処技法を用いたり，認知再構成を行うことはできたが，一人で実施することに困難を来たすという課題があった。これに対しては，コーピング・カードを準備するなどの工夫を行い，クライアントが一人の場面で実際に認知行動的技法を用いることができるようにするための方法を一緒に考案している。

　この事例では，さまざまな認知行動的技法が用いられているが，「おわりに」で論じられているように，特定の認知モデルに基づくというよりは，社交不安障害や妄想の認知モデルを援用しながら，このクライアントに適合する個別的なフォーミュレーションを作成しながら治療が行われていた。ARMSのように，精神疾患の早期段階にあり，さまざまな病態が固定化することなく混在するような状態では，CBTの原則を維持しつつ，個別的なモデルを作成し，これに基づいて柔軟に治療を進めていくことが大切である。

7 | 事例解説――「初回エピソード精神病の発症過程における幻聴へのCBTp」（報告者：濱家由美子）

　この事例は，セッションの開始時には，APSのためにARMSと診断されていたが，セッションの途中で，精神病症状が悪化し，精神病の"閾値"を超えたと判断された。当初この事例は，操作的な症状評価でARMSと判定されたが，精神症状はしばしば現実検討を冒すほどに重篤であり，精神病の閾値にかなり近接した状態にあったと言えるだろう。

　このように深刻な精神症状が存在していたが，初期のセッションではセオリー通りに本人の困りごとに焦点を当てるアプローチがとられている。実際に本人から挙げられる困りごとのなかには，より具体的で現実的なレベルの問題も多く含まれていた。それぞれの困りごとは，さまざまな精神症状と関連しているようだが，まずは当事者の目線に立って相談に乗るという姿勢をセラピストが貫いている。ARMSやFEPでは，精神科的な治療を継続的に受ける経験が乏しいこともあり，治療へのアドヒアランスが問題になることが多い。このため，精神病の早期段階へのCBTでは，治療関係の構築と維持は特に重要視されている。

　6回目以降のセッションでは，「授業中に焦る」として挙げられていた問題が，実は自分の視線によって「相手をビビらせている」という加害的な自己関係づけ症状の一種であったことが明らかとなり，この問題への介入が行われている。セラピストとクライアントのやりとりでは，セラピストのソクラテス式問答の助けを借りて，「相手をビビらせた」という信念に代わる代替的思考が検討・吟味されている。ここではクライアントの気持ちを楽にするような代替的思考をうまく作り出すことができた。

　しかし，「距離の離れた人から聞こえてくる声」の体験については，さまざまな解釈の可能性を挙げてはみたものの，納得のいく解釈を見つけることは難しかった。このように，精神病性の症状に対しては，必ずしも満足のいく代替的思考が見つかるわけではない。気にしないように距離をとることや「気ぞらし法」などの対処戦略のほうが効果的な場合も多い。

　17，18回目でも自己視線に関わる症状が扱われている。ここでは，社交不

安障害のモデルを援用し自己イメージや安全行動を同定したうえで，フォーミュレーションを仕組図として本人と共有し，行動実験が試みられている。CBTpは不安障害などで用いられる技法が応用されることも多いが，この場面での介入もその一例である。

　その後，この事例は全般的に症状も改善し，治療の終結へと向かうかと思われた。しかし，比較的良い状態が続いた後に急性に精神病症状が増悪し，これが持続する状態となり，精神病の閾値を超えたと判断された。一旦，症状が改善し，行動が拡大した後に急性増悪を来たし，精神病が顕在発症する例を経験することは時にある。症状の改善を手放しで喜ぶことができないところにも，早期段階での介入の難しさがある。

　顕在発症後は，幻聴体験への対処に焦点が当てられた。幻聴への介入そのものは，一般的なCBTpで用いられる方法が適用されている。この事例では，既にセラピストとの関係が構築され，CBTにも馴染んでいたこともあり，精神病に移行後，比較的速やかに幻聴に対するCBTの導入を図ることができた。このように病識が比較的保たれ，症状もまだ軽いうちに医療関係者と良好な治療関係を構築することが，精神病移行後の治療にも役立つ点は，ARMSへの早期介入の利点とされている。

　初期の精神病体験によって引き起こされる，混乱した不可解な世界にあって，このクライアントは妄想的な解釈と現実的な解釈との間を揺れ動き，苦しんでいた。CBTを用いた関わりは，現実により即した形で病的体験を解釈することを促したものと考えられる。ARMSから精神病に移行はしたものの，その後の経過では，精神病症状は散発的に存在しながらも，本人の社会適応や苦痛感を最小限に留めることに成功している。著者が述べているように，クライアントの困りごとに寄り添う姿勢が治療を通して一貫していたことが，この困難な時期を2人で乗り越えるために役立ったものと思える。

解説：ARMSへの抗精神病薬の使用について

　この事例について，「抗精神病薬をもっと早くから開始していれば良かったのではないか？」という疑問が上がるのは当然かと思われる。たしかに，抗

精神病薬が，ARMSから精神病への移行リスクを低減したり，発症時期を遅らせる効果を示すというエビデンスは存在する。ただし，その効果は限定的であることも知られており，どの事例においても効果が発揮されるわけではない。抗精神病薬をARMSに用いても精神病への移行を完全に防ぐことはできず，使用に際しては細心の注意を払うべきである。抗精神病薬の使用は，錐体外路症状，糖・脂質代謝障害，性機能障害，認知機能障害などの副作用の出現と結びつく。また，長期投与では脳構造の体積減少のリスクも懸念されている。そのほかにも，ARMSに対する抗精神病薬のアドヒアランスは一般に低いことも治療選択肢としての幅を狭めている。この事例では，前医で少量の抗精神病薬が投与されていたが，眠気やふらつきなどの副作用が生じ，こうした副作用が怠薬や通院の自己中断につながっていた。顕在発症後には，継続的な抗精神病薬治療が開始されたが，その後のアドヒアランスに問題はなく，良好な予後を支える一因となっている。早期段階では，投薬のタイミングによっては，抗精神病薬治療によって介入の機会が失われてしまうリスクがあることにも留意すべきである。

　このため，抗精神病薬の使用はARMSに対する治療の第一選択とは考えられていないことは，先述の通りである。重要な点は，医療者と当事者が，抗精神病薬治療のリスク・ベネフィットについて協働的に検討を行いつづけることである。

8 ｜ FEPに対するCBTp

　FEPに対するCBTp[4]のトライアルは，数多く実施されている。これまでの研究からは，陽性症状や陰性症状の改善が通常治療よりも優れていることが報告されており，FEPに対する治療法として推奨されている。また，海外では，FEPに対する包括的な治療サービスの一部としてCBTpが採り入れられている。一方，その他の心理社会的治療法と比較した特異性や治療効果をいかに持続させるかが課題となっている。

9 | 事例解説──「統合失調症初回エピソードにおけるCBTp」
（報告者：市川絵梨子）

　報告者の述べている通り，顕在発症後早期の統合失調症では，社会とのつながりが維持されていることも多く，慢性期と比べ早期からの社会復帰に期待が持てる。この事例は，緊張病性の急性エピソードからは脱し，退院後の回復期にCBTpを含んだ包括支援が開始された。

　この回復期には，欲動の低下，神経衰弱，無気力，抑うつなどの症状が目立つことがしばしばであり，こうした現象は寛解後疲弊病相[10]や精神病後抑うつなどと呼ばれ，慎重な観察と介入が必要とされる。ここでセラピストは，クライアントの様子を細やかに観察し，状態像の変化に合わせて介入の内容や進捗の程度を調整している。

　II期においては，面接場面で観察された「応答に困り，頭が真っ白になる」という問題が取り上げられた。FEPに限らず，精神病の人々は，面接すること自体が強いストレスとなっていることがしばしばである。面接場面での体験は，会話の滞り，まとまらない会話，非協調的な態度，硬い表情などとして表出される。しかし，これを統合失調症に特有の症状として一括りにするのではなく，認知行動的な観点から，認知−感情−行動−身体の相互作用における現象としてアセスメントが行われている。

　そのうえでセラピストは，クライアントが「どうにかしなければ」と身を固くして動けなくなる状況に対する対処として，「『今，ちょっと頭が真っ白になってしまった』と言えると楽になるかもしれませんね」，あるいは「『うまく言葉で表せない感じだ』ということを，そのまま表現してみるのもひとつの方法かもしれませんね」などと，クライアントに具体的な行動を選択肢として提示している。発話が困難になっていたり，言葉をうまく作り出せないでいるクライアントの場合，セラピスト側から答えの選択肢を提示することがある。ここで大事な点は，相手の表情，態度，言動から十分なフィードバックを引き出し，一方的な押しつけにならないようにすることである。この事例では，セラピストが慎重に言葉を選び，そして，クライアントの表情を慎重に観察しながら，クライアントの気持ちに寄り添う形で言葉が重ねら

れている。

　またリラクセーション法を，カタトニー症状のスペクトラム上にあると考えられる精神－身体症状に適用している点が興味深い。この事例では，「体の固さ」と「頭が真っ白になる」という身体感覚をモニタリングするなかで，クライアントは自らの体験を少しずつ言語化することが可能になったようだ。セラピストの観察力や創意工夫が治療に上手く生かされている。

　Ⅲ期以降には，再発予防に向けた取り組みが行われている。精神病症状を含む顕在発症前後の体験は，しばしば心的外傷体験として経験されることが知られている。このため，精神病エピソードを取り扱うことで，フラッシュバック様に症状が再体験されたり，不安や恐怖症状が出現し不穏になる恐れがあり注意を要する。この事例では，セラピストがこの点について十分な配慮を行い，CBTの技法を適切に適用することで，この問題に切り込んでいる様子が描写・解説されている。

　FEPに対するCBTでも，再発予防は重要な位置を占める。ここでセラピストは，一般的な再発サインだけではなく，本人の発症時の体験に基づいて個別的な再発サインを同定している。しかし，この事例では，こうした再発サインの兆候は，社会復帰に向けた現実の生活場面において，弱いながらも繰り返し出現するようになった。こうした場合，社会復帰を急ぐことでストレスが強まり，再発リスクが高まる恐れもあるが，一方で，再発リスクの低減を優先し，回避行動を促すことは社会復帰を遅らせることにつながってしまう。特に，FEPの場合には，社会復帰への取り組みそのものも初めての体験であり，こうしたパラドキシカルな状況を如何に乗り切るのかは手探りになってしまう。

　この事例では，復学に向けたクライアントの意思を尊重しながら，実生活のなかで起こってくる具体的な課題をひとつずつ丁寧に取り上げ，CBTの技法を適用している。また，社会復帰に向けてストレスが過度に高まることがないように限界設定を行うといった工夫も施されている。このようにクライアントの動機に寄り添いながら，社会復帰に向けた取り組みを推し進めているが，決して慌てることなく，慎重にペース配分が意識されながら介入が行われている。

この事例に対する治療介入が奏功したのは，セラピストとクライアントとが良好に治療同盟を維持しつづけることができたことと，この同盟が適切なCBTのスキルによって裏打ちされていたことが大きな要因であったと思われる。

10 | おわりに

　4つの事例について概観したが，精神病の早期段階の多様性や刻々と移り変わる病状の変化に対応しながら，CBTが適用されている様子が読者に伝わったのではないだろうか。早期段階では，経過の見通しが立てづらく，セラピストには臨機応変な対応が求められる。治療では，クライアントの病態や病期を見立てる力が必要とされ，予想外の変化に苦慮することも多い。しかし，早期段階では，病態や当事者を取り巻く環境はまだ固定化しておらず，CBTの介入によって劇的な改善が得られ，クライアントが持つ潜在的な回復力に驚かされることも多い。4つの事例で提示されたCBTのセッションに共通していたのは，クライアントとの治療関係の構築と維持を基盤に置きながら，相互的・協働的に問題の解決に取り組むセラピストの姿勢であったように思われる。早期段階に特化したCBTが存在するわけではなく，それぞれの臨床病期の特徴に配慮したうえで，CBTの基本原則に従いながら，フォーミュレーションに沿って利用可能なスキルが適用されていた。

　精神病の早期段階に対する介入はまだまだ未発展の領域で，CBTを含めた心理社会的介入が予防や早期介入の視点から貢献できる余地は大きい。今後も質の高いCBTが広く普及し，多くの人々がその利益を享受でき，さらにより良い治療に向けた研究が進むことに期待したい。

文献
[1] 桂雅宏・阿部光一・國分恭子ほか（2016）ARMSへの早期介入——議論の整理と海外ガイドラインの紹介．精神医学 58-7；571-579.
[2] 松本和紀（2013）前駆期．In：福田正人・糸川昌成・村井俊哉ほか=編：統合失調症．医学書院，pp.633-639.
[3] 松本和紀（2018）統合失調症の初期症状——これまでの研究概念の概観．精神科治療学 33；79-85.
[4] 松本和紀（2017）精神病性障害に対する認知行動療法．精神医学 59-5；467-473.

［5］French, P. and Morrison, A.P. (2004) Early Detection and Cognitive Therapy for People at High Risk of Developing Psychosis : A Treatment Approach. Chichester : John Wiley & Sons．（松本和紀・宮腰哲生＝訳（2006）統合失調症の早期発見と認知療法——発症リスクの高い状態への治療的アプローチ．星和書店）
［6］笠原敏彦（2005）対人恐怖と社会不安障害．金剛出版．
［7］American Psychiatric Association (2000) Diagnostic and Statistical Manual of Mental Disorders. 4th Ed, Text Revision (DSM-IV-TR). Washington D.C. : American Psychiatric Publishing.（高橋三郎・大野　裕・染谷俊幸＝訳（2002）DSM-IV-TR 精神疾患の診断・統計マニュアル．医学書院）
［8］American Psychiatric Association (2013) Diagnostic and Statistical Manual of Mental Disorders. 5th Ed. Washington D.C. : American Pscyiatric publishing.（日本精神神経学会＝監修（2014）DSM-5 精神疾患の診断・統計マニュアル．医学書院）
［9］Van der Gaag, M., Nieman, D, and Van den Berg, D.P. (2013) CBT for Those at Risk of First Episode Psychosis : Evidence-Based Psychotherapy for People with an "At Risk Mental State". New York : Routledge.
［10］永田俊彦（1981）精神分裂病の急性期症状消褪直後の寛解後疲弊病相について．精神医学 23-2 ; 123-131.

Ultra High Risk for PsychosisへのCBTp

西山志満子

キーワード UHR，自己臭，神経認知機能，就労

1｜はじめに

　本症例は，Ultra High Risk for Psychosis（UHR）の時期に認知行動療法（Cognitive Behavior Therapy for psychosis：CBTp）が行われ，長年の引きこもり生活から社会復帰を果たした。本報告ではCBTpによる治療経過を中心に示すとともに，UHRにCBTpを行う意義，就労先との連携について考察する。なお症例のプライバシーに該当する箇所は個人が特定されないように配慮した。

2｜事例の概要——サトシさん（仮名）・20代男性

① 発達・生育歴

　満期出生。身体発育，言語，運動能力に遅れは見られず，幼少期は大人しく手がかからなかった。クラス皆と仲が良かったが，よく遊ぶ友人は数名で，人から誘われるのを待つほうであった。

② 現病歴

　X－7年（18歳），親元を離れ，A大学に進学した。入学当初は人混みが気になる程度で，大学生活に慣れるのに精一杯であった。X－6年，大学や外

出先で，他人の咳き込む姿，視線が気になり，もともと汗かきだったこともあり，教室や電車で自分のまわりに人が座らないと，自分から不快な体臭がしているせいではないかと心配するようになった。他者とすれ違いざまに一瞬「臭いね」と聞こえたり，まわりの談笑している姿を見て自分のことを言われているのではないかと不安になった。同年10月頃から臭いのことばかり気になって講義に集中できず，欠席がちとなった。X－4年，4年に進級したが，臭いが気になりキャンパスに行けなくなった。X－3年～X－2年の間は買い物のために外出する以外は引きこもりに近い生活をしていた。X－1年4月には短期のアルバイトをしたが，前期の履修登録をしなかった。同年9月，所属先の教員の勧めで大学の保健センターを受診し，X年3月まで休学することになり，帰省後のX－1年11月15日，B病院精神科を初診した。会話は迂遠で思考にまとまりがなく，集中力が低下している印象があり，UHRまたは統合失調症の可能性が疑われ，精査・加療目的にX年1月15日当科を紹介され受診した。

3 検査項目

UHRの評価にはComprehensive Assessment of At-Risk Mental State（CAARMS）[1, 2]を用いた。全般的な精神症状の評価にはGlobal Assessment of Functioning（GAF），社会的・職業的機能の評価にはSocial and Occupational Functioning Assessment Scale（SOFAS）を用いた。

4 診　断

CAARMSによるUHRの類型：Attenuated Psychotic Symptoms
DSM-5（研究用）：Attenuated Psychosis Syndrome

5 診断についての特記事項

自己臭体験や関係念慮，被害念慮，被注察感，一過性の幻聴の出現は，外出先に限定され，本人は疑念をもつことができた。鑑別診断として自己臭恐怖や統合失調症が挙げられるが，本人は「臭い」を知覚していない点で，恐怖というよりも妄想的であり，強迫行為はみられず，軽度の思考障害や機能低下を認めるものの，「自分の体から悪臭がしている」という信念は確信には至っておらず，自己臭恐怖や統合失調症は除外され，CAARMSによる評価ではUHRの基準を満たし（表1参照），DSM-5では「Attenuated Psychosis Syndrome」（研究用）の診断基準を満たした[3]。

表1　CBTによる介入前後の症状・機能の変化

	CBT介入前		6カ月後		1年後	
CAARMS前半						
（重症度：0～6　頻度：0～6）	重症度	頻度	重症度	頻度	重症度	頻度
普通でない思考内容	4	4	4	5	2	2
奇異でない観念（被害念慮）	5	4	0	0	2	5
知覚的な異常	4	5	4	5	0	0
解体した会話	4	6	4	6	3	6
UHRの基準	満たす		満たす		満たさない	
GAF	45		55		60	
SOFAS	45		75		75	

6 介入方針

微弱な精神病症状への対処および社会復帰促進を目的にCBTを導入することを説明し，本人および母親から同意を得た。

3 │ CBTの主たる標的および留意点

　「自分の体臭が周囲の人々に悪影響を及ぼしているのではないか」と考え，「自分が臭うために周りの人に見られている」と感じ，対人場面で緊張が高まり，買い物をせずにその場を離れる，外出しないなど行動が制限されていた。そのため「自己臭」をターゲットにした認知再構成法を中心に，心理教育，選択的注目実験，ノーマライゼーション，問題解決法などを行い，「自己臭」を気にすることから生じる日常生活上の困難の改善を目指した。

　初回のアセスメントにおいて処理速度や言語学習の低下など認知機能障害が示唆されたため，前半のセッションでは1セッション内で扱う話題を1つとし，ゆったりとしたペースを心がけた。さらに，セッションの内容，心理教育，ホームワークなどは，本人が後で見返すことができるように，形として残るよう配慮した。

4 │ 介入経過

1 初期（♯1～♯4）──介入目標の設定と「自己臭」への認知の再構成

　最初の介入目標では「常に臭いに囚われる生活ではなく，他のことに集中できて有意義な生活にしたい」と言い，具体目標として「気持ちよく買い物できるようになる」，「対人関係であまり緊張せずに会話する」，「行動範囲が広くなっている」，「以前より興味，関心の視野が広がっている」，「過去の嫌なことを振り返ることが減っている」を挙げたが，復学や就労に関する目標は出なかった。社会復帰を考えるうえでこれらは重要なテーマと考えられたが，長期にわたる休学や，症状により外出が制限されている現状を踏まえ，復学や就労の話題は時期尚早と考え，こちらから話題にすることは控え，しばらく様子をみることにした。

　介入初期では「自己臭」に関連する悩みがアジェンダの中心であった。「悩みやすい思考パターンで」は，精神病的な体験例も交えて心理教育を行うと（図1・2参照），「咳をしている人がいたら自分が臭っているのではないかと

結論への飛躍

- はっきりとした証拠がないまま結論を急ぎ，否定的にあれこれ考える。

上司がAさんを飲みに誘っていた。	「誘われなかったのは上司に嫌われているからだ」
町で友達を見かけたが，相手は声をかけてこなかった。	「私を嫌いだから無視をした」

図1 「悩みやすい思考パターン」で用いた心理教育用資料①

自分への関連づけ

- 何か良くないことが起こったときに，自分に関係のないことまで「自分のせい」「自分の責任」と考える。
- 他者の失敗や問題などを自分のせいだと思い込む。

帰宅した夫に声をかけたが，夫は下を向いたまま自分の部屋へ行きドアを閉めた。	「夫を怒らせるようなことをしてしまった」
アパートのエレベーターで出会った男の子に「わっ！」と驚かれた。	「私の悪い噂がアパート中に広まっているから，この男の子は私に会って驚いたんだ」
レストランで食事をしていると，隣の人達の会話が聞こえ，以前勤めていた会社がある「市」の名前が出てきた。	あの人達は私のことを知っていて，私の悪口を言っている。

図2 「悩みやすい思考パターン」で用いた心理教育用資料②

考えるのは『結論への飛躍』だと思うが，常習的になっていることも考えれば『自分への関連づけ』も当てはまる」と自分の思考を分析し，「前は事実ではないかと思っていた。何か言われていたら自分のことだと思って苦しかった。必ずしも自分が原因ではないと考えるようになったが，やはり少し気になる」と報告した。さらに「悩みやすい思考パターン」の資料に就労者の例を入れて提示すると，「自分ならこう考える」と就労時の不安要素を語り，自

然な流れのなかで仕事を話題にすることができた。

セッション#2の面接の一場面(Th:心理士の発言/Cl:サトシさんの発言)

(「悩みやすい思考パターン」の説明後)
Th 自分は確かにこういう所あるなと感じたものはありましたか。
Cl たとえば,2番の2つ目の例文(図3参照)で,この人の立場からすると,アルバイトだと任される仕事の数が少ないのかなと僕はとらえたんですけど,いくつか僕もアルバイトの経験があるんで。
Th そうだったんですね。
Cl 仕事のミスはできればしたくないので,任された事は責任をもってできるようにしようと思ってはじめはやるんですけど,それができたとき,うれしいんだけど……他の仕事で,貢献できている人達は他にもいるから,それだけじゃちょっと喜んじゃいけないのかなとか,そういった感情があったりしますかね。
Th そうですね,あるかもしれないですね。
Cl だから,褒められたことはうれしいんだけど,それで,自分自身に100点はあげられないかなとか,そういったところで,この人過小評価ってのあるのかなと。

過大解釈と過小評価

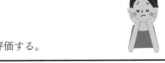

- 自分の欠点や失敗を実際よりも過大に考える。
- 自分の長所や成功を過小評価する。
- 他人の成功を過大に評価し,他人の失敗を過小評価する。

プレゼン用の資料の一部にミスがあり,上司から指摘された。	こんなミスをしてしまうなんて。私は何をしてもダメな人間だ。
派遣先から紹介されたデータ入力のアルバイトを3カ月続け,主治医に褒められた。	「この程度のことは出来て当たり前。正社員でなければ意味がない」

図3 「悩みやすい思考パターン」で用いた心理教育用資料③

Th とても良い分析をされていると思いますよ。
Cl はい。
Th では，今度は，正社員で就職はしたけれど，長続きしなくて，途中で休職して，結局仕事を辞めるということを繰り返している人をイメージしてみてくださいね。
Cl はい。
Th そんなときに，主治医から「正社員と言わずにアルバイトからやってみたらどう？」と勧められ，アルバイトにしてみたら3カ月続いて，主治医に褒められたが，この人は3カ月続いたという成功体験を評価できず，正社員じゃない自分はダメだと悩んでしまうという例です。
Cl そういう状況だと，自分はここまでは思わないかな。最初は，どういった仕事内容なんだろうとか，アドバイスしてくださる人達とうまくいくんだろうかとか，いろんな不安が，おそらくどんな仕事になってもたぶんあることだと思うんですけど，その不安というのは，一番は仕事の内容。自分で，どれぐらい貢献できるかという不安材料はあるんですけど，それを満たそうとして，一生懸命，任されたことをしなきゃいけないんだなというふうになるんですよね。
Th それはサトシさん自身がそうなるということ。
Cl はい。僕自身が。はじめに任されたことをできないと，「先行き不安だな」ってとらえてしまって……。
Th うまくいかなかったときに先行き不安を感じる。
Cl （うなずく）その日を振り返って失敗があると，あのときどうすれば良かったのか，自分で納得した答えがみつけられないときは，この先やっていけるのか不安になりますね。
Th それで考え込んでしまう。
Cl それはありますね。
Th ここで挙げている例は，考え方が極端で悩んでしまうという考え方のパターンです。先ほどのお話を聞いていると，サトシさんはしっかりと自分の意見をもって考えることができる方かなと思いますの

Cl　で、この資料を読み返して、「そういえば、こういうことがあったな」と思い出したエピソードがあれば、ここに書き出してみてください。
Cl　はい。わかりました。
Th　これをつくっておくと、似たようなエピソードに遭遇したときに、自分がどんな悩みやすいパターンにはまっているのか、気づきやすくなります。
Cl　どの悩みパターンに書けばいいか、どうしても迷うときは、こういう付箋とかに書いてきてもいいですか。
Th　もちろんです。迷うから少し保留にしておこうかなと思われたものは、次に来ていただいたときに、どれに当てはまるか一緒に考えてみましょう。
Cl　ありがとうございます。

　上記のセッション後も短期目標に就労を追加せず、「自己臭」から外で働くことには消極的と予想していたが、数回のセッション後、「定期的に病院に通う」「仕事をして家族以外の時間をつくる」「家族とのコミュニケーションを今より円滑にする」などを挙げ、「仕事」を実行しやすい順位の2番目に挙げ、就労への抵抗はみられなかった。毎回ホームワークには真面目に取り組んできたが、認知の再構成では反証や適応的思考を書くことができず、次のセッションで一緒に考えるスタイルを取った。CBT開始から1カ月後、臭いは気になるが、それで追い込まれることがなくなったと報告された。
　同時期に大学より電話があり、大学へ出向いて退学の手続きをされた。担当教員との面接では、病院で治療を受けながらアルバイトを始めようと考えていることを報告し、「休学前より前向きになっている」と評価された。

2 **中期（#5〜#15）**──アルバイト開始に伴う接客時の「自己臭」への認知の再構成と現実的問題の解決

　複数のエピソードについてABC分析を行い，自動思考の共通点を探すことで，「自分の臭いのせいで周りの人に迷惑をかけている」という中核信念に気づいた（図4参照）。またフォーミュレーション（文献[4]のテンプレートを一部改変）を作成することで，もともと汗かきで緊張すると汗をかきやすい体質で，高校時代から体臭を気にするようになり，自分の体臭は人を不快にさせるほどひどいというスキーマが形成され，進学による環境変化などのストレスを背景に，大講義室で大勢の人がいるにもかかわらず自分の周りに人が座っていないという体験から，「自分の臭いで周りに迷惑をかけている」という自動思考が生じ，感情，行動，生理反応の相互作用により，悪循環が起こっていることを理解した（図5参照）。

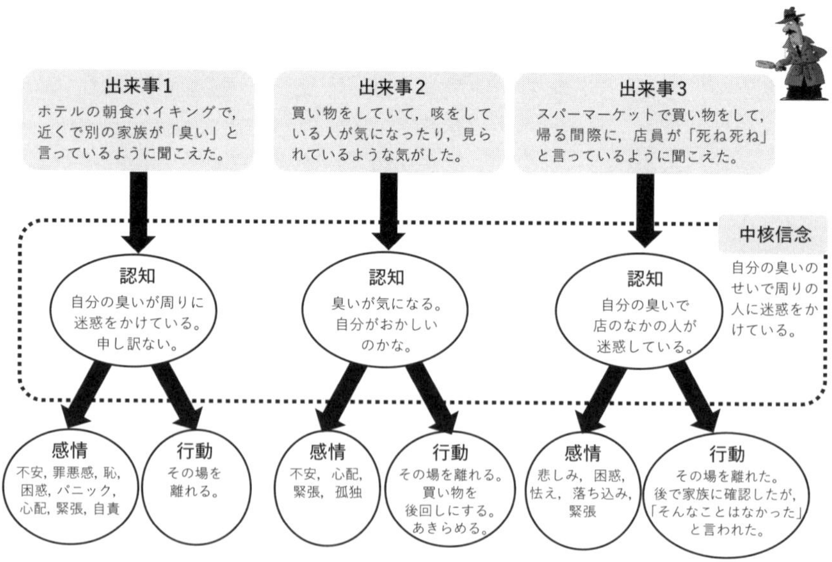

図4　ABC分析による中核信念の同定

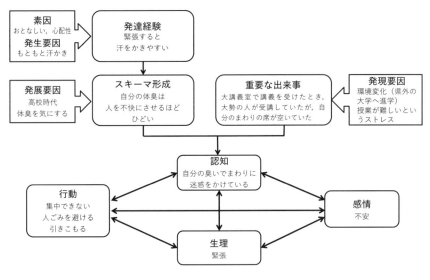

図5 ケースフォーミュレーション

　生活上の変化として，近所の店で週5日，1日5時間のアルバイトを開始した。暑さと緊張で汗をかき，「汗が臭っているのではないか」と一時期「自己臭」の訴えが増えたが，認知の再構成により「汗が出るのは生理現象なのだからあまり気にする必要はない」と考えられるようになり（図6参照），「自己臭」が軽減し，（セッションで扱われる）アジェンダが職場での現実的問題に対する解決へと変わっていった。CBT開始から3カ月後，悩み（やすい思考）パターンや思考の矛盾，適応的思考を（自ら）書き出すことはできないが，（セラピストが）きっかけを与えると論理的に考え，新たな思考の受け入れも可能となった。職場では任される仕事やレジを担当する時間が増えた。

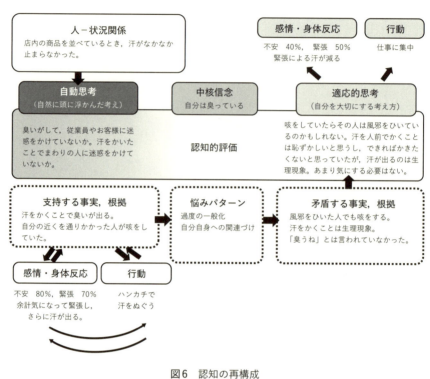

図6　認知の再構成

③ 後期（#16〜#19）――多忙時および客のクレームへの問題解決

　CBTを週1回から2週に1回の間隔に変更した時期に，客から「レジが遅い」とクレームがつき，動揺を示したが，持ち場を離れず相手に謝罪の言葉をかけた。この頃より，クレームや多忙時の対策など現実的な問題に対する問題解決法が中心となった。また商品の発注ミスの原因を分析し，商品を発注頻度別に分類して注文するなど，仕事に工夫がみられるようになった。正社員に就きたいという希望が芽生え，商品を取り扱う専門の国家資格取得にむけ情報を集め出した。CBT開始から5カ月後，店長から他店舗の応援を頼まれ，「これまでの仕事が評価された」と喜んでいた。同時期より仕事で判断

がつかないときは他の社員に相談するなど，自分からコミュニケーションを取るようになった。

4 終結期（#20～#21）──振り返りおよび今後のストレス対策・予防

　日常生活や通常業務では「自己臭」が消失した。一方，多忙・緊張下では，身体が火照り，汗ばんでくると，「臭っているのではないか」と気になり，客の咳払いなど，他人の仕草や態度を自分の臭いと関係づけるが，持ち場を離れず仕事を続け，後で自動思考を改めることが可能になった。まとめのセッションでは，フォーミュレーションや獲得したスキルについて振り返り，ストレス対策・予防策として，①レジの混雑時は「仕事に集中する」「いつかお客さんは途切れる」と考え，焦ったときはリラクセーション法（呼吸法，筋弛緩法）を行う，②普段の生活では「臭い」が気になっても流せるときは流す，気になれば後でシートを使って整理する，過去のパターンに類似していれば過去の対策を参考にすることを目標とした。

　CBTを受けた感想では，「前は身体の臭いのことが一番の悩みだった。それに関する頻度や悩む度合いが以前と比べて少ない。臭いを気にすることでまわりを過敏に気にしたり，それによって行動が制限されていたが，今は行動範囲や行動する内容も広くなっていると思う。CBTを受けて3～4ヵ月経ったあたりから変化がでてきた」と報告された。CBTが役に立ったかという問いに対しては，「パターンを考えてみることで，自分の気持ちのなかでモヤモヤしていたところをワンランク，ツーランク，また違う考えにもっていくことができたので，それがよかった」と言われた。母親も，「アルバイトができるようになるなんて」と涙ぐまれ，「1年前は外出を嫌がり，誘っても『家にいる』と引きこもっていることが多かった。自分の殻に閉じこもっている感じ。そんなことはない，気のせいではないかと言っても，『でも……』と悩んでいた。今は誘うと，一緒に外出するようになった。社会に踏み出せた」と喜んでいた。

5 | CBT終結後の経過

　本人の希望により1～3カ月の間隔でブースターセッションを行った。仕事は有休以外は休まず続け，CBT終結から半年後には商品取り扱いの国家試験に合格し，レジや品出し以外に専門品コーナーでの接客など，資格を活かした仕事が追加された。時に店長から「同時に作業すればよいところで1点に集中し，周りが見えていない」と指摘を受けながらも，「将来のことを考えると漠然とした不安はあるが，今はまだ人生を変更したり考え直す余裕もない。今はやれることをやるしかないかな」と言い，穏やかな日々を過ごしている。

6 | 治療前後による症状・機能の変化

　CBTによる治療開始前は，CAARMSの「奇異でない観念」が重度，「普通ではない思考」「知覚的な異常」「解体した会話」がやや重度であり，UHRの基準を満たした。GAFによる症状の重症度およびSOFASによる社会的・職業的機能障害は中等症レベルであった。治療開始から6カ月後の評価では，「奇異でない観念」が消失し，陰性症状，総合精神病理，社会的・職業的機能の改善が認められた。「普通ではない思考内容」「知覚的な異常」「解体した会話」にはあまり変化が見られずUHRの基準を満たしたが，1年後には「知覚的な異常」が消失，「普通ではない思考内容」が軽減し，UHRの基準を満たさなかった。GAF，SOFASにおいても6カ月時点から改善を認め，SOFASの改善がより顕著であった（表1）。

7 | おわりに

　サトシさんは，「自己臭」と，それに関連する関係念慮，被害念慮から対人場面で不安・緊張が高まり，長期にわたり引きこもりの生活を余儀なくされ，大学を休学していたが，CBT開始から約2カ月で週5日のアルバイトを開始し，3カ月後には自己臭が軽減し，6カ月後には被害念慮，日常生活や通常業

務での「自己臭」が消失し，1年後も仕事を継続している。UHRの症状や機能低下が軽い早期の段階から集中的に治療を行ったことで，回復が早く，生活の質が向上し，社会復帰を果たしたと思われる。またサトシさんは週1のペースを守り，毎日少しずつ生活場面でホームワークに取り組み，課題通りにいかなくても，どこまではできたかを翌週のセッションで報告し，改善策を話し合い，実践していった。CBTへのモチベーションを維持し全セッションをやり抜いたことでスキルが定着し，CBT終結後も良好な状態を維持していると考えられる。さらに就労先の店長は，本人の仕事の習得度に応じて，品出し，レジ，品物の注文，専門品コーナーでの接客など，徐々に仕事の難易度を上げた。こうした職場の上司の配慮も仕事が長続きしている一因であろう。UHRの状態にある若者のリカバリーを支援するためには，病院と当事者・家族の関係だけではなく，就労先の上司などとの連携も今後の重要な課題である。

謝辞
　本症例に対するCBTの実施，症状評価，認知機能の評価にあたりご協力を賜りました笹林大樹先生，小森祐子先生，樋口悠志先生，古市厚志先生，住吉太幹先生，鈴木道雄先生に，この場をお借りして厚く御礼申し上げます。
　本症例に対するCBTは，厚生労働省科学研究費補助金（障害者対策総合研究事業（精神障害分野））（H23－精神－一般－009）精神疾患患者に対する早期介入とその普及啓発に関する研究（研究代表者：水野雅文）の研究助成を得て行われました。

注記
　本稿は『社会精神医学会雑誌』（第27巻第2号（2018）pp.123-132）を初出とする。診断的検討および神経認知機能の考察についての詳細は，同誌を参照されたい。また本事例は，富山大学大学院医学薬学研究部神経精神医学講座所属時のものである。

文献
[1] Yung, A., Phillips, L., Simmons, M.B. et al. (2006) Comprehensive Assessment of At Risk Mental State (CAARMS). The Pace Clinic, Department of Psychiatry, The University of Melbourne, Melbourne, Australia.
[2] Miyakoshi T., Matsumoto K., Ito F. et al. (2009) Application of the Comprehensive Assessment of At-Risk Mental States (CAARMS) to the Japanese population : Reliability and validity of the Japanese version of the CAARMS. Early Intervention in Psychiatry 3-2 ; 123-130.

［3］American Psychiatric Association (2013) Diagnostic and Statistical Manual of Mental Disorders. 5th Ed. Washington D.C. : American Psychiatric Association.
［4］下山晴彦 (2016) ケース・フォーミュレーション. In：下山晴彦・中嶋義文＝編：公認心理師必携 精神医療・臨床心理の知識と技法. 医学書院, p.180.

自己臭恐怖をもつARMSへのCBTp
妄想に近い信念へのアプローチ

砂川恵美

キーワード　自己臭恐怖，ARMS，対人恐怖，行動実験

1 | はじめに

　自己臭恐怖とは，わが国では対人恐怖の一種である確信型対人恐怖として位置づけられ[1]，妄想性障害や統合失調症前駆期との関連が論じられてきた。その理由のひとつは，自己臭について妄想レベルに達するほどの信念を有しているケースが多いためである。

　一方，精神病のリスク状態（At-Risk Mental State：ARMS）とは，被害念慮，知覚的な異常体験，思考のまとまりの乏しさなどの弱い精神病症状（Attenuated Psychotic Symptom：APS）を呈する状態であり，自己臭恐怖の一部は自己臭について妄想的な体験や思考内容を呈しており，症候学的にはARMSと位置づけられるケースもある。ここでは，このような事例に対して適用した認知行動療法を紹介し，自己臭恐怖に対する治療モデルについて考察したい。

2 | 事例の概要——トモミさん（仮名）・20代女性

1 生活歴

　出生時の異常や発達の遅れはない。トモミさんはもともと内気でおとなしい性格であり，交友関係は限られていた。高校時代から自分の臭いが気にな

りだし，制汗剤をこまめにつけるようになったが，それ以外に臭いへの対処行動や回避行動は見られず，専門学校卒業後は自分の臭いについて気にすることなく働いていた。

2 現病歴

就職して5年ほどが経過した頃，公共交通機関を利用した際に，隣の人がひどく咳き込む様子を見て，「自分の臭いのせいで周りの人が咳をしている」と考え，その後もこの信念が持続するようになった。トモミさんは，職場の人にも臭いを広げていると考え，こまめに体を拭くなど職場での臭いへの対処行動を強化し，また，休日は人が多い場所への外出を避けるなどの回避行動が増えていった。X-2年には臭いの原因を腋臭症であると考え，トモミさんは美容形成外科で手術を受けた。しかし，術後も周りの反応に変化がないことから，仕事を辞め，徒歩や自転車で通える短期のアルバイトに就き，休日は自宅に引きこもるようになった。A病院初診時（X年）には無職となっており，「臭いのほかにも，何らかの物質が体から出て，周りの人に咳をさせている」などと訴えた。妄想的な信念ではあったが，この信念に疑念を挟むことはかろうじてできていると判断された。また，外出時に近くの人が「くさい」と話す声が聞こえるという情景付加幻聴を週に数回程度認めた。診察の結果，トモミさんは自己臭恐怖とARMSと診断された。初診から1カ月程経過した頃に，主治医から認知行動療法を勧められ，トモミさんもこれを希望したことから，筆者が介入を開始することになった。

3 ｜ 心理面接の経過

認知行動療法開始前に，まずはインテーク面接を行った。トモミさんは小柄で痩せ型であり，うつむきがちな姿勢で，体は硬直している様子であった。トモミさんは，「病院のトイレで，隣から『汗くさい』という声が聞えた」「家族は臭いに慣れてしまって気にならないのだと思う」「心理面接を受けて仕事ができるようになりたい」と話していた。毎回の面接を録音することに同意

を得て，週1回50分の枠組みで介入を開始することになった。

1 #1〜8（外来）

　介入の初期は，緊張している様子のトモミさんとの治療関係の構築に努めながらアセスメントを進めた。トモミさんは通院が唯一の外出の機会であったため，通院時の不安感が強く，「前に来たときよりも人の目がきつくなっていたらどうしようと思って，面接に来るのがつらい」と話していた。以下に，1回目の面接で問題の整理を行った際のやりとりを示す（以下，Thはセラピスト，Clはトモミさんの発言）。

　Th　今，困っていることは？
　Cl　まだどこかで実際に自分は臭いがしていて，そのせいで周りに迷惑をかけているって思っていて。心じゃなくて体自体が何かおかしいって考えがまだあります。それでなかなか外に出られない。出られても，長くいると汗をかくんじゃないかと思って，途中で帰ってきちゃうので。
　Th　自分の臭いで周りに迷惑をかけているんじゃないかということが心配なわけですね。
　Cl　はい。食べ物屋さんにも行けない。
　Th　食べ物屋さんに今行けないというのは，臭いと関係しているのですか？
　Cl　はい。食べに行くところだから，せっかく食べに行っているのに，そういう臭いがしたら周りが美味しく食べられないって思って。
　Th　ショッピングだったら，周りの人が「臭うな」と思ったら自由に離れることができるけど，飲食店では席が決まっていて動けないから迷惑をかけると思うわけですね。このほかに避けていること，あるいは臭いのためにしている対処はありますか？
　Cl　朝，お風呂に入って，お風呂に入った後にも服を着る前に，デオドラントシートで体全部を拭いてからデオドラント剤を使って，目的

の場所に着いたら，もう1回汗を拭きます。働いていたときは，休憩ごとに毎回体を拭いて，デオドラント剤をつけて……あとは帰る前にもそれをしないと怖くて乗り物に乗れなかったり。
Th 臭いのことで，気分が塞いだり，涙が出るようなことはありますか？
Cl 外に出たときに「くさい」って聞こえたときは，家に帰ってから，どうしたらいいんだろうって泣くこともあります。これからも治らない気がして。自分の体が原因だと思っているので。

1回目の面接から，臭いの問題は精神的な問題ではなく，身体的な問題により起きていると考えていること，そのためにさまざまな安全保障行動や回避行動を行っていること，また外出時には情景付加幻聴を体験していることがわかった。また，中学校の同窓会に出席した際に，周りの人が「汗くさい」と話しているように聞こえたこと，笑いながら窓を開けた人がいたことなどから，自分は中学生の頃から臭っていて，周りの人にコソコソ言われていたと確信したというエピソードも語られた。

3回目の面接では，自分から出ている物質について，「粘膜を刺激するようなアレルギー物質が自分から出ていて，初めて接触する人の体はそのアレルギー物質に反応して，咳や鼻水が出るんじゃないか。自分はそれに慣れてしまったから平気なのだと思う」と話していた。物質についてアセスメントを行った際のやりとりを以下に示す。

Th 自分から物質が出ていると思ったときのことを教えてください。
Cl 家のなかで家族が咳をしているだけでも，やはりそう思います。
Th 最近，家族が自分のアレルギー物質に反応したと思った場面を教えてもらってもいいですか？
Cl 自分は部屋にいて，ドアは閉まっている状態で，別の部屋にいる家族が大きめの咳をした時に，「自分のせいかな」と思いました。
Th トモミさんがいた部屋と，家族がいた部屋は離れているんですか？
Cl 結構離れています。
Th 間取りを教えてもらってもいいですか？

Cl　玄関近くに自分の部屋があって,廊下があって,奥のリビングに家族がいて,リビングのドアは閉まっていました。
Th　トモミさんの部屋とリビングまでには2つの扉がある。物質は扉を越えて?
Cl　空気の流れでドアの隙間をすり抜けて,親の体内に入って,咳を出させるっていうイメージ。
Th　咳が聞えた瞬間,どんなことが頭に浮かびましたか?
Cl　「自分のせいで病気になっちゃったらどうしよう」「親の肺がおかしくなっているのではないか」と。
Th　そう考えて,どんな気持ちになりましたか?
Cl　焦りと不安が,体勢を変えてみたり。
Th　体勢を変えることには,どのような意味があるのですか?
Cl　物質が向こうの部屋に行かないように,親がいる部屋に体を向けないようにしたり,動かないでじっとしたり。

　このやりとりの結果,トモミさんは「客観的に考えると,おかしなことを言ったり,やったりしているとは思うが,やはり親が病気になったらどうしようとも思う」と話していた。ソクラテス式質問法を繰り返すことによって,自己臭やアレルギー物質についての信念を捉え直す思考の柔軟性は認められたが,その信念に対する確信度は高いままだった。これらのアセスメントの結果,対人接触場面では自己臭やアレルギー物質に関する信念が活性化され,自己注目が高まり,安全保障行動や回避行動を行っており,社交不安障害の認知行動療法モデルが利用できると考えられた。また,確信度は比較的高いものの,確信までには至らない妄想性の信念があることから,精神病への認知行動療法モデルを取り入れることも必要であると考えられた。そこで,社交不安障害や妄想への介入として有効性がある行動実験を実施することにした。6回目の面接では,選択的注意や安全保障行動,回避行動の機能について心理教育を行い,7回目と8回目の面接では注意トレーニングを実施した。

2 #9〜11（外来）

　8回目までの面接を踏まえて，行動実験の計画を立て，その後，実際に行動実験を行った。人が多いロビーに座る場面を設定し，周りが自分の臭いやアレルギー物質に反応しないか，自分の臭いについて話していないかについて，観察および録音によって検証した。その結果，「思ったより誰も自分のことを気にしていない」「私が気にしすぎなのかもしれない」「咳が聞こえたと思っていたけど，録音には入っていなかったから，気のせいだったのかな」というように，客観的な情報収集によって，トモミさんの信念にわずかだが変化が生じた。しかし，まだ半信半疑であり，「もっと人が多いところだったら周りが反応するかもしれない」と話すため，次の行動実験はより人が多い場面を設定することが望ましいと考えられた。

　しかし，2回目の行動実験を行うことなく，11回目の面接後，通院が途絶えた。

3 電話によるフォロー

　担当セラピストから電話をかけると，トモミさんはそれに応じた。通院が途絶えている理由について，「病院に行こうと思ったが，臭いが気になって外に出られなかった」と話し，トモミさんが自宅から出られない生活を続けていることがわかった。当時，季節は夏であり，トモミさんにとっては最も臭いが気になる時期であった。通院をするだけでも相当な不安に襲われ，さらに心理面接のなかで行動実験に取り組むことは，トモミさんへの負荷が強かったようだ。一方で，外に出たい気持ちや治療意欲は感じられたため，少しずつ外に出られるように定期的に電話で話すことを提案すると，トモミさんもそれを希望した。

　「玄関から数歩外に出る」など，スモールステップで場面を設定して行動実験を促していったが，課題の遂行には波があり，自宅に引きこもる期間が長くなれば長くなるほど，ますます不安が強まる様子がうかがえた。心理面接開始時から持続的な抑うつ気分が認められていたが，引きこもる期間が長く

なるにつれて，急に涙が出たり，自分の容姿が「気持ち悪く思われるかもしれない」といった考えも出現するようになった。このため，家族のみが外来を受診し主治医と話し合った結果，入院治療が必要という判断となり，トモミさんは任意入院することとなった。

4 #12〜24（入院）

　入院と同時に認知行動療法を再開し，また抗うつ薬による薬物療法が開始された。「やはり自分の体から刺激臭が出ていると思う。入院時の血液検査で異常はないと言われたし，病院スタッフに臭くないと言われたが信じられない」と言い，自己臭についての信念は依然として強い状態であった。入院直後，トモミさんは個室の病室からほとんど出ることなく，対人接触は時々訪室する医師や看護師に限られていた。

　心理面接では，場面設定に注意を払いながら，再び行動実験に取り組みはじめた。13回目の面接で入院後最初に取り組んだ行動実験を図1に示す。最も取り組みやすい場面として，トモミさんの病室から出てすぐのところにある廊下のベンチに座る場面を設定した。トモミさんは，自分が病室から出たら臭いやアレルギー物質によって，周りの人に咳や鼻水などの反応が出ると考えていたが，行動実験の結果，誰にも反応は見られなかった。この結果について，いくつかの可能性がトモミさんから語られた。それらの可能性について検証するには，さらなる行動実験によって情報収集を行うことが必要であると促した。「たまたまかもしれない」という可能性については，「時間帯をずらす」「場所を変える」「もう少し人が多いところにする」などの案がトモミさんから挙げられた。これらの案をもとに14回目以降も行動実験を繰り返し，面接場面だけではなく，ホームワークのなかでトモミさんひとりで行動実験に臨む課題にも取り組んだ。

　行動実験を繰り返し，情報が集まることで，「周りの人が反応するほどの臭いではないかもしれない」という考えがトモミさんのなかで徐々に定着するようになった。しかし，入院生活のなかでは咳をする人，鼻をすする人に遭遇することもあり，他患の行動によって自己臭やアレルギー物質に関する信

状況	予想	実験	結果	学んだこと
病室から出てすぐのベンチに座る。	自分がベンチに座ると、ベンチから近い病室の患者や、近くを歩く病院スタッフに咳をされたり、鼻をすすられる（確信度70％）。	場面①――心理士と一緒にベンチに座る（3分間）。場面②――自分は病室に入り、心理士だけがベンチに座る（3分間）。場面①と②を交互に2回繰り返す。止める安全保障行動は、「下を見る」「脇を閉める」。	咳をしたり、鼻をすすった人の数。 1回目 場面①――0人 場面②――0人 2回目 場面①――0人 場面②――0人	・たまたまかもしれない（可能性50％）。 ・座っているだけなら、すごく臭うわけではないかもしれない（可能性60％）。 ・周りの人が気づくほどの臭いはしていないかもしれない（可能性40％）。

図1　行動実験

念が一時的に強まることもあった。そこで、そのような訴えに対してソクラテス式質問法による介入を行った。そのやりとりを以下に示す。

Cl　特定の人が、会うといつも鼻をすすっているので、私のせいかなと思うんです。
Th　自分のせいという可能性がひとつ。ほかの可能性は思いつきますか？
Cl　風邪気味かな。うーん、でもやっぱり臭いではない、特定の人にだけ反応される何かが体から出ているのかもしれない。それで怖くてホームワークができませんでした。
Th　臭いで反応する人と、何か物質で反応する特定の人がいる気がするんですね。もう少し教えていただきたいのですが、その特定の人というのは、100人いたら何人くらいいると思いますか？
Cl　60人か70人くらい。
Th　100人いたら半分以上。そうすると、先ほどお話しいただいた方以

外にも特定の人がいそうですか？
Cl　あー，うーん，そうかなって思う人もいるんですけど，いつも反応するわけではないので。
Th　絶対に反応する特定の人は何人くらいいますか？
Cl　1人か2人くらい。
Th　この病棟には，出入りするスタッフなども含めると，50人くらいはいるかと思いますが，今のところ絶対に反応する特定の人は1人か2人くらい。こうやって数えてみると，先ほどおっしゃっていた割合よりも少ないですね。これについては，どう思われますか？
Cl　自分のイメージで，100人中70人と考えてしまっているのだと思います。
Th　たしかに100人中70人の人が反応すると思うと，怖くなりますよね。実際の数字は50人中1人か2人でしたが，この数字を見てどう思われますか？
Cl　これくらいなら普通というか，ありうることかなと思います。
Th　そう考えると，病室の外に出られる自信についてはどうでしょうか？
Cl　70％くらい。普通に出られると思います。

　このやりとりでは，物質が出ているか出ていないかに焦点を当てるのではなく，わずかな情報から広範囲のことを結論づける認知に焦点を当てて，認知の検討を試みた。16回目の面接を行う頃には，他の入院患者と食堂でご飯を食べたり，外泊時に近所を散歩するなど，行動面に大きな変化が認められた。前半は行動実験の場面として，病棟内を設定してきたが，後半はより人の行き来が多い外来棟に場面を移して行動実験を行うことにした。場面の難易度が上がったことにより，行動実験前の不安は強くなったが，行動実験の結果は，これまでに得られた結果と大きく変わらなかったため，「部屋にこもったりしなきゃいけないほどの臭いではないのかもしれない。絶対に周りに迷惑をかけて歩いていると思っていたけど，普通に歩けるくらいの臭いなのかな」と話し，自信に繋がっていった。
　19回目の面接は，これまでの行動実験を通して出てきていた「結論への飛

躍」「過度の一般化」などの認知の偏りについて心理教育を行った。そのときのやりとりを以下に示す。

 Cl 隣の人が席を移ったりすると,「あ,自分のせいだ」と決めつけていた。一歩外に出ると,自分が悪いっていう考えになりやすいのかな。もともと「人よりうまくできていないんじゃないか」「人より劣っている」と思っていた。臭いのせいもあると思うけど,なんでもかんでも自分のせいだって思っちゃっていたなと思いました。
 Th こういう考えが邪魔をしているとなると,もしかしたら「自分のせいだ」と思った場面のなかで,トモミさんのせいではないときもあるということでしょうか?
 Cl そうですね。私の話をしていると思ったのに,その場にいつづけると「私の話じゃないんだ」って気づけることがあるので。今までは「自分のことを言っている」と思ったら,すぐに避けてしまって落ち込んでいたので,もしかしたら自分とは関係ないこともあったかもしれないなって。
 Th こういった考えが邪魔をすることが多いようですが,どうしたらこごから抜け出すことができるでしょうか?
 Cl 逃げないで確かめるっていうことを続けていったほうがいいのかな。

 認知の偏りに関する心理教育は,介入初期の段階で行われることが多いが,トモミさんの自己臭やアレルギー物質に関する信念は妄想に近いレベルに達していたことから,初期段階での心理教育は抵抗を引き起こす可能性が考えられた。そこで,行動実験を繰り返し,信念に変化が出てきたところで心理教育を行うと,行動実験での体験と一致しており,トモミさんが受け入れられる心理教育になったと考えられる。また,セラピストが同席している行動実験場面で,トモミさんにのみ「臭い」と聞こえる場面があったことを共有する際には,情景付加幻聴についての心理教育を盛り込んだ。
 ホームワークの課題以外にも,自らバスに乗ることに挑戦したり,外泊時の行動範囲が広がったことから,約2カ月の入院で退院となり,退院後は外

来で認知行動療法を継続することとなった。

5 #25〜33（外来）

外来にて週1回の認知行動療法を継続した。これまでの行動実験では，比較的短時間の曝露場面を設定していたが，日常生活での行動範囲を広げるために，より長い時間の曝露場面に挑戦することとした。計画を立てるところまでは，これまでの行動実験と同じであったが，いざ長時間の曝露に挑戦すると，咳や鼻をすする音に注意が向き，自己臭と関連付けて不安が強まったり，体が熱くなっていることに気づくとさらに体が熱くなるという「自己注目」による不安症状が出現した。そこで，行動実験に同行していたセラピストはトモミさんに対して，注意の分散を試みるよう声かけを行った。これまでの面接から自己注目と不安の関係について十分に理解していると思われたが，これまでのように短時間の行動実験では自己注目をコントロールする力が十分に身に付かないことがわかり，今後の課題となった。そこで，ホームワークで長時間の行動実験に挑戦する際には，実施前に注意の分散や認知再構成のポイントをまとめたコーピングカード（図2）を見直し，途中で不安が強まったら再度見直す方法を取り入れた。

このような方法で行動実験に成功することもあったが，ホームワークとしてひとりで行動実験に取り組むとなると，やはり自己臭が気になり，課題に取り組めないこともあった。その際には，課題に取り組もうとしたときに生

■別の理由作戦（別の理由を考える）
■証拠集め作戦（自分が原因ではないという証拠を集める）
■安全行動ストップ作戦（体を拭かない・脇をしめない・顔を上げて前を向く）
■情報収集作戦（その場にいつづける・情報収集をする）
■注意そらし作戦（注意を分散する）
■ここで逃げてどうするんだ作戦（自分に言い聞かせる）

図2　コーピングカード

じる認知について認知再構成を行い，またこれまでに体験した場面のなかで「周りに反応されると思ったけど，実際には反応されなかった場面」を書きとめて見返すなどの取り組みを取り入れた。

これらの介入の結果，終結時には，自分からアレルギー物質が出ているという信念は消失していた。臭いについての信念は持続していたものの，「**離れている人にまで影響を与えるほどの臭いではない**」というように，その影響力や確信度には変化が見られた。トモミさんのなかにあった「人よりも劣っている」というスキーマにも変化が生じ，自己批判的な構えも緩和された。目標としていた就労までには克服すべき課題が残されていたため，行動実験の方法を確認し，CBT終了後の課題を共有して，ブースターセッションにて経過観察を行った。

4 ｜心理面接の経過の要約

本稿では，自分の体から悪臭がするという強い信念をもつ自己臭恐怖に加え，臭いだけでなくアレルギー物質が出ているという信念をもっており，ARMSと診断された症例に対して，社交不安障害と妄想の認知行動モデルを参考に認知行動療法を行った。初期の外来での面接は，11回の介入の後に中断となったが，その要因として，外来通院そのものがトモミさんにとって不安の強度が強い曝露場面であったこと，そのようななかで行動実験に取り組んだため回避行動が強まったこと，そしてCBTを開始して間もなくトモミさんにとって最も臭いが気になる季節に入り，外出への不安がさらに強まったことなど，いくつかの要因が重なったと考えられる。その後の入院治療では，行動実験の難易度の調節が容易になり，行動実験に意欲的に取り組むことができるようになったと考えられる。

面接のなかでは，自己臭の有無について直接的に扱うのではなく，行動実験を通して間接的に客観的な情報収集を行うなかで自己臭に対する信念に働きかけていくことと，曝露場面で高まる自己注目に介入を行うことが特に重要であった。その結果，自己臭が他者に及ぼす影響力や，その確信度に変化が生じるという効果が認められた。最終的に，症状の完全な消失には至らな

かったが，症状への取り組み方についてトモミさんが一定の知識とスキルを獲得できたところで終結となった。

5 | おわりに

　自己臭恐怖に対する先行研究では，曝露課題を基盤とした介入が有効であるという報告があり[2]，いくつかの症例報告では，本事例と同様に認知行動療法により症状の改善が認められている。しかし，先行研究においても，症状が完全に消失するケースは必ずしも多くないことが報告されているように[3]，本事例もすっかり症状が取れるところまでには至らなかった。さらなる治療の工夫や長期的な経過について検討することが必要である。

　本事例への介入の経験からは，妄想的信念を伴う自己臭恐怖に対しては，精神病への認知行動療法をモデルとして適用することが役立つと考えられた。一方，臭いに関する過去の不快な出来事が頻繁に想起され，それによって恐怖心が高まって回避行動が強まる時期があった。自己臭恐怖をAdaptive Information Processingモデルで捉え，EMDRを実施した報告があるが[4]，頻繁に想起される臭いに関する過去の出来事に関してはトラウマに対する認知処理モデルを取り入れるなどの介入を検討すべきかもしれない。自己臭恐怖への介入モデルは確立されていないが，現在ある認知行動療法の技法や他の病態の疾患モデルを利用することで，自己臭恐怖に対して認知行動療法を実施することは可能であると考えられた。

文献
[1] 山下 格（1997）対人恐怖の病理と治療．精神科治療学 12 ; 9-13.
[2] Martin-Pichora, A.L. and Antony, M.M. (2011) Successful treatment of olfactory reference syndrome with cognitive behavioral therapy : A case study. Cognitive and Behavioral Practice 18 ; 545-554.
[3] Begum, M. and McKenna, P.J. (2011) Olfactory reference syndrome : A systematic review of the world literature. Psychological Medicine 41 ; 453-461.
[4] McGoldrick, T., Begum, M., and Brown, K.W. (2008) EMDR and olfactory reference syndrome. Journal of EMDR Practice and Research 2 ; 63-68.

初回エピソード精神病の発症過程における幻聴へのCBTp

濱家由美子

キーワード ARMS, FEP, 幻聴, 心理教育, 再発予防

1 | はじめに

　精神病の発症過程の早期段階では，症状は慢性固定化しておらず，精神病症状も強度や頻度が変化しやすい。この段階を経験する人々は，初めての不可解な体験をどう意味づけたらよいのか一人苦しむことも多い。このような当事者に対して，「病気に関する知識を伝えながら，問題に対応する手立てを協働して考え，問題への取り組みを促進する」という双方向的な心理教育は，精神病性障害の介入では欠かせない要素のひとつである。

　ここでは，顕在発症前のARMS（At-Risk Mental State）の段階からFEP（First Episode Psychosis）に至る過程のなかで，クライエントが初めて経験する幻聴という不可解な症状への意味づけを認知行動療法の技法を用いながら模索し，最終的には心理教育的な関わりのなかで当事者が納得できる意味づけを見出すに至った事例の治療過程を紹介する。

2 | 事例の概要──カオリさん（仮名）・10代女性

1 生育歴

　出生時・発達時の異常は認められない。不登校やいじめなどの不適応はなく過ごしていたが，もともと自信がなく内向的で，自分の容姿や性格など何

に関してもマイナスに考えがちであった。

2 現病歴

　あるとき教室内でふざけて撮られた写真が「メールやブログで広まっている」と考え，不安になりはじめた。その数カ月後には授業中に自分の一挙手一投足を同級生男女数人がコメントしたり，笑う声が頻繁に聞こえ，「周りの人が自分のことを噂している」「自分の悩みが周囲の人にばれている」気がして，人が怖いと感じるようになり，精神科のAクリニックを受診した。また「面白くないのに気持ちが昂ぶってニヤニヤしてしまう」「何か言いたくても言葉がうまく出てこない」「集中力や理解力が低下した」という自覚も見られた。リスペリドン1mgの内服で，噂されている感じや気持ちの昂ぶりは軽くなった。しかし，強い眠気があり，ブロムペリドール3mgに変更されると，今度はふらつきが生じ，通院および内服を自ら中止した。その後も精神症状は続いたため，2カ月後にB病院精神科を受診した。初診時には「写真がメールで広がって，学年の人が自分の噂をしている」「友達だけに話した悩みごとが周りにばれている」などの被害的訴えがあったが，妄想的確信にまでは至っていなかった。声については，授業中に自分の動作と合わせて「笑った」「こっち見た」などと話す同級生の声が1時間に10回ほど聞こえたり，すれ違った見ず知らずの人から容姿のことを言われる体験が時々あった。特定の対人場面で聞こえる声が主体で，本人はこうした体験の理由を「自分はいじめられやすい存在だから」と意味づけていた。一方で「自分の考え過ぎかもしれない」と信念への疑念が挟まれてもいた。これらの体験は精神病と判断される水準に極めて近い状態であったが，確信度と頻度の乏しさから弱い精神病症状と判断され，ARMSとして外来通院を開始した。

3 │ 心理面接の経過

初診の1カ月後，主治医の依頼でCBTの介入を開始した。学業に支障のない通院ペースを相談し，2～3週間に1回，約1時間の面接を行った。当初は20回程度を予定していたが，実際には31回の面接を実施し，介入期間は1年5カ月となった。

1 関係構築期（1～5回目）

最初の2回はカオリさんの特徴を知ることを主な目的とした。自己否定的で，特に見た目についてのコンプレックスが強いことに加えて，以下のことが語られた。

- 「要領良く行動できず，何でも否定的に考えがちな自分」を「おかしい」と考え自信をなくしていた
- 同性から妬みを買って以降，対人不信が強くなった
- 男女混合クラスがストレス因のひとつであった

そして，面接の目標は「進級時期までに，周りから見られている，言われているとネガティブに感じ過ぎなくなること」と設定した。

3～4回目で現在の困りごとを問うと，生活上の課題から弱い精神病症状との関連内容までを含む以下の問題がリストアップされた——授業中に焦る／勉強が手につかない／電車に乗りづらい／人前でニヤニヤしてしまう／うまく話せない／夜眠れない。

そしてこの問題リストを，"自分で手を付けられる問題"と"面接で扱う問題"に分類し，面接では「授業中焦る」「人前でニヤニヤしてしまう」問題の検討を進めることとした。

2 前期（6～16回目）

　6回目で「授業中に焦る」という問題検討のために具体的な場面を尋ねると，実は授業中だけではなく，誰かと目が合うことをきっかけとして外出時にも生じる問題でもあることがわかった。カオリさんから「人のなかで自分がキョロキョロしていることを意識すると，自分の存在感が増して，周りに威圧感が伝わる感覚がわかってきた」と話したため，詳しく聞くと以下の過程が見えてきた。

　　「周りを見回している自分の行動に気づく」→「コンプレックスの投影された『目つきが悪くて大きな図体の自分が周りを見ている』という自己イメージが湧き起こる」→「この自己イメージに注意が強く向かいつづける」→「この自己イメージが増幅する」→「周囲を威圧して『ビビらせる』存在へと高まる」→「そのような状況下で目が合った相手から驚いた反応をされる」→「「自分がビビらせたんだ」と強く思い込む」

　そこで，以下の対話に示すように「相手をビビらせた」という思考の根拠を探し，他の解釈可能性を検討した。すると速やかに確信度が低下したため，解釈が気分に影響を与えるというCBTの心理教育も同時に行うことができた。

　Th　威圧感が伝わって「相手をビビらせる」っていうのは，どのくらい強く確信しているの？
　Cl　100％。
　Th　絶対そうだって感じね。ビビったら相手の反応ってどういうふうになると思う？
　Cl　ビクッとなる。
　Th　たとえば，表情とか動きとかでは？
　Cl　怖がって驚いた表情とか，眉間にしわ寄せて険しい表情したり。
　Th　ビビったらそういう風になるかもね。ビクッて身体も動いて恐ろしそうな顔になるかもしれない。

Cl　うん。
Th　この1週間で，誰かと目が合ったときにそんな表情になったのは何人くらいだった？　10回目が合ったとして，10回中何回？
Cl　4〜5回かな。
Th　ビビった以外の人はどうしていたの？
Cl　自分と同じように目をそらした。
Th　自分が目をそらすときは，いつもどうしているの？
Cl　「うわっ」て思って。別のほうを見るふりして目をそらす。
Th　そのときは何を考えているの？「うわ，目が合っちゃったよ」……そして？
Cl　「気まずいから，とりあえず別のところを見てるふりしよう」。
Th　で，知らんぷりを決め込むと。私も時々あるなぁ。ちょっと立場を変えて考えてみてね。目が合ってさっとそらした相手って，何て考えている可能性があるだろう？
Cl　目が合っちゃって気まずかった……っていうのはあるかも。
Th　そうかもね。それって，今問題になっている状況でも言えそうかな？
Cl　そう思う。
Th　最初の考えに一回戻って考えてみようか。「相手をビビらせた」っていう考えがありました。ただ，実際にビビった反応をしたのは半分くらいの人だったし，「ちょっと目が合って気まずいんだろうな」って考えることもできそう。
Cl　そうですね。
Th　そうだとして，もともとの「相手をビビらせた」という考えは，今どのくらい正しそうな気がする？
Cl　いや，今は20〜30％。別の考えがあるのがわかっただけで，すごく楽になった。

「人前でニヤニヤしてしまう」という問題は第7〜9回で検討した。一連の流れを図示するなかで，自ら悪循環に気づき，周りを見回して確認する，うまい言い訳を考えるなどの有効な対処を見出したため，この問題の検討は早々

に切り上げた。

　一方でこの時期には，自分の視線を確認することができないほどに離れた距離の人から「カオリさんジロジロ見てきて嫌なんだけど」と言われる声が聞こえる体験がたびたび聞かれるようになっていた。本人の苦痛感も強いため，10回目からはこの問題を取り扱うことになった。

　この体験に対するカオリさんの解釈は「目力が強くて威圧感があることが関係しているかもしれないけど，こんな変なことが起こる理由は全然思いつかない」というものであった。そこで，問題を具体的に考える手立てとして，まずは体験がどんな場面で生じるのか記録してもらった。そして，幻聴を「ありえないはずの声が聞こえる」体験としてノーマライジング[1]の技法を用いながら心理教育を行ったうえで，体験のもっともらしい説明を検討することとした。この体験を説明する候補をカオリさんと一緒に協同的に考えると，以下が列挙された。

- 相手が自分の視線をモニターしている
- 念力
- 強力な目力
- 相手の勝手な勘違い
- 相手が自分をわざとからかっている
- 別の人のことを自分のことと捉えてしまった自分の勘違い
- 幻聴

　しかし，どの説明も決定打に欠け，本人が納得できる解釈には至らなかった。セラピストはこの体験を継続的に検討し，確からしい説明を検証していく手順を想定していた。一方，カオリさんは「私には考え過ぎるところがあるから，声のことは気にしなければいい」「環境が変われば，また変わる」と考え，直接この体験に向き合うことを避けたがった。結局，学校が多忙となったこともあり，問題との距離を一旦置き，面接頻度を減らして経過観察することにした。

　経過観察の期間中に，多忙で睡眠時間が減少し息抜きができない生活状況

となると，しばらく落ち着いていた「一挙手一投足をコメントされる」という初診時の症状が再燃した。そこで，以前最も調子が悪かった時期と現在の生活状況との類似点を話し合い，ストレスがかかり眠れなくなると症状が悪化する傾向があることを共有し，ストレス軽減や睡眠に留意することを確認した。

③ 中期（17〜22回目）

17回目以降の面接は，学校の忙しさが一段落したため，面接頻度を元に戻すこととした。17回目の面接では，残っている問題の再確認から始めた。最も心配なこととしてカオリさんは「乗り物内での不安」を挙げ，それ以外にも以下が列挙された。

- 「（自分が相手を）見ている」と勝手に誤解される
- 人がいる場所で目が泳ぐ
- 人がいると集中できない
- 下を向いて歩いてしまう

リストにしてみると，本人が「これって，全部同じことのような気がする」と，各々の問題が関連した体験だと気づいたため，セラピストからも「今まで考えてきた問題と似ていると思う」と伝え，どこが同じ問題と言えるのか，ケースフォーミュレーションを仕組図として作成し共有した（図1）。

以降の回では，仕組図に基づいて目前の課題である「乗り物内での不安」を克服する方法を検討した。

「また『こっち見てくる』と言われる」「目が合って変に思われる」と考え，不安，緊張が起こり，これを避けるための安全行動として下を向いたり，目をつぶる行動を取っているが，この行動が悪循環につながる仕組みを理解してもらった。そのうえで，18回目では，行動実験として「目線を真下から斜め下にする」「人ではなく窓の外を見る」という行動に取り組んでもらった。

その結果，想像していた悪いことは起こらず，さらに「目が合って変に思

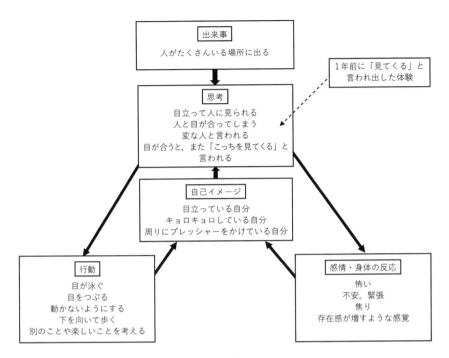

図1 ケースフォーミュレーション

われる」という思考に関しても「目が合うのはよくあることでお互い様。そらせばいい」「一瞬だから相手は覚えてない」「『また見てる』と言われたのは前のこと。今は前と同じようにはならない」という適応的な思考を生み出すことができた。

こうした介入によって「乗り物内での不安」は軽減されたため、次のステップとして19回目には周りの人の行動観察を宿題とした。その宿題報告が以下である。

Th 観察してみてどうだった？
Cl 人それぞれなんだなっていうのがわかった。本を読んでいる人がいたり、外を見ている人がいたり、お母さんが子どもをあやしていた

　　　　り。2人で話している人がいたり。
　Th　めいめい好きに過ごしていることが観察できたんだね。
　Cl　あと，いろんな声が聞こえてきて。何をしゃべってるんだろうってことも観察してみた。そしたら，聞こえた音が，実際に喋っていることなのかどうかわかったし，自分が呼ばれたんじゃないかって思うときもあったけど，よく聞いたら，名前の一文字が言葉に入っているときに「呼ばれた！」って勘違いしているんだっていうのがわかった。

　乗り物に乗れるようになったことに加え，周りの音を観察して判断の行き過ぎに気付いたことは大きな発見と喜びになったようであった。その後，これまでは考えられなかった一人での外出が自然にできるようになり，顔を少し上げて歩けるようになったことで日常生活自体が楽に過ごせるなど，大きな変化を認めた。
　「人前で目立つことへの不安は続くと思うし，声は今後どうなるかわからないけど，困ったらそのときに考えることにしたい」というカオリさんの希望により，最後の1〜2回のセッションで，これまでの面接を振り返って面接を終結する方向とした。

4 後期（23〜26回目）

　この時点で声が聞こえる体験は消失していなかったが，全般的に症状は落ち着き，日常生活も広がりつつあり快方に向かっていると思われた。しかし，その数日後に精神病症状が急激に増悪した。幻聴は外出の先々で頻繁に起こり，長いときには数時間持続するようになった。
　「自分の悪い噂が学校のホームページに掲載されている」という妄想観念も同時に出現し，確信も高かった。明らかな精神病症状が1週間以上続いたことから，主治医はカオリさんの状態は精神病の閾値を超えていると判断した。そして，抗精神病薬による治療が必要と判断し，直ちにアリピプラゾールの処方を開始した。

表1 幻聴をふるい分ける方法

方法		結果	
		幻聴	本当の声
①	録音する	声が入らない	声が入る
②	相手に見えないように意図的に視線を動かす	声が続く	何も言われない
③	耳を塞ぐ	声が続く	声がやむ
④	誰かに一緒に聞いてもらう	他の人に聞こえない	他の人に聞こえる

　抗精神病薬の服用開始後1カ月ほどで，幻聴の頻度は1日に2～3回，一瞬だけ聞こえる程度に軽快した。病状の一時悪化に対応した介入の是非を主治医と相談したうえで，カオリさんに「声への対応を検討してみませんか」とセラピストから提案を行った。カオリさんはこれに応じ，現在も続いている不可解な声への対処を主目的に心理面接を延長することにした。

　声は学校内，駅，店などさまざまな場所で，見えないはずのところからも聞こえていた。症状日記をつけてもらうことで，カオリさんの行為に随伴して起こり，「見てくる」「今，笑った」という内容のものが多いことが判明した。

　24回目では「見てくる」という声が"本物か幻聴かをふるい分ける方法"と，それを"判断する基準"を検討した。2人で話し合った結果，4つの候補が挙がった（表1）。このうち③と④を次回までの宿題としたところ，カオリさんは③の耳を塞ぐという方法を選択して実践を試みた。当初の目的は声が本物か否かを判断するためであったが，実際には耳を塞ぐ行動によって混乱状態から一旦身を引いて冷静さを取り戻し，幻聴である可能性を考えられるようになるという形で機能したようであった。

　25回目の面接時点では，声は幻聴だと思えることが70％はあり，「症状として理解したほうが楽」と話していた。この回ではテキスト[2]を用いて幻聴に関する心理教育を再度行った。幻聴が生じやすくなる4つの条件（不眠・不安・孤立・過労）[2]を説明すると，「環境が大きく変わって不安で，一人で授業を受けるときもあったし，眠れなかったし，やることもたくさんあっ

た。今思うと全部揃ってましたね」と納得した様子であった。続けて，幻聴のルーツは自分の考えであることが多いと説明したうえで，双方向的な対話を行ってみた。

> Th 幻聴のルーツが自分の考えっていうことについてはどう思う？　最近の幻聴は，体型のことを言ってきたり，「見てくる」っていう声が多いみたいだけれど。
> Cl 体型は自分が気にしてることだからそうなのかも。でも「見てくる」に関しては，自分が考えていることなのかどうかわからない。
> Th どうなんだろうね。人のなかにいるときに「また『見てくる』って言われる」って考えると，どんな気分になる？
> Cl 言われるんじゃないかって，不安になる。
> Th もしかしたら，そういう心配が声になっていることもあるのかなぁ。「見てくる」って言われるのが怖くなったのって，たしか，何かきっかけがあった気がするんだけど？
> Cl 1年前に「見てくる」って言われ出して，それがすごく嫌だった。前はそんなこと気にもしてなかったのに，すごく気になるようになった。
> Th そうね。それがまた起こったらどうしようって，一瞬で怖くなってしまう。人前に出るとまた言われるって。「また『こっち見てくる』って嫌な感じで言われたらどうしよう」っていう不安が，人前に出ると強くなるのかなぁ。
> Cl そう言われると，気にしてるかも。

その後，もともと目つきが悪いというコンプレックスがあるために，自分の視線に関しては人一倍気になってしまうことも明らかになった。そのうえで，この目つきについてのコンプレックスと，「見てくる」という言葉が声として一方的に降ってくる体験への恐怖感とがルーツとなって，幻聴が作られている可能性について話し合いが進んだ。

5 終結期（27〜31回目）

　CBTによる対処や抗精神病薬の治療を行っているうちに，幻聴はほとんど消失し，生活レベルでの現実的な問題も目立たなくなった。このため，27回目から30回目では再発予防プラン[3]を立てて終結へと向かうことにした。

　カオリさんの再発に対するイメージは，「声が聞こえる」「電車やバスに乗れなくなる」「外出できなくなる」というものであった。それが繰り返されないために，症状がどんな経過をたどって悪化へと結びついたのかを振り返る作業を行い，そこで得られた情報をもとにカオリさんに特有の個別的な再発サインを同定した。再発サインは症状の進展に即した危険度で分類し，段階に合わせた対処方法を検討して一覧にまとめた（図2）。特にカオリさんの場合には，不調時には「気になることを考えすぎて不眠が生じがち」であることを要注意ポイントとしながら整理を進めた。

　最後の31回目の面接では，家族が同席したうえで，再発予防プランをカオリさん自身から説明してもらい，カオリさんと家族が再発予防について共有するためのセッションとした。

　この原稿を執筆した時点ではCBT終結から約3年が経過していたが，この間，大きく調子を崩すことなく学校生活を送っていた。数カ月に1〜2回ほど幻聴が聞こえることもあるが，耳を塞いで情報をシャットアウトしたり，周りの様子を見て「自分のことではない」と確認して幻聴からは距離を取って過ごせているという。また，幻聴の内容を振り返って「結局，気にしてる事が声になっているんだよな」と確認したり，幻聴とストレスで眠れない日が続くこととの相互関係を理解し，ストレスや不眠に気をつける生活を送っているようだった。総じて，普段の生活のなかで役に立つ具体的な対処方法を身につけ，精神症状を自ら対処可能なものとして意味づけする作業が促進されているようであった。

	再発サイン	対処方法
日頃から気をつけること	・「声が聞こえるのは症状」と自分に言い聞かせる ・情報をシャットアウト ・生活リズムを整える ・リラックスする方法を考えておく	
レベル1	・人の話し声や内容に敏感になる	・目をつぶったり耳をふさいで情報をシャットアウトする ・楽しいことを考える
レベル2	・いろいろな場所でなんとなく声が聞こえる ・声が聞こえることを考えて眠れなくなる	・情報をシャットアウトする ・音楽を聴いて寝る ・別のことに目を向けて,情報を整理する
レベル3	・座っているだけではっきりと声が聞こえる ・いろいろな考えが湧いてきて,集中できなくなる	・声を聴かない,見ないように別のところに移動する ・薬を増やす
レベル4	・落ち着かなくてソワソワ,家のなかでウロウロする ・眠れなくなる ・頭のなかがいろいろな情報でいっぱいになる ・家から出なくなる ・無力感,悲しさが強くなる	・薬を増やす ・よく寝る

図2　カオリさんの再発予防プラン

4 │ 心理面接の経過の要約

　本事例はARMSからFEPへと顕在発症したが，中心となる症状は幻聴であり，この不可解な症状に悩まされつづけていた。当初の幻聴体験は行為をコメントする声と，特定の対人場面に限定された情景付加幻聴であったと考えられ，頻度は散発的であった。妄想性の体験には疑念が挟まれていたが，症状は精神病の閾値に極めて近い状態にあった。

　心理面接開始後の関係構築期には，カオリさんの感情に寄り添いながら体

験を聴取し，考え方や行動の特徴を理解することに努めた。ここでは否定的な自己イメージが強く，特に見た目や自分の視線と関連し不安が惹起されやすいことが明らかとなった。

　前期はノーマライジング技法を用いて幻聴の心理教育を行い，「見てくる」という声への解釈を中立的な立場から検討した。しかし知的な理解のみに留まり，自身の具体的な体験との結びつきは乏しかった。そのため行動実験を用いて事実を検証する段階には至らなかった。

　中期には，対人場面の緊張感を取り上げ，本人の苦痛な幻聴体験と結びつけることで，症状発生に関わる全体的構造が見えはじめた。この過程を経て，カオリさんの問題解決への動機が高まり，現実場面の情報収集と行動実験が可能になった。ただし，幻聴体験そのものを直接扱うことには消極的であったため，幻聴のもっともらしい解釈を探す作業までには発展しなかった。

　後期には，精神病症状の増悪を経て，再度ノーマライジングや精神病体験に関する情報提供を含む心理教育を実施した。ここで初めて幻聴体験を「自分の気にしていることが声になって聞こえる」と解釈できるようになった。これによって，これまで得体の知れない恐ろしい体験でしかなかった幻聴体験を，自己の思考や不安と結びついた理解可能な体験として整理できるようになった。

　治療終結期には，症状が軽快したため再発予防に向けた経過の振り返りを行った。主に「声が聞こえる」体験を症状悪化のバロメーターとして再発サインをまとめ，再発予防プランを練った。最終的には，「症状は自分でも対処可能である」という捉え方へと発展していった。

5 | おわりに

　本稿では，初回エピソード精神病の発症過程での幻聴に対するCBTの事例を示した。幻聴への恐怖感から，幻聴を直接扱うことを回避する場面もあり，継続して「声が聞こえる」という問題に取り組むことが難しい時期もあった。また，環境因も苦痛感に影響し，幻聴以外の問題に高い関心が向けられることもあった。このクライアントとの治療が終結まで続いた要因としては，ク

ライエントが大切にしたい目標を共有する姿勢をもちつづけ，その目標と「声が聞こえる」という持続的な問題の解消との結びつきを率直に話し合うことが有用であったと考えている。

　クライエントの苦痛を和らげるためには，幻聴体験に対する本人の解釈を，本人が納得でき，心理的にも負荷の少ないものへと修正していく作業が求められる。この作業にあたり，双方向的な心理教育を繰り返すことが重要であったと考えられる。その際，声が聞こえる体験を「幻聴」としてラベリングして外在化することに加え，「ありえないはずの声が，なぜ自分に聞こえるのか」という疑問への納得できる意味づけを見つけられるように方向づけることが，特に重要であったと考えられる。

文献

[1] Kingdon, D.G. and Turkington, D. (1994) Cognitive-Behavioral Therapy of Schizophrenia. New York : The Guilford Press. (原田誠一＝訳 (2002) 統合失調症の認知行動療法．日本評論社)
[2] 原田誠一 (2002) 正体不明の声——対処するための10のエッセンス．アルタ出版．
[3] Jackson, H.J. and McGorry, P.D. (2009) The Recognition and Management of Early Psychosis : A Preventive Approach. 2nd Ed. Cambridge : Cambridge University Press. (水野雅文・鈴木道雄・岩田仲生＝監訳 (2010) 早期精神病の診断と治療．医学書院)

統合失調症初回エピソードにおけるCBTp

市川絵梨子

キーワード FEP, 早期支援, ケースマネジメント, トラウマ, スティグマ

1 | はじめに

　精神病発症後は，早期薬物治療により陽性症状の改善や脳の機能変化を最小限にとどめる効果があるといわれている。それに加え，発症前の社会的役割や人間関係が維持されており，心理社会的支援も効果が表れやすい時期である。この時期には，包括的なケースマネジメントを行い，心理教育，家族支援，社会資源の調整，統合失調症のための認知行動療法（Cognitive Behavior Therapy for phychosis：CBTp）などが必要に応じ配置されることが効果的と言われている [1]。

　CBTpの治療では，協働，認知行動モデルに基づくケースフォーミュレーション，ノーマライゼーションの視点に立った心理教育，再発予防などが重要とされている [2]。うつや不安障害のCBTとの相違点としては，統合失調症の症状の特徴により，たとえば妄想の強い事例では妄想の範囲内での働きかけを行うなど，個々の認知能力に合わせて適用する点が挙げられる。

　一方，統合失調症の初回エピソード精神病（First Episode Psychosis：FEP）を体験した方へのCBTpは，初回症状体験における心的外傷への対処が必要とされており，トラウマ症状の減少に効果があると言われているが，実践報告の例は少ない。

　本稿では，統合失調症の症状を初めて体験した若者への包括的心理社会的支援の効果研究のなかで，筆者が担当したケースマネジメント事例における

CBTpを報告し，その特徴と注意点を述べる。

2｜事例の概要——A氏・20代男性

1 生育歴

A氏は，出生時・発達の異常はなく，元来まじめでおとなしい性格だった。高校時代から勉強の面白さに目覚め，以降勤勉に学業に励み，年齢相応の対人交流も経験してきた学生であった。

2 現病歴・治療歴

大学での研究に加え就職活動を開始し，活動的な日々を送るなかで，思考の混乱・自責・意欲低下・独語・自殺念慮等の精神的不調が生じ，精神科への通院を開始した。以降，活動量を調整してきたものの，学生としての義務が遂行できない現状に葛藤するなか，急性の緊張病症状（カタトニー）が現れ，亜昏迷状態で措置入院となり，薬物療法が開始された。約2カ月半の入院生活を経て退院し，外来通院にて非定型抗精神病薬少量と睡眠導入剤を投与され，安定的に服用していた。自宅療養を開始して3カ月ほど経った頃，今後について相談することが回復に役立つだろうと主治医より紹介され，ケースマネジメントが開始された。

3 今回のケースマネジメントが行われた枠組みについて

厚生労働科学研究費補助金（助成番号 H.22－精神－一般－015）「初回エピソード精神病状態に対する包括的な早期支援・治療の多施設ランダム化比較試験（J-CAP）」
期間：18カ月
内容：個別面接（心理教育・再発予防・就労就学支援を含む　週1回程度），家族面接（状況次第で月1〜4回程度），薬物療法ミーティング，必要に応じ

た訪問支援を含むケースマネジメント
　心理面接におけるA氏の主訴：復学への不安，思考の混乱・停滞，焦燥

3 | ケースマネジメントにおける心理面接の経過

1　I期　ラポール形成・アセスメント（0〜2カ月目）

　応答にとても時間がかかる状態。非侵襲的な会話内容にとどめ，ゆっくりとラポール形成を行うことを目標とした（〈　〉は心理士の発言）。

　担当心理士から〈今回，Aさんの担当をすることになりました〉と伝えたところ，「はい。よろしくお願いします」と返答し，静かに面接室に入室した。
　面接は体調に応じ各回20〜50分程度行われた。開始当初は緊張が非常に強かった。応答は滞りやすく，一度の面接で得られる情報が限られていた。そこで，まずは心理士からの関わりが侵襲的にならないように心がけ，主に生活の流れや日常的な困りごとをうかがい，今後話し合いたいことを共有できるように努めた。
　次第に，「復学したい」という希望と，「同級生や先輩，指導教員に迷惑をかけたため行きにくい」という葛藤や，日常生活や大学の様子が話されるようにもなった。しかしながら応答には大変時間がかかり，心理士が断片的な情報を集めながら文脈をまとめ，確認しながら進める面接が続いた。ただ，具体的な情報が混乱していることは少なく，現実検討力が機能していることは確認できた。

2　II期　問題の認知的概念化（2〜3カ月目）

　面接中にA氏が応答に困り，頭が真っ白になるときがあることを共有できた。認知的概念化を用いて問題を外在化させ，リラクセーションを用いて心身のモニタリングを行った。

面接では，具体的な毎日の生活やご自身の過去について話されるなかで，面接開始時よりも活動が楽になっており，今後について自発的に質問されるようになった。また，面接時間をより有効に使いたいという積極性も感じられるようになってきた。

　一方で，この時期は，テキストを用いた心理教育も導入していたが，特にオープン・エンドの質問や感情が伴う話題で会話の流れが急に滞ることが見られた（Thは心理士，ClはA氏の発言）。

　　Th　このような会話のやりとりのなかで，うまく言葉が見つからなくて……というようなことがありそうですね。
　　Cl　はい……。いつもうまく言えなくて……。
　　Th　そうでしたか。感覚的にはどんな感じですか。
　　Cl　……頭が……真っ白になってしまうんです。
　　Th　頭が真っ白に。
　　Cl　はい。話しているときは何も感じていないけど……。その前と後は色々と考えてしまって……。
　　Th　どんなことが浮かんできますか。
　　Cl　いろいろと……。でも……よくわかりません。
　　Th　そんなときは，どうされるのですか。
　　Cl　……ただ，……どうにかしなければと。
　　Th　ただ，どうにかしなければと頭のなかで考えていらっしゃるのですね。体のほうはどんな状態ですか。
　　Cl　ただ，固くなっています。
　　Th　そうですか。体も固く，動きが取れなくなるような感じですね。
　　Cl　はい。
　　Th　今みたいに，困って言葉がまったく出ず，体も固くなっている状態から，「今，ちょっと頭が真っ白になってしまった」と言えると楽になるかもしれませんね。
　　Cl　……あぁ。
　　Th　何も言えてないのはまずいと，何か言わなければ……ということに

専念してしまいがちですが，こんなとき「うまく言葉で表せない感じだ」ということを，そのまま表現してみるのもひとつの方法かもしれませんね。
Cl　あぁ，そうですね。
Th　そうすると，困ってひたすら考え込んでいる状態から，少し気持ちが変化するかなと思いますが，いかがですか。
Cl　あ，はい。少し楽になります（表情が少し柔和になる）。
Th　そうですか。困りつづけて動きが取れない状態から，一旦抜け出せるところが，いい点ですよね。
Cl　そうですね（少し笑う）。
Th　言葉が出ない場面はよくありますか。
Cl　はい。結構あります。
Th　そうですか。では，もしできそうなら，会話のなかで言葉が出なくなってしまうような場面を具体的に想定して，何が起きているか，一緒に考えていくこともできますけど，どうですか。
Cl　そうですね。お願いします。

　そして，この後のセッションでは，"なかなか言葉が出ない状態"について，認知行動療法の基本モデルを用いて整理した。その際，"頭が真っ白"および"体が固くなる"という状態は，カタトニー症状とのつながりを考慮し，丁寧に対処する必要があると思われた。そこで，この状態は，対処方法がわからなくなったときに他の人にも起こりうるというノーマライゼーションを心がけて認知的概念化を行い，図1のように，「不安」「緊張」へのCBTの基本モデルを利用してまとめることができた。
　一般に，心理的な不安・緊張状態と身体的な筋肉のこわばりとの関係については，漸進的弛緩法で身体的な側面から心理的な安静へと導くアプローチがある。今回は，「体の固さ」と「頭が真っ白」に対応させるため，心身両面に働きかけるリラクセーション法[注1]を取り入れることにした。前回から今回までをおおまかに振り返り，現在の体調，今この時点での体の感覚などを順にたどり，自分の体の声をスキャンしてから，話し合う問題へ導入したこ

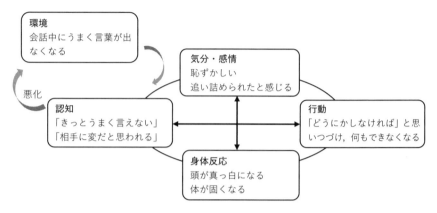

図1 認知行動療法の基本モデル[3]に基づく認知的概念化

とも工夫のポイントである。

　リラクセーション法導入開始当初は，A氏は，自分の心身のコンディションに注目することへの戸惑いが見られ，言語化が困難だった。しかし，面接で繰り返し心身の様子を振り返る時間をもうけることにより，微妙な感覚に気づくようになった。さらにA氏は，自宅でも一日の終わりに自分自身の心身の調子に思いめぐらすことができていった。

　このようなやりとりを通し，A氏は徐々に，自分なりに「言葉が見つからない」という困難を言葉で表現できるようになってきた。頭のなかがまとまらないことは入院直前の症状とも重なる面があり，それを自覚し言語化できるようになることは自己理解のためにも重要だと思われた。

[注1] リラクセーション法は，静かな環境で楽な姿勢を取り，受け身的な態度を取ることによって，今自分が囚われている感情以外の感覚にも目を向ける方法で，マインドフルネスの脱中心化に類似した方法である。リラクセーション法を用いる際の注意点は，いわゆるリラクセーション誘発性不安を喚起させていないかどうかである。不安の増大が認められるときは一旦中止し，枠組みの明確な構造化面接に変更することが重要である。

③ III期　再発予防プログラム[注2]導入（4〜5カ月目）

　再発予防プログラムを用いて面接を行った。初回エピソードの記憶が外傷的であったため，認知再構成とイメージを用いた系統的脱感作により苦痛を和らげた。早期注意サイン（Eealy Worning Signs：EWS）を明確にし，症状についてのイメージ脱感作が可能になり，対処法を準備できた。

　II期までに，言葉が出にくいときがあることを共有でき，そのことをA氏が自分の言葉でアサーティヴに表現できるようになってきていた。それでもなお，面接内で応答潜時が長くなるときが散見されたため，引き続き慎重に経過観察を行った。一方でA氏は，自身の日常生活や大学生活の具体的な情報は適切に把握しており，現実検討力は十分に保たれていることが確認できていた。

　復学が近づいた頃，再発予防プログラムに取り組むことになった。しかし，発症当時の状況や症状についての言語化は大変困難で，言葉が出ないまま時間が過ぎた。しかしそのようなときにも，「考えるのがつらい」「言葉が浮かばない」という言葉で表現できるようになってきていた。心理士は，思考がうまく働かないと感じていることをA氏が言葉で表現できたことを支持し，無理ない範囲でのアサーション促進を心がけた。

　そこで，ここではABC図式[注3]を用い，図2のように簡単にまとめた。ま

[注2] 再発予防は，早期精神病の回復支援において重要な位置を占めている。国内でも心理教育の一部として，多くの施設でオリジナルのプログラムが作成され実施されている（東京大学医学部附属病院精神科デイホスピタルなど）。今回利用した再発予防プログラムは，①再発への自分の気持ちを整理する，②早期注意サイン（Early Warning Signs：EWS）のタイムラインを明らかにする，③EWSのモニタリングをする，④EWSの引き金になっているものを知る，⑤対処法を見つける，⑥服薬自己管理方法を身につける，⑦周囲のサポートを利用する，⑧アクションプラン（行動計画）を立てる，⑨アクションプランを実行する，⑩評価，という10セッションから構成されているものであった。

[注3] エリスの論理情動療法で用いられている，刺激（Stimulus）－反応（Response）－結果（Consequence）と捉える学習の原理を，認知に注目して臨床的に応用した枠組み。生じた出来事（Activating Event）－考え（Belief）－結果（Consequence）の順に考えを進める。本事例においてもこの方法で整理し，症状について話すことに慣れ，予防への動機づけを行った。

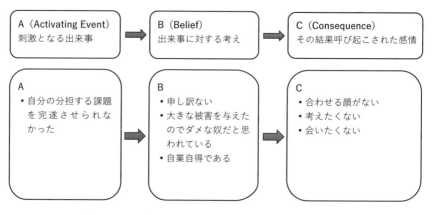

図2　ABC図式を用いたトラウマの整理（簡略化して再現）

た，A氏にとって，発症当時のことを考えるのはつらいことであり，それには発症前の出来事や発症自体がトラウマとして認識されていることがうかがわれた。そこで一旦，その体験にフォーカスしたCBT[注4]を行った。

A氏の語りをまとめていくうちに，合同で行う活動ができず申し訳なく思うことについては非合理的思考とは言い切れないが，その被害は甚大で自分はダメな奴と思われていることや，自業自得だと結論づけることは客観的な事実かどうかはわからないと整理された。そしてそれが非合理的思考であることをA氏自身が理解できるようになり，考えたくない，会いたくないという気持ちにも変化が見られ，面接のなかで復学について考えていく準備が整った。

このように順序立てて考えることに慣れた頃，ベックの認知再構成法の手順を用いて，より詳細なイメージ形成を行った。面接の回数を重ねるごとに，

[注4] 過去のトラウマ体験を扱う方法としては，過去のトラウマ体験にまつわるイメージを用いた系統的脱感作を行い，トラウマの影響力を段階的に弱めていくエクスポージャー（曝露療法）がある。エクスポージャー法では，「過去のトラウマ」を「現在の体験」として仮想的に言語化してもらい，トラウマ状況を知覚的・認知的・感情的に思い出してイメージ化・言語化する。この方法は，不安や恐怖が伴うことがあるため，情緒不安定やパニック状態が現れるときには中止し，支持的療法へと切り替えることが求められる。今回も，A氏の様子を丁寧に観察しつつ行われた。

A氏の応答潜時に回復が見られ，適切な明細化が以前よりスムーズにできるようになってきた。

また，その後のプログラムでは，早期注意サイン（EWS）を既存のカードから選び（既製のものがない場合には作成する），生じる順番を同定する作業が行われた。自分に当てはまるストレスサインを同定していく作業は"自分にとってつらい状況"を思い浮かべる必要があるが，このようなカードを用いた取り組みは，楽しむ要素を取り入れて緊張を和らげ，問題の認知的概念化を促進する効果もあった。A氏がまとめたストレスサインの内容とタイムラインは以下の通りであった。

 A氏の早期注意サイン（EWS）とそのタイムラインの同定
 ①人目が気になる
 ②集中するのが困難になる
 ③1つや2つのことで頭がいっぱいになる
 ④熟睡・安眠できない
 ⑤混乱する・わけがわからなくなる・頭が真っ白になる
 ⑥失敗する
 ⑦人に会いたくなくなる・学校へ行けなくなる・自分を責める

このような作業を通し，上記の⑤「混乱する・わけがわからなくなる・頭が真っ白になる」という状態が，初回エピソードに通じる症状であることと，それとよく似た微弱状態が面接中にも生じていることについて，A氏と言葉で共有できた。これらの症状やその引き金を同定し，対処法を具体的に考えることを前向きに捉えられるようになり，心身の状態を以前より丁寧に意識していくことが可能になった。

4 Ⅳ期　具体的な就学支援（6〜15カ月目）

Ⅲ期に行ったイメージのエクスポージャーを経て行動実験を行い，自動思考や思い込み，スキーマ（中核信念）に変化が見られた。

Th 今日は，実際に学校へ行くことを想定して，どんなことを準備できたらいいか考えることになっていましたね。前回，時間が必要なことがわかったので，ご自宅で続きを少し考えてこられるか話し合いましたね。
Cl はい。考えてきました（記載したノートを見せる）。

（ノートの記載）
①調子を崩して休んだあとに学校へ行く際，どんな顔をして出席したらよいか。つい相手の顔色が気になって見てしまうので，目が合ってしまう。相手と目が合うと，何か話さなければいけない気になる。
②休んでいた理由を聞かれたときにどう答えるか。精神科にかかっていたとは言いにくい。
③精神的につらいときでも，学校に行こうとしつづけてしまわないか。以前は，大学に入りたくても入れなくて，そのまま一日中ウロウロしていた。
④教室のなかで，人目が気になって集中できないときにはどうしたらよいか。
⑤ゼミの参加はどうしたらよいか。

Th たくさん思いつくことができましたね。
Cl あ，はい。
Th ここで一緒に考えたときと比べてどうでしたか。
Cl なかなか……。結構，家でも，時間がかかりました。
Th そうですよね。きっと，考えるだけで不安が甦ってくるような感覚もあったかと思いますが，今，このノートの文面を見て，どうですか。見るだけで不安が募ることはありますか。
Cl 今は，もう大丈夫です。
Th そうですか。このように，はじめは考えるだけでもつらいことでも，繰り返し考えるうちに，つらさを感じにくくなることはよくあります。しばらくこのように，一緒に考えていく方法を試してみましょ

うか。
　Cl　はい。

　内容を整理し分析するなかで，予期不安に相当するものと，具体的な限界設定をする必要があるものに分類できた。不安の優先順位を決め階層化を行い，未来予想，ブレインストーミングによりイメージのエクスポージャーを行い，並行して行動実験を行った。それにより，考えることさえタブーとなっていた事柄を外在化し，客観視することが可能になった。

　当初は不安が強く，1通のメールに1週間の時間を必要とすることもあったが，徐々に時間は短縮し，自分の意思とタイミングで連絡し合うことが可能になった。復学初日が近づくと非常に緊張していたが，あらかじめ用意した行動計画（アクションプラン）[注5]と限界設定の範囲内で行動し，週2回の登校から開始することができた。
　大学では，論文作成という不可避の課題があったが，集中するのが難しく，思うようにはかどらないようだった。その頃のA氏は順調だと面接では話していたものの，実際はやや言葉がしどろもどろであり，早期注意サインで挙げた症状が微弱ながら出現している様子がうかがわれた。
　再発予防プログラムは，作成したアクションプランを伝えて家族に協力を得る仕組みになっていたため，家族からの情報をもとに，A氏の体調を確認した。早期注意サイン（EWS）をA氏が実際に捉えられているかをモニタリングし，無理のないスケジュール設定など環境調整を行っていった。特に，大学での勉強を切り上げて早めに帰宅することと睡眠時間の確保はおろそかになりやすかったため，意識的に限界設定を行うことにした。
　その後，症状は悪化せず，論文提出や口頭試問などを経て卒業が決まり，就職面接にも合格した。

[注5]アクションプランとは，再発予防プログラムの後半に作成する行動計画書である。自分自身にとって今後必要になる行動や注意点をわかりやすくまとめて自覚を高めるとともに，家族とも共有することにより再発の予防に役立てる。

5 V期　卒業・就職などのライフイベント上の転機における
行動実験と再発予防のまとめ（15〜18カ月目）

　その後，A氏は徐々に活動範囲を広げ，対人関係も避けないようになってきた。さらに今までイメージのエクスポージャーを行い検討してきたことを実際の生活場面に適用していった。認知再構成法を利用した振り返りも行い，A氏の自己理解は飛躍的に進み，自信も回復したようだった。

　A氏は「日常的に振り返りの時間を持ち自分の感情に気づくことや，困ったときには早めに適切な人に相談することが本当に重要なのだとわかった」と話した。心理士は，A氏が自分の感情に気づき，考えをまとめ対処できることが増加したことを評価し，相談を終結した。

6 その後（支援終了から18カ月後）

　支援終了時と同じ部署で勤務を継続している。忙しさの波がある職場だが，体調に注意し必要に応じ休暇をもらいながら勤務を続けている。通院や服薬も安定的である。多忙な時には思考の混乱はあるようだが，早期注意サイン（EWS）に気を配りつつ日常を過ごせている様子からは，自己理解や対処法の工夫が身についていることがうかがえた。

4 ｜ 心理面接の経過の要約

　I期では，侵襲性の低い話題から入り，治療関係の構築を行った。アセスメントのなかで認知的概念化を行い，介入のポイントを明確にし，協同の土台作りを行った。

　II期では，「頭が真っ白になる」という症状に注目しノーマライゼーションを行い，リラクセーションを取り入れた。面接中に起きている微細な症状に着目し，アサーションを促進した。

　言語化に慣れてきたIII期では，ABC図式を利用した認知再構成法により，初回エピソードに対する心的外傷体験へのCBTpを行い，捉え直し（認知的

概念化）が可能になった。同時にイメージのエクスポージャーを行い，復学準備を進めた。直視を恐れていた問題に対し，メカニズムが理解可能になることでタブーである感覚が和らぎ，症状の緩和にもつながった。また，モデルやツールを用いて外在化することで，距離を置いて自らを眺められるようになり，メタ認知能力が向上した。

Ⅳ期では，復学を行動実験と位置づけ，予期不安に相当するものと具体的な限界設定をする必要があるものに分類した。不安の優先順位を決めて階層化を行い，イメージのエクスポージャーと行動実験を繰り返し行うなかで，自動思考や思い込み・スキーマ（中核信念）に変化が見られた。

Ⅴ期では，今までの再発予防を振り返り，無視しがちであった微細な症状に自覚的になり。また早めに対処できるようになったこと，必要に応じて自分自身への限界設定を行えるようになったことを確認した。環境が変わっても習慣を維持できるよう準備を行い，心理面接を終結した。

5 | 考　察

本事例は初めて精神病エピソードを体験した若い方へのケースマネジメントのなかで行われた心理面接である。発症前の所属先があり，復学・卒業などの目標がもて，家族も協力的と，治療の支えとなる諸条件も備えていた事例である。本人の現実検討力を頼りに，面接中に行ったCBTpの手法は，不安障害やうつのCBTに準じて施行できたことも，特徴のひとつである。

本事例では特に，相談開始後の応答潜時と症状との関係把握に入念なモニタリングと対応が必要になった。FEPへ適用するCBTpの特徴・注意点の1点目としては，早期の支援開始は望ましい一方で病状変化も大きいため，施行中に喚起されるpsychosisの微弱な症状の出現に細心の注意を払うことが挙げられよう。

また，本事例で焦点を当てた症状は，幻聴や妄想といった精神病症状ではなく，急性のカタトニー症状の入院治療後の緊張であった。カタトニー症状にもさまざまな病因が考えられるが，本事例では，発症のきっかけになった学校生活に重点を置いて再発予防を行った。

その際,より丁寧に取り組む必要があったのは,初回エピソードの主観的体験の心理的トラウマであった。当事者は初めて体験する精神病症状ゆえに困惑し,他者や自己への否定的な認知(スティグマ)をもちやすく,それは社会的立場の回復や長期的なリカバリーの阻害要因となる。したがって,FEPへ適用するCBTpの特徴・注意点の2点目としては,初回エピソードの主観的体験の心理的トラウマに焦点を当て,このようなスティグマを低減することが挙げられよう。

文献

[1] Morrison, A.P., French, P., Walford, L. et al. (2004) Cognitive therapy for the prevention of psychosis in people at ultra-high risk : Randomized controlled trial. The British Journal of Psychiatry 185 ; 291-297.
[2] 石垣琢麿 (2013) 統合失調症の認知行動療法 (CBTp) ——CBTpの概略と欧米における現状. 日本精神神経雑誌 115-4 ; 372-378.
[3] 伊藤絵美 (2011) 認知的概念化の技法. In:下山晴彦=編:認知行動療法を学ぶ. 金剛出版, pp.150-164.

第III部
触法事例

［解説］

触法事例における実践

菊池安希子

1 | はじめに

　第Ⅲ部では統合失調症のなかでも触法事例の方々に対する入院場面の認知行動療法が6編，紹介されている。本書全体で紹介されている14事例中の6例であり，実に4割強を占める。なぜ，そんなにも触法事例が多く掲載されているのか？　統合失調症の人は事件を起こしやすいのか？　もちろん，そのようなことはない。本書に触法事例の掲載数が多いのは，統合失調症の認知行動療法の「実践者」が医療観察法指定入院医療機関に比較的多いからである。この解説では，我が国において統合失調症の認知行動療法が触法事例（医療観察法指定入院医療機関にて入院処遇を受けている対象者）に対して適用されるようになった背景に触れ，司法精神科における統合失調症の認知行動療法（Cognitive Behavior Therapy for psychosis：CBTp）の特徴を説明した後に，各事例のCBTpを紹介していく。対象は触法事例であり，1例が一般精神科入院事例，その他は医療観察法入院事例である。しかし，どの事例も医療観察法が成立する前は一般精神科に入院していたであろう方々である。その意味では，入院中のCBTpの参考としてもお読みいただければ幸いである。

2 | 医療観察法指定入院医療機関でCBTpが提供されている理由

　医療観察法とは,「心神喪失等の状態で重大な他害行為を行った者に対する医療及び観察に関する法律」(2003年成立／2005年施行) の略称である。この法律は, 精神疾患の影響により刑事責任を負えない状態 (心神喪失または心神耗弱) で重大な他害行為 (殺人, 傷害, 放火, 強盗, 強制性交等, 強制わいせつ。未遂を含む) を行ってしまった人々に対して, 手厚い医療を提供することで将来的に同様の行為に至らないように予防し, 社会復帰してもらうことを目的としている。「他害行為」という一般には耳慣れない用語が使われるのは, 刑事責任がとれる状態でなされる「犯罪」と区別するためである。医療観察法の対象になった人々は, 地方裁判所の審判結果に基づいて, 指定入院医療機関に入院したり, 指定通院医療機関に通院したりしながら治療を受けなければならない。本人が望むと望まざるとにかかわらず, 受けなければならない, いわゆる「非自発的」医療である。このことが治療関係を難しくする面もあるのだが, それについては後述する。

　では, どういう人々が医療観察法の入院処遇を受けているのだろうか？　国の責任において行われる非自発的医療であるため, 施行当初より対象者の基本属性がモニタリングされている (最新の動態については, 厚生労働省のホームページ (http://www.mhlw.go.jp/stf/seisakunitsuite/bunya/hukushi_kaigo/shougaishahukushi/sinsin/index.html) を参照)。制度開始以来, 現在まで毎年認められている入院者のプロフィールは, 男女比がおよそ4:1であること, 平均年齢は40代であること, 対象行為 (医療観察法の対象になることになった他害行為) では殺人・傷害・放火が合わせて約9割を占めること, そして診断では統合失調症圏が約8割を占めることである。

　医療観察法では, 対象者ごとに多職種チームが組まれ, 生物学的治療と心理社会的介入より成る専門的医療が行われる。制度開始時にはまず, 先行研究により大多数を占めることがあらかじめ予想されていた統合失調症の対象者に対して整備すべき心理学的介入が模索された。

　医療観察法は日本では初めての司法精神科医療の制度である。制度設計の際にモデルにしたのは, 日本と同じく国民皆保険制度をもち, かつ司法精神

科の歴史の長い英国の取り組みであった。折しも医療観察法が成立した2003年当時，英国では，NICEが「統合失調症治療ガイドライン」[1]を発表したばかりで，そのなかで最もエビデンスのある心理的介入として推奨されていたのが認知行動療法と家族介入であった。そこで対象者の8割が統合失調症圏である医療観察法の心理社会的介入のひとつとしてCBTpが注目されることになった。対象行為には幻覚・妄想が強く関係している。医療観察法では事件の内省を深めるためにも，再発防止のためにも，そして対象者のQOLを高めるためにも，CBTpを導入することは必然的な流れだった。

このようにして医療観察法に関係する心理職の多くが，日常臨床のなかでCBTpを実践するようになっていった。第Ⅲ部の事例報告者は全員，医療観察法病棟の心理職の経験者ないし現役の従事者である

3 │ 司法精神科におけるCBTpの特徴

いわゆるCBTpの効果を示す無作為化比較試験（Randomized Controlled Trial：RCT）は数多く公表されているが，入院患者だけを対象とした個別CBTp研究は少なく，司法精神科の対象者のみを対象とした研究に至ってはほとんどない。それは，以下に記載するような司法精神科における治療の特徴にも起因していると思われる。医療観察法のような司法精神科の入院病棟においてCBTpを行う場合は，①無作為化比較試験対象者と目の前の対象者の違い，②司法精神科と一般精神科の違い，③入院と外来／アウトリーチの違い，という3点を踏まえておくと良いだろう。

1 無作為化比較試験対象者と目の前の対象者の違い

臨床的介入の最も厳格な効果検証を行うのがRCTである。しかし，CBTpに限らず，臨床介入研究のRCTの対象になる患者は「選ばれし者たち」でもある。介入ターゲットとなる症状があることはもちろんだが，除外すべき診断が併存していないこと等々の研究導入基準を充たしていなくてはならない。そのうえで，「CBTpのRCTを受けることに同意（＝たとえばスクリーニング

も，検査も，割付も，CBTp介入も，フォローアップも受けることに同意）」している人たちなのである。しかもCBTpを提供するセラピストたちは，一定の認知行動療法トレーニング歴のある者から構成され，そのRCT向けのCBTpトレーニングに参加した後，継続的なスーパーヴィジョンを受けながら期限の定まった介入を行う。

　翻って，司法精神科の一般的患者像はどういうものだろう？　治療を受けたいと思っている対象者がいないわけではないが，治療，特に心理的介入にはっきりと拒否的な人も多い。併存疾患がある人も多く，ターゲットにすべき症状や問題も複数存在しているのが普通である。担当援助職は期限の定まったCBTp介入だけを行うわけではなく，異動などがない限り入院から退院まで心理的介入を続ける。そして認知行動療法のトレーニングを必ずしも受けているわけではなく，継続的なCBTpのスーパーヴィジョンを受けていることは稀である。

　したがって，治療に拒否的でなく，苦痛を自覚して心理面接を受けることに関心があり，支援ニーズが複雑でない事例以外は，RCT論文に書かれている通りに行かないのがデフォルトだと思うほうが現実的だということである。RCT対象者と臨床現場で出会う対象者のこのような違いは司法精神科に限ったものではなく，臨床現場一般にいえることであるが，司法精神科においては際立っているといえよう。

2 司法精神科と一般精神科の違い

　司法精神科の入院には2つの目的が併存する。対象者の回復と，社会の安全である。そして非自発的医療では援助職と患者の関係は対等ではなく，力の格差が存在する。というのも，退院のための評価を援助職が行い，その内容が地方裁判所の退院決定に影響を与えるからである。援助職は，協働的なリカバリーの支援者であると同時に，退院を阻むかもしれない力をもった評価者という二重の役割を担っていることに配慮しなくてはならない[2]。うかつに本音を語れば退院が延びるかもしれないが，さりとて表面的な面接では治療の進展が阻まれてしまうという関係性のなかで心理療法が行われるとい

うパラドクスがある。

　この課題は，国を問わず普遍的なようだ。怒りの問題を抱えた保安病棟患者に対するCBTp介入研究を行ったハドックたち[3, 4]は，「精神病症状＋怒り」をもつ患者のCBTpで考慮する点として，①治療導入に時間がかかること，②「閉鎖病棟で症状について語ることへの脅威」を扱うことの重要性，③担当看護師との協働が不可欠であること，④働きかけ当初の患者からの「拒否」や「からかい」などへの対処としてのスーパーヴィジョンやピア・サポートの必要性，⑤多職種の役割分担と連携の調整の重要性，という5点を挙げている。

　もうひとつ，司法精神科におけるCBTpが避けて通れないのが，対象行為の内省である。認知行動療法は，PTSDなど過去のトラウマに起因する病状／問題行動の治療を除けば，過去よりは現在の困りごとに集中するのが基本である。しかしながら，対象行為の内省が入院中の重要課題である以上，現在から離れて過去に集中する時間をかなり含んだCBTpになることは必至である。

3 入院と外来／アウトリーチの違い

　入院中の生活圏は狭く，対人接触も限られているために，CBTpで学んだスキルが般化する機会は制約される。治療目標も自分の生活上の困りごとよりは，とかく「退院を目指す」ことに集中しがちになり，退院までに求められていることの完遂に焦点が当てられて内発的な目標設定が難しい。しかし，一方で対象者の生活圏のなかに援助職がいるため，生活の様子も把握しやすく，いわゆる面接以外の場での接触機会も細やかに増やしたり減らしたりすることができる。病室訪問も可能なので，病状の揺れにかかわらず，定期的な面接が実現しやすい。多職種連携がシームレスに実現しやすいことは強みとなる。

　このように入院治療では，心理的介入が有効であるにもかかわらず地域では治療導入が困難であろう対象者に対しても，粘り強く一定期間の介入を提供することができる。退院のためだけに致し方なく渋々と介入を受け入れているうちに関係構築がなされ，治療内容の効果を自覚するようになって治療

に積極的になる対象者は多い。実際，医療観察法の入院処遇者の退院後を追跡した調査では，推定再他害行為率は3年間で3%未満であり，世界的に見てもかなり低かった[5]。専門的医療と全期間にわたる保護観察所による観察の仕組みという医療観察法制度が一定の効果を示していると考えられるが，CBTpもそうした包括的援助の一部を担っているのである。

4｜CBTpから見た各事例の解説

各事例には司法精神科入院中のCBTpとその周辺の介入のリアルが報告されている。あの手この手でCBTpやそれに準じた介入を駆使し，あるいはそこに至るまでに大いに時間と労力を費やして介入している様子が描かれている。以下，各事例のテーマについて解説を行う。

1「CBTpにおける治療関係の構築とケースフォーミュレーションの工夫」（報告者：葉柴陽子）

葉柴事例では，司法精神科の文脈は前面に出してはいない。しかし，司法精神科や入院事例のなかでも面接に乗りにくい方に対して，CBTp介入の個別化に不可欠のケースフォーミュレーション（以下，フォーミュレーション）にいかに持ち込むか，いかに本人の納得の行く形に作っていくかという工夫が報告されている。

こんな例を考えてみてほしい。あなたの自宅の台所の流しの前には窓があり，アパートの通路に面している。家にいるときは，湿気がこもらないように，少し開けておくことにしている。ある日，ふと見ると，のぞき込んでいる人がいた。悲鳴を上げそうになると，その人はさっといなくなった。気持ち悪い。窓をぴっちりと閉めて数日後，久々にまた少し開けておいたら，黒い人影が見えた。しかし誰かに監視されなければならない心当たりはない。買い物に出かけようと外に出たところ，見知らぬ男が通路に立っていた。身の危険を感じて家に閉じこもる。怖いので親に電話したところ，通話中，カチャカチャという音が聞こえてきた。母親はそんな音は立てていないという。

盗聴器だろうか？　翌日，自転車に乗ろうとしたところ，タイヤの空気が抜かれていた。身に危険が迫っているのは間違いない。部屋に独りでいると「終わりだ」という男の声がした。え？　あの声は……ということはつまり……？　意を決して母親に言うが，「気のせいよ」「なんか変よ。ノイローゼ？　病院に行く？」と言われてしまう。何かがあってからじゃ遅いというのに，気のせいなんかじゃないというのに。警察に行っても病院に行くように言われる。病院では薬を飲むように言われる。誰ひとり信じてくれない。なぜ私を監視している男をなんとかしてくれないのか。私が薬を飲んで何の役に立つというのか。もう家には帰れない。もはや自分の身は自分で守るよりないのか？

　上記はある発症当時の主観的体験の一例であるが，必死で訴えている内容を「誰も真剣にとりあってくれない」どころか「おかしいのはあなた」とたびたび言われた経験をもつ患者は多い。そもそも人に相談しない者もいるが，相談する習慣のあった者まで，自分から関わることをやめていき，人とのつながりが切れていって孤立と絶望が深まっていく。「どうせわかってもらえない」状況のなかで，本人なりの「なぜこんなことになったのか」というストーリー，言い換えれば患者版のフォーミュレーションが強化されたものが，医学的にいうところの「妄想」だったりする。その後，服薬によって症状が治まっても，統合失調症という病気についての知識を得ても，対人不信感は変わらず根強く続くことがある。

　このことからすれば，CBTpにおける有効なフォーミュレーション作成に至るまでの関門は少なくとも3つある。

① 患者の「まともに扱ってもらえない」という思い込みを弱めて協働関係を築くまでの関門：関係構築は一気に進むわけでなく，患者の「治療者を信じるべきか，信じざるべきか，それが問題」といわんばかりのお試し期間があったりするため，この時期をいかに乗り切るかが重要である。
② 目標共有の関門：困りごとは一体，誰の困りごとなのか。CBTpでは本人の困りごとを扱うことが重要である。本人の困りごとは周囲の者の困りごとと呼び方こそ異なれど，事象自体は一致していることも多

い（例：他者曰くの「暴力」は本人曰くの「嫌がらせへの自衛」である など）。本人の困りごとを本人の言葉にして，かつ，周囲にも受け入れられやすい表現にしていくかを模索する工夫がいる。

③説得力の高いフォーミュレーションにしていく関門：フォーミュレーションの威力のひとつは，困りごとに対して「そういうことだったのか（のかもしれない）」と納得できる，別の説明を与えることである。被害妄想の内容は「○○が意図的に自分または自分の大事な人に□□している」という形式であることが多いが，実はこれは「私が狂っている（MAD）」でもなく，「私が悪い（BAD）」でもない，絶妙な位置にあるストーリーである。CBTpで作成されるフォーミュレーションもまた，MADでもBADでもない説明を提供してくれる。ノーマライジングがその好例だ。誰でもそれだけのストレスがかかれば，そう考え，そう行動して，それだけ苦しむのは普通の反応である（＝あなたはMADでもBADでもない）ことが描き出される。このフォーミュレーションに仮説としての説得力（実感）をどうもたせていくかという工夫が必要になる。そうでなければ，検証したり対処したりしようとする動機づけが生まれにくいからである。

葉柴事例には，こうした関門に取り組む工夫やコツが書かれている。ケースフォーミュレーションで苦労する臨床家は多いのに比して，この部分に焦点化した工夫の報告は少ないため，貴重な報告である。

2 「慢性統合失調症患者への認知行動療法――被害妄想における他害行為傾向に対するアプローチ」（報告者：古村健）

CBTpでは，他の認知療法同様，面接開始当初のなるべく早い時期に関係構築とゴール設定を行うよう努める。一部のCBTpトライアルなどでは，3回目までにゴール設定にたどりつくことが目安とされている[6]。ゴール設定ができなければ何に対してフォーミュレーションをしたらよいのかわからず，認知モデルに慣れてもらうにも使う具体的な体験が定まらない。にもかか

わらず，ゴールがはっきりしないまま，毎回の面接が進むことがある。古村事例は，ゴールの協働構築が困難なまま，どのように面接を続け，何をもって効果とするのかについて考えさせる。

　CBTpにおけるゴール設定に先立ってしばしば行われるのが，問題リストの作成である。現在，困っていることを聞き，その問題が達成された状態（ゴール）を同定する。問題の数だけゴールがあっても，CBTpのなかで扱うのは，Specific（具体的），Measurable（測定可能），Achievable（達成可能），Realistic（現実的），Time Limited（時間枠のある）という形式のゴールが望ましい（SMARTゴールと呼ばれる）[7, 8]。

　本事例でも古村氏は，問題リストの作成から始めるべく「いま困っていることは？」と尋ねているが，患者から返ってくるのは，「10年前から機械でやられる話」のみである。1回目も2回目も，被害妄想や幻聴体験の話が中心になる。そこで，3回目には治療者の方から水を向ける形で，望みの「退院後の生活」をゴールに据えており，4回目でもその枠組みを維持して，5回目でもゴールが「（退院後に向けた）良い状態の維持」であることを繰り返し強調している。その後，6〜18回目まで，患者のテルオさんは，毎回「機械にやられる」被害についての話を詳しく続けたまま面接は終了している。

　面接初期にSMARTゴールは得られたのか？　否であろう。少なくとも面接初期に協働的なゴール設定をして，達成のための戦略を一貫して実行しているとはいえない。いわゆるテキストにあるような定石的なCBTpの流れは実現していない。面接のゴールは達成できたのか？　ゴールは達成できている。では，なぜそれが可能だったのか？

　患者のテルオさんの一貫したゴールは「2,000万円かけて作った機械をナツオが使って攻撃してくるのを止めたい」である。そのせいで具合も悪く，追い詰められて他害行為もしているので，退院して望む生活ができないでいる。そこで治療者に自分の話を信じてもらい，警察を動かすという自分の考える解決策を取ってもらいたい（というゴールがある）のだが，思うように動いてもらえない。しかし，機械からの攻撃については詳しい質問もしながら毎回，丁寧に聞いてくれて，かつ，退院までの準備を一緒に考えてくれている。対象行為についても，悪さをすることが目的だったのではなく，「電波を止め

て，警察にしっかり調べてもらって，二度と同じことが起こらないようにしてもらえれば」と意図していたこと，つまり明言はしていないが，そうすれば求めていた望みの生活が実現できたはずだったことも語られた。面接で毎回毎回，「ナツオからの攻撃」について話しているうちに，大丈夫なとき（例：外出）もあることに気づき，治療者は警察に行ってはくれなかったものの，心臓が止められそうなひどい攻撃の際には「入院」という対処法があることに気づかせてくれ，主治医との話まで取り付けてくれた。いざとなれば身を守れるという安心は，攻撃があるなかでも負けずに対処しながら生きていく自己効力感を高めたことだろう。最近は攻撃も弱まっているが「相手が様子をみているから」に違いないので完全にガードはおろせないが，気持ちも身体も楽である（ちなみに不安・恐怖が減れば異常知覚体験も減ることは先行研究からも言われている[9]）。テルオさんは「ナツオからの攻撃」について治療者に信じてもらえたかまではわからないながら，真剣に取り上げてもらうことに成功し（ゴールの達成），当初の対処法とは違ったが，まずい状況で何に気がつき（注意サイン），どのように対処したらよいかもわかり，望みの「退院して静かな生活を」送ることが現実として見えてきたのだった（ゴールの達成）。

　治療者である古村氏には，面接当初から主治医からの「暴力リスク評価，病識獲得，再発予防」のオーダーというゴールが与えられている。当初はCBTpの枠組みで，問題リストの作成からゴール設定，次に変化の戦略へと移っていこうとするが，テルオさんの妄想確信度を下げるのは困難であることが見えてくる。テルオさんが自分から積極的に言いはじめたわけではないが，4回目くらいから協働できるゴールとして「良い状態の維持」「退院後の生活」を設定したことで，主治医，テルオさん，治療者のゴールが一致するようになった。達成までの当初イメージは三者三様である（主治医は病識が獲得され，心理面接で再発予防がはかられれば，暴力リスクがたとえ高くとも下がり，良い状態が維持できると考える／テルオさんは，ナツオからの攻撃を信じてもらい，警察を動かせれば，攻撃をやめさせられるので，良い状態が維持できると考える／治療者はCBTpの枠組みを活用し，妄想の確信度を下げたり，対処法を高めたりすれば，良い状態を維持できると考える）。そ

の後，変化についての異なる主観的ストーリーラインをたどりながら，テルオさんが少しずつ柔軟な歩み寄りを見せ，古村事例の終盤までには，3人ともゴール達成が見えるところまで到達した。CBTpを進めるうえで重要とされる不同意の同意（agree to disagree）のもとで協働をした事例だったといえる[10]。その結果，テルオさんと医療スタッフとの信頼感を回復できたこともまた，本事例の転帰のためには重要な意味をもったと思われる。

③「性暴力を起こした統合失調症患者へのアプローチ──他害行為の再発予防のためのアセスメントと介入」（報告者：壁屋康洋）

CBTpの標準的な流れは，患者の訴える問題（主訴）からゴールを設定し，それが複数ある場合には，まずは早めに成功体験ができそうな問題を扱うなどの優先順位を定め，ケースフォーミュレーションをして治療介入を決めて進める形である。

壁屋事例で特徴的なのは，治療関係の当初より心理検査の結果をもとに治療者から対象者に問題／治療課題が提示され（壁屋事例・図1），ゴール設定とゴールまでの取り組み方も最初から呈示されていることである。いわば「検査→問題発見→処方」という医学モデルの処方部分に，心理教育，対処スキル強化，問題解決訓練，セルフモニタリング，フォーミュレーション作成などの技法としてのCBTpが組み込まれている。たとえば，フォーミュレーションはCBTpにおいて通常，協働して作成され，問題を認知行動モデルで説明し，治療計画を立てるのに使われるが，本事例では治療者が作成し，すでに取り組んでいる治療をスタッフと共有するために使われている。使用されているモデルも必ずしも認知行動モデルだけではないハイブリッドである（壁屋事例・図2）。

CBTpの構成要素についてモリソンたち[11]は，以下を挙げている。

　①ノーマライゼーション
　②認知モデルに基づく個別のケースフォーミュレーション
　③解釈または行動を変化のターゲットとする

④変化は新たな学習を通して起こる（モニタリング，誘導的発見，検証により促進）
　　⑤変化のための戦略はセッションの内外で実行される
　　⑥苦痛を下げ，QOLを挙げることを目的とする

　本事例では，①②は前面に出ず，③④⑤に焦点を当て，対象行為につながる要因に対処して退院を達成することで，⑥をかなえているように思われる。
　実は，この形態は医療機関ではむしろスタンダードかもしれず，医療観察法医療のなかではよくとられる方法でもある。医療観察法の対象者の治療課題は多岐にわたるため，心理社会的介入の共通部分については，均てん化・効率化がはかられている。基本的には全員が，心理教育（疾病教育，再発防止教育），内省プログラムを受講し，クライシスプランを作成することになっており，そのほかにも構造化された既存プログラムが多種存在している（例：本事例にも登場する問題解決訓練やSSTなど）。入院早期に課題を明らかにして，同定された問題に対してプログラムを処方する形で入院中の治療の流れが構成される。この流れに乗っていくことが，なるべく円滑な退院のためには求められる。

　入院場面では治療目標が「退院」となる場合が多く，退院を実現するためには「求められる治療をこなす」ことが解決策とみなされる。つまり，答えをもっているのは援助職側という関係性である。現実検討は情報収集に基づく発見によってなされるというよりはむしろ，援助職側の提示する正しい解釈を受け入れるかどうかにかかってくる。指摘された複数ある課題に対する対処法も，もちろん，自分なりの工夫を採用してもらうが，特に思いつかなかければ，供給された方法をできるようになるまで練習することになる。

　壁屋事例のヒロタさんの場合は，対処行動をルーチン化することになったため，多くの対処法を日々の生活のなかで繰り返している。たとえば，性衝動を覚えたときの対処として提案された運動を，ヒロタさんは毎日20分間のエアロバイクを漕ぐなどしてこなしている。その結果，退院までには，「病気＝薬を飲む」「不安＝人に相談と規則正しい生活」「事件の再発防止＝性衝動コントロール＆活動の幅を広げる＆対人過敏性の克服」と，課題別の対処リ

ストを挙げることができるようになっていた。退院までこぎつけたため、「求められる治療をこなす」という目標を無事遂行できたことになる。

　医療観察法医療は非自発的医療であり、先に述べたように援助職と対象者の間には力の格差が存在する。その意味で、なるべく対等で協働的な関係性を実現するには課題発見のところから協働的に行う工夫をする方向性もあるが、本事例のように、実際の力関係をそのまま反映させて、課題発見部分にかかる時間を省略して先に進むという方法もあるだろう。医学モデルにうまく乗る対象者であれば問題はなく、CBTp技法の活用のひとつの形態であると思われる。

④「病識が乏しい事例における他害行為への内省を深めるアプローチ」（報告者：田中さやか）

　田中事例は、医療観察法入院中の課題である「内省の深化」というゴールがあらかじめ設定されているなかで、病識がなく、被害妄想の確信度が高く保たれている対象者に対してCBTp技法を使用して治療を進めていったケースである。

　本事例全体として特徴的なのは、時間をかけてさまざまな「疑念の種植え」をしていることである。強固な妄想に対しては、反証をつきつけて直面化してもかえって確信度を高める可能性が指摘されており[12]、少しずつ多方面から根拠を突き崩していく必要がある。

　疑念の種植えにはいくつか方法がある。本事例で使用されていたのは以下の方法である。

> ①加害者側の迫害の実施可能性についての疑念：国や秘密組織からの迫害に関連した被害妄想を訴える場合、加害側にそれほどにメリットがあるのかどうかに疑念を植える方法である。それだけの加害をするためにどのくらい人や時間やお金を動員したのかを具体的に計算したりする。そんなことが加害者に実際可能なのか、技術的に可能なのか、それだけの労力に値する結果を加害者が得ているのか、つまり、「割に

合っているのか」についての小さな疑問を呈する。重要なのは,「だからそんなことがありえるはずがない」と説得することではない。「思い込んでいた内容がありそうもないかもしれない？」というわずかな印象を残すことである。

②別の説明／仮説の提供：幻聴や体感異常などの異常知覚体験がなぜ生じるのかについての情報提供をする。本事例の場合は,「不眠」や「過労」が及ぼしたかもしれない影響について考えてもらっている。声が聞こえたことがそもそも国からの迫害を疑うきっかけになったわけだが，その声自体，実際の迫害以外の理由でも生じるという事実を知るということである。そうなると，本人にとって声は依然「国からの迫害」だとしても，もしかすると「不眠」や「過労」の影響がゼロだったわけでもないという確信度のゆるみが生まれる。

③視点取得による異なる解釈が併存することへの寛容さの醸成：同じ出来事でも，見ている人の立場によって見え方が違うことを理解する。つまり，相手の解釈が自分と違っていても，それは相手が自分の解釈を否定しているとは限らないことを知るということである。それは逆に，相手の異なる解釈をこちらが攻撃しなくて良いことを意味する。「医療者には自分の体験が『幻聴』や『妄想』として映ることを理解」し，「医療者との共通言語として『幻聴』『妄想』という用語を使えるように」なることは，同じ事象について別々の解釈を併存させることにより多重見当識を実現する。

④行動実験による証拠集め：仮説をもとに客観的な証拠を得ることである。行動実験の計画は本人が主体的に立てられるように援助することが肝要で，援助職が行動実験を考案し，「それみたことか」とばかりに（と患者には感じられる）反証をつきつけると，妄想がより体系化してしまうこともある。そうなると「話してもわかってもらえない」と共有もしてくれなくなるため注意が必要である。

田中氏が「白黒つけず一緒に検討していくスタンス」「矛盾点について疑問を投げかけた」「結論を出さず間を挟みながら検討を進めていった」と書いて

いるように，証拠を集めてから結論を出そうとする推論プロセスを強化することと，最終的に得られた証拠の意味についての結論を出すのは本人にまかせることが，2つの重要なポイントである。

5 「メタ認知トレーニングを活用した統合失調症へのCBTp」
  （報告者：野村照幸）

　CBTpの目的は患者の困りごとに取り組み，苦痛を減らしてQOLを上げることにあるが，陽性症状に効果があることも知られている。しかしながら，認知行動療法のなかでも応用編に属するCBTpは専門家が少なく，トレーニングにも相応の時間を要する。CBTpトライアルが盛んで，NICEガイドラインで「すべての統合失調症患者に提供可能であるべき」と明記されている英国ですら，普及には苦戦しており，CBTpは精神科サービスの約10%にしか提供されていなかったという調査結果もある[13]。

　そのような背景から誕生したのがメタ認知トレーニングである。詳細は本事例報告中の野村氏の説明にゆずるが，なかなか普及がかなわないCBTpの代わりに，妄想観念の発展・維持に関連している認知バイアスについての心理教育と修正エクササイズを組み合わせたパッケージを開発したのが，8モジュールから成るメタ認知トレーニングである。

　各モジュールには3つの基本要素が含まれている。まず，研究の知見を患者に伝えるという情報伝達的要素がある。次に，情報提供された各種認知バイアスが，どのようなネガティブな影響を招きうるかについて，その場でエクササイズを通して示すという行動的介入要素がある。エクササイズを重ねているうちに，人間の認知が一般的に，いかに間違えやすいものであるかについての実感が得られ，同時にそれは異常ではなく誰でもありうることであることを知る（ノーマライズ）。しかしながらネガティブな影響は避けたいため，最後により適切な推論を行うための別の思考戦略を紹介するのである。自分の妄想について直面化されるわけではないためプレッシャーがなく気楽であるし，一緒に参加しているメンバーと間違うのが当たり前になったりしているうちに，当初の思い込みが間違っていることすらノーマライズされて

くる。

　妄想を叩くために必要な推論のための武器をもらえるのがメタ認知トレーニングだと言ってもよいかもしれない。そのメッセージを概説すると次のようになる。

- 原因帰属の問題に対しては，「1つだけの思い込みにこだわると間違えることもある。苦しくなったら，3つの原因帰属のうち残り2つも考えてみよう」
- 結論への飛躍の問題に対しては，「人との関係において少ない情報から決めつけるのは危険。結論を出すのは少し保留して情報を集めてからにしよう」
- 思い込みを変えるについては「限られた情報では間違えることは普通なので，情報が増えて結論が変わったら，前の結論にこだわる必要はない」
- 共感については，「人の気持ちを読むには顔の表情の観察が大事だが，それだけではわからないこともある。感情を読むのも所詮は推測にすぎないので，人の気持ちをわかった気になって決めつけるのは，やめておこう」
- 記憶については，「人間の記憶は曖昧。はっきり覚えているからといって正しいとは限らない」
- 自尊心については，「事実そのものよりも，ものの考え方が気持ちに影響を与える。つらいときには考えを整えれば気持ちも整う」

　以上のように楽しく学んで装備をそろえたら，新しいメガネ（認知バイアスを見抜く目）を使って過去の体験を見直してみると，そのときにはわからなかった別の解釈が出てきやすくなるのである。
　しかし，このようにメタ認知トレーニングが個人の（妄想）体験に効果を及ぼすには前提がある。それは，もともとの（妄想）体験において，自分が何をきっかけに，何を考え，感じ，行動したかを本人が把握していることである。本事例で野村氏が行っていたように，まずは「コシノさんの視点から今回の件はそのように体験されたのか」を丁寧に語ってもらうなかで，自分の内的体験についてのメタ認知をもってもらう必要がある。比較対象がなけ

れば，新たにメタ認知トレーニングで手に入れた枠組みを使って「捉え直す」「語り直す」ことができないからである[14]。

　しかし，妄想に疑念の種を植えることができれば，必ず楽になるかといえばそうではない。特に妄想を伴った対象行為では，他人に危害を加えた大義（例：○○を救うため，正当防衛）に疑問が出たり，否定されたりすることを意味する。すでに実行してしまったことの重さに直面するため，この時期を支えることも重要である。その支えのひとつは，たとえ妄想内容が事実でなかった可能性が高くなったとしても，そのときの本人にとってはまぎれもない事実として体験されたのであり，本人はその事実に従って精一杯問題解決を試みたということを認めてくれる証人として，援助者が存在することである。そのことを野村事例は描き出している。

6 「症状が慢性化した触法事例へのアプローチ」（報告者：西村大樹）

　病識獲得は社会復帰の必須条件ではないが，症状との折り合いをつけることはリカバリー上のニーズである。西村事例は，慢性化した症状による妄想の確信度の世界から病識獲得までの間にある広大なグレーゾーンの領域を，対象者に寄り添い，認知行動療法の枠組みを使いながら「本人なりの折り合い」までどのように進んでいくかを描き出している。

　日々の生活のなかで人は，聞こえる音が本物であることを疑わないし，見えているものの実在をいちいち疑うこともない。それほどに知覚は生活の基本なのだ。知覚は思考よりも先に我々に情報を与えてくれる。たとえば1週間ぶりに会った同僚の雰囲気が違うことに気づいたとする。「あれ？　なんか違う」と思ってよく見てみると，瞳の色が違う。「カラーコンタクトをつけているのか」と理屈はあとでついてくる。最初に知覚して，その後に理由を探す。見つけた理由が，自分の「あれ？」の感覚に合致すれば，解釈として採用される。その解釈が出来事への感情的反応を決定づける。

　統合失調症の陽性症状ではこの知覚部分に障害が生じる。存在しない声が本物の声に聞こえるし，本物の親が本物でないように感じられたりする人もいる。その知覚異常の説得力は，はかりしれない。いや，自分が知覚の異常

を伴う病気だと知らなければ，疑わなければならない理由など何もないだろう。もとの知覚を疑うのではなく，ぴったりくる理由を探すはずだ。ことをややこしくするのが，この知覚異常は生活のなかでランダムに生じることである。人の声を聴く耳が悪いのならまだわかる。「場合によって」聞こえる声が本物ではないというところが難しいのだ。親しい人の顔の識別に問題はない。妹は妹だとわかるし，友人Aは友人Aだとわかる。しかし，見かけは間違いなく母親なのに，どうしても知覚が「違う」と伝えてくる。そんなとき，どのような解釈がありえるだろう？　そういう異常な状況では，「母親の姿をした偽物なのか？」という解釈は，実はそれほどおかしな話ではない。人の入れ替わりをテーマにしたいくつものスリラー映画が存在するくらい，多くの人にとって「ないとはいえない」身近な解釈なのだ。少々変わった解釈も日常化すれば人は慣れてしまう。ある携帯電話会社のコマーシャルに出てくる白い犬が一家の「おとうさん」であることに多くの人が最初は混乱したと思うが，今では「そういうもの」としてすっかり慣れてしまったくらいである。

　我々の多くが緑色の瞳をした日本人顔の知人を見ても，恐怖に震えたりしないで済むのは，カラーコンタクトというものがあるという知識をもち，その知人が自分にひどいことなどしないだろうという前提をもっているからである。最初は違和感を覚えても，「待てよ……あれは○※○※かな？」と考え直しができる。他の解釈が浮かばなくても，結論への飛躍（統合失調症ではよく見られる認知バイアス）をするのではなく，情報収集に進むことができる。結論を出すのを保留できるのは，ひとつには，「今，結論を出さなくても大丈夫，安全だ」という前提があるからだ。

　西村事例では，「外からの声は80％は現実だと思う」といった高い確信度を伴う症状に対して，①関係構築のなかで症状の話も自由にできるような安心感を醸成し，②疾病教育を通した知覚や体験に対する新しい解釈の枠組みを提供し，③声に対する対処法（(a) 幻聴と本物の声を区別する，(b) 声の内容が本物と思った場合でも行動の長所短所を分析して選ぶ，(c) 対処法に切り替えるために「待てよ」という自己教示を使う，(d) 反芻による解釈の妄想化を相談によって止める，(e) 頓服の主体的活用，など）を強化し，④すべての介入が定着しやすいよう認知機能低下を補うべく重要な内容の視覚化

や反復を行っている。妄想的認知の再構成については，対象者本人が挙げてくる反証を活かし，自己教示も対象者本人が使っている「待てよ」という自己教示を系統的に使うよう援助し，症状の名称も対象者本人の言う「おかしな考え」を尊重し，ソクラテス的に発見を誘導するものの結論は本人に出させているところが，より適応的な認知の定着を促したといえる。なお，本事例の場合，ケースフォーミュレーションは，対処方略の強化の後に，再発予防において「他害行為に至る経過」として共有され，クライシスプラン作成に活かされた。

　人への信頼を取り戻すことは，世界における自分の安心感を回復させてくれる。支援者との信頼関係が安心感を生み，そこから生まれた余裕が考え直しを実現しやすくし，対処の成功が自己効力感を育て，そのなかでさらに有効な対処ができるようになるという良い循環が生じて，中核信念「人は信用できない」の変化を促した。中核信念は妄想のテーマになっていることが多く，知覚に対して採用される解釈を左右する。今後，カプグラ妄想やその他の被害妄想が高まったとしても，「人は信用できる」ので，一人ですべて解決しようと思わなくてよいと思える部分が維持されれば，再行動化のリスクは低いまま，リカバリーを続けていけると思われる。

5 | おわりに

　ここまで，医療観察法領域にCBTp実践者が割と多い背景の説明に始まり，トライアル対象者と現場の対象者の違い，回復支援と保安という二重の立場に置かれる司法精神科の援助の特徴，入院とアウトリーチの違いに触れ，6つの事例報告の解説を行った。

　事例報告と併せて読むことで，本稿がCBTpのテキスト通りに進みにくい事例や現場における実践の工夫のヒントになれば幸いである。

文献
[1] NICE (2002) Psychological interventions in the treatment and management of schizophrenia. In : National Institute of Clinical Excellence SP, pp.90-116.
[2] 菊池安希子 (2018) 触法精神障がい者のリカバリー．精神保健研究 64 ; 21-26.
[3] Haddock, G., Lowens, I., Brosnan, N., Barrowclough, C., and Novaco, R.W. (2004) Cognitive-behavioural therapy for inpatients with psychosis and anger problems within a low secure environment. Behavioural and Cognitive Psychotherapy 32 ; 77-98.
[4] Haddock, G. et al. (2009) Cognitive-behavioural therapy v. social activity therapy for people with psychosis and a history of violence : Randomised controlled trial. The British Journal of Psychiatry 194-2 ; 152-157.
[5] 永田貴子ほか (2016) 医療観察法指定入院医療機関退院後の予後調査．精神医学 58-7 ; 633-643.
[6] Morrison, A.P. (2017) A manualized treatment protocol to guide delivery of evidence-based cognitive therapy for people with distressing psychosis : Learning from clinical trials. Psychosis 9-3 ; 271-281.
[7] Morrison, A.P. et al. (2004) Cognitive Therapy for Psychosis : A Formulation-Based Approach. New York : Brunner-Routledge.
[8] 菊池安希子 (2015)「できたらいいな」を現実に――ゴール設定．臨床心理学増刊第 7 号 (カウンセリングテクニック入門)．金剛出版, pp.96-101.
[9] Freeman, D. and Garety, P.A. (2003) Connecting neurosis and psychosis : The direct influence of emotion on delusions and hallucinations. Behaviour Research and Therapy 41-8 ; 923-947.
[10] 菊池安希子 (2009) 統合失調症の認知行動療法――エビデンス, 認知モデル, 実践．精神保健研究 22 ; 79-88.
[11] Morrison, A.P. and Barratt, S. (2010) What are the components of CBT for psychosis? : A delphi study. Schizophrenia Bulletin 36-1 ; 136-142.
[12] Tarrier, N. et al. (1993) A trial of two cognitive-behavioural methods of treating drug-resistant residual psychotic symptoms in schizophrenic patients : I. Outcome. The British Journal of Psychiatry 162 ; 524-532.
[13] The Schizophrenia Commission (2012) The Abandoned Illness : A Report from the Schizophrenia Commission. London : Rethink Mental Illness.
[14] 菊池安希子 (2016) 医療観察法入院処遇の心理療法において対象行為に対する責任をどのように扱うか．司法精神医学 11-1 ; 56-62.

CBTpにおける治療関係の構築と
ケースフォーミュレーションの工夫

葉柴陽子

キーワード 協同的経験主義, ケースフォーミュレーション

　CBTは一般に, 治療関係を築き, ケースフォーミュレーション (以下, フォーミュレーション) を行い, 各種技法を実践するという流れで進む。良好な治療関係が築けて初めてフォーミュレーションは十分なものとなり, 適切なフォーミュレーションに基づいて選択し計画することで効果の見込める技法の実践となる。そのため, 技法を実践するまでの導入部分やフォーミュレーションは介入全体に大きな影響を与える。特にCBTpでは, 後述するような統合失調症圏のクライアント (以下, Cl) の特殊な問題を考慮して, 基本的なCBTの方法に変更を加える必要があると言われている[1]。本稿では, まず, CBTの治療関係の特徴について述べ, 次に, CBTpの治療関係構築とフォーミュレーションに必要な配慮や工夫について, 仮想事例をもとに検討したい。

1 | CBTの治療関係の特徴

　CBTの治療関係は「協同的経験主義」に基づいている。「協同的」とは, 治療者 (以下, Th) とClが互いにパートナーとなり, 2人で協同して治療を進めていくという姿勢を意味している。また, 「経験主義」とは, 治療操作の妥当性を常に現実のなかで検証する姿勢を意味している。つまり, 一方が教え一方が習うという関係や, Clの自由な語りをThが解釈するという関係とは大きく異なる。さらに「経験主義」は, ClとThとがそれぞれ自分の経験を

セッションのなかで表出するとともに，それを検証可能な仮説としてとらえ，一緒に検証し，面接目標の設定や問題解決に役立てることを意味している。傾聴や共感的理解はカウンセリングや心理療法の重要な前提であり，CBTでも無論のこと重視されている。しかし，CBTではそれだけにとどまらない。Thは，親切でありながらも「物分りが良すぎない」態度でClに対して積極的に質問し，ClとThの双方が十分理解できるまでClの話を具体化・明細化する。また，Clは，Thに対して積極的に質問したり，Thと異なる意見のときはなおのこと，自分の思考や感情を積極的に表現したりすることが期待される。CBTにおけるClとThのコミュニケーションには，率直さ，互いの発言内容の尊重，会話のイニシアティブがどちらかに偏らないことなどが必要なのである。このようにして，ClとThが互いに不足している部分を補い合いながら問題に向き合う「チーム」となることが，CBTの治療関係の特徴である。さらに，CBTはClがセルフヘルプを実行できるようにするための方法でもあるため，最終的にはCl自身がThの役割を担うことが目指される。たとえば，CBTの発展形として位置づけられるスキーマ療法では「治療的再養育」という治療関係を重視し，治療的戦略としても用いる。健康な人は「良い養育者（good parent）」のイメージを自らのなかに保持しているが，それをもたないClの場合，「良い養育者」の役割をThが治療のなかで果たしながら，Cl自身のなかにそのイメージや役割を構築できるように導いていく[2]。

2 │ CBTpにおいて必要な治療関係上の配慮や工夫

1 Thへの信頼の欠如や誤解に関連する問題に対処する

　統合失調症のClのなかには，パーソナリティ障害でみられるような強い対人不信をもつ人もおり[1]，治療関係上の問題が生じた場合は，積極的に対処しなければならない。その際にも協同的経験主義に基づく治療関係のなかで扱うことになる。つまり，生じている治療関係上の問題を，「ClとThがともに取り組む課題」として設定し，互いのもちうる知識や経験を出し合ってその問題に対処するのである。

仮想事例1──けいたさん（仮名）・40代男性

　10代はじめ頃から対人トラブルが多かった。親子喧嘩も多く，激昂するとバットを振り回すというような暴力行為もあった。就職もしたが，被害念慮が生じやすく，短期間勤めただけで一方的に辞職することを繰り返した。女性との交際もあったが，相手に対する被害念慮から暴力を振ったため，交際は長続きしなかった。その後，無職となったが，「隣人や政府関係者から監視されたり嫌がらせを受けたり」という明らかな幻覚や妄想が出現した。精神科にて統合失調症と診断され，措置入院や医療保護入院に至ったこともたびたびあったが，退院後はすぐに通院を中断し怠薬したため症状再燃を繰り返した。強制入院させられたことを恨みに思い暴力を振るうため，両親は本人を独居させることで対応せざるをえなかった。

　そのような経過のなかで，Thが在籍していた病院に入院となった。入院してからも，定期的に服薬しているにもかかわらず，病棟スタッフや他の入院患者から嫌がらせを受けているという被害妄想が軽減せず，易怒的で，粗暴行為も頻発した。

　あるとき，けいたさんは主治医のA先生からCBTについて説明を受けた。A先生の診察の際にThが同席し，CBTの担当者であること，面接は面接室で行うこと，診察と異なり決まった時間に行うこと，などを説明して治療契約を結んだ。

　その後の初回面接のことである。面接室に入ると，けいたさんは「よろしくお願いします」と不自然なほど深くお辞儀した。着席を促すと，突然表情を硬くしたけいたさんは，強い口調で「あなたは何者ですか？　何の目的で私に会うのですか？」とまくしたて，机を叩いたり椅子を蹴ったりした。Thは，「先日，A先生と一緒にお会いしたときにお話ししましたが，私は，CBTを担当する臨床心理士です。この病院に勤めて3年になります。A先生から依頼された仕事として，けいたさんに会うことになりました。けいたさんがお困りのことについて，何か一緒にできることがないか探したいと思っています。具体的にどんな目的でお会いするかは，お話を伺って話し合って決めることにしています。協力していただきたいのですが，いかがですか？　座ってお話しできませんか？」と答えた。けいたさんは「A先生からもそう言わ

れていましたが，これまで私の話をきちんと聞いてくれた人はいません。信じられないので，何を話していいかわかりません。座りません」と話した。Th は，「私としては面接したいのですが，今は座ってお話ができる状態でないのですね。今日は面接をやめて，また座ってお話しできるときにしましょうか。落ち着くまではお部屋で過ごしてもらえますか？」と伝えて，居室に送り届けた。

　一旦居室に戻ったけいたさんが，しばらくすると「面接をしたい」と言ってきたため，面接を再開した。まずは，どなり散らしたことを指摘するのではなく，思い直して面接の再開を希望してきた点をポジティブな行動として支持的に伝えた。その後，改めて怒りの理由について尋ねた。けいたさんは「これまで私の話を真剣に聞いてくれる人は一人もいなかったんです。Th は私が困っていることについて一緒に考えていこうと言ってくれたが，私が悪いと言われるに決まっている。それに，もし真剣に話を聞くつもりがあるなら，私が困ったときはいつでも相談に乗ってくれるはずです。決まった時間に週1回というのは少なすぎるし，本当は私の話を聞きたくないのではないですか？」と言った。Th は，面接の構造化と協同的経験主義に基づく治療関係構築を目指し，「そのように考えていたことをはっきりと教えてくださり，ありがとうございます。面接の時間は予約の空き時間によって決まっているので，わかりやすいだろうと思い，毎週決まった曜日の決まった時間に設定していることが多いのです。場合によって変更することは可能です。約束した時間以外で，困った際に短い時間でお話をすることはできるかもしれませんが，他の人の予約や会議が入っていることもありますから，いつでも相談できるようにするのは難しいと思います。本当にごめんなさい。たとえば，いつでもけいたさんの相談を受けることにした場合，他の予定が入っている時間にけいたさんの相談を受け続けると，私自身が先約を破ったと感じて辛くなるのではないかと思うし，他の予定が気になってけいたさんとの話に集中できないのではないかと思うのです。けいたさんの話をしっかりと聞くためには，私も準備が必要なので，あらかじめ約束した時間に面接したいのですが，どうでしょうか？」と伝えた。けいたさんは，「あなたの考えが聞けて良かったです。自分が危険人物だから，できるだけ会いたくないのだろうと

思っていました。そうでないとわかって安心しました。そういう理由であれば，心理面接の日程は最初の話の通りでいいです」と話した。

　この初回面接では，時間や場所についてClの同意に基づいて面接を行うという構造化を行いつつ，Clの認知や感情とともに，Thの認知や感情も話し合いの材料として話題に出したうえで，ClとTh双方が納得できる治療構造を構築していくための話し合いを行った。そのような話し合いそのものが協同的経験主義に基づくものであり，Clとの治療関係を強化した。

　また，Thは，予想される質問には簡潔な回答を用意し，Clからの質問や意見はどんなものでもいつでも歓迎する心の準備をしておく必要がある。限定的な自己開示が奏功することもあるため，どの程度，個人情報などを自己開示するか，あらかじめ考えておくとよいだろう。

　Clによっては，Thが予想できないタイミングで，重要な問いを投げかけてくることもある。たとえば，けいたさんは，Thが会議に向かうため病棟内の廊下を歩いていると，「すいません。葉柴さんは，僕が昔，B病院に強制的に入院させられたことについてどう思いますか？」と硬い表情で尋ねてきたことがあった。Thは回答を保留することが治療関係に悪影響を及ぼすと考えたため，「けいたさんにとって大切な質問ですね。今から会議に行かねばならずゆっくりお話しできませんので，詳しいことは次の面接のときに話しましょう。一緒に勉強したように，統合失調症は未治療期間が長いとその後の経過が良くないことが知られています。ですから，けいたさんが治療を受けることができていたという点については良い面もあったと思います。ただ，けいたさんの了解なしに入院になってしまったことや，そのことでけいたさんが傷つき，その後，医療や入院に対して怖いというイメージをもつことになったのは残念だなと思います。他の方法があれば良かったなと思います」と慎重に答えた。その際，けいたさんは表情を緩め，「そうですか。会議があるのにすいません」と立ち去った。後日，面接時に「葉柴さんにあのように言ってもらって，親が入院させたことについて仕方なかったかなと思えるようになりました。葉柴さんのように相談に乗ってくれる人が病院にいると知っていれば，もっと早く相談に行ったのですが」と話した。

2 個別性に配慮して目標を共有する

　統合失調症に限ったことではないが，Clは一人ひとり異なり，他の人と全く同じ症状を呈するClはいない。さらに，一見すると同じような症状に見えても，その発生のプロセスは異なる可能性がある。そして，CBTpの目的は，症状の消失ではなくClのQOLの向上である。したがって，まずは，ClとTh双方がもちうる知識と経験をともに提供し合い，どのような話も予見をもたずに検証するという協同的経験主義に根ざし，Clの体験を共有したうえで，一人ずつ異なるClに合わせた目標を立てることが重要である。そのようにして共有された目標を前提にして，詳細なアセスメントと丁寧なフォーミュレーションを行うことは，CBTpにとって必須のプロセスだと言える。

　病識や疾病受容が乏しいClや，強制入院中のClでも，共有できる目標を設定することは可能である。たとえば，CBTpの提供者が医師でないときは，医師の診断についてClとともに，協同的経験主義に基づく検証から始めることが目標の設定に役立つ場合がある。

　けいたさんの場合，いくつかの言葉に対して感情的になり，話し合いに応じないことがあった。統合失調症のClのなかには，感情が強く喚起されると症状が再燃する場合があるため，感情が喚起されすぎないように注意しなければならない[1]。このことも踏まえ，どのような言葉や表現ならば話題にしてよいかを話し合った。再入院を防ぐことは，けいたさんの望みであり，そのためには他害行為と呼ばれる行為を防止する必要がある，ということには合意が得られた。しかし，けいたさんは次のようにも語った。「これまでいろんな人から，怒りっぽい，衝動的だ，攻撃的だという指摘をたびたび受けてきたが，それは自分が不当な扱いを受けてきた結果であって，自分としてはかなり我慢している。だから，怒りっぽいとか粗暴などと言われるのは耐えられない」。けいたさんの視点に立ってこれまでの経験を振り返ると，そのように感じられることは当然であろうと話し合った。その結果，「感情が爆発した」というけいたさんが用いた表現を採用した。

　これまで本人も問題だと思いつつも面接で扱うことができなかった攻撃性については，原田[3]の「若い人の落ち込みでよくある悪循環」（図1）を用

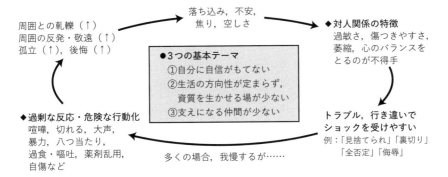

図1　若い人の落ち込みでよくある悪循環[3]

いてノーマライゼーションを行うとともに,「アサーティヴな表現が苦手」と呼ぶこととした。これらのことを,けいたさんに関わるスタッフとも共有した。この方法によって,スタッフからけいたさんは「感情の爆発をなんとかしようと取り組んでいる人」「アサーティヴな表現の練習中」とみなされるようになった。病棟で粗暴な言動が見られた際にも,看護師から「感情が爆発したんだね。これは,けいたさんが心理面接で取り組んでいることの良い題材になると思うからThに話してみたらどうか」「今の気持ちをアサーティヴに表現するにはどうしたらいいか,心理面接のときに聞いてみたらどうでしょう」などと言われるようになった。それまでは,話題にすることができなかったけいたさんの衝動性・攻撃性が,本人も納得できる新たな表現によって話題にできるようになった。そして,スタッフの関わり方が変わり,けいたさんとスタッフの関係も改善した。このことは,後になって病棟内でのアサーション・トレーニングがスムーズにできたことからもわかるように,技法の導入にも役立ったと考えられる。

目標を共有することの大切さについて,別の例に基づいて検討する。

仮想事例2——ゆきさん(仮名)・40代女性
　両親の離婚後,母親の内縁の夫から身体的虐待を受けた。母親は熱心に訪問販売を行っており,小さい子が一緒だと話を聞いてもらいやすいという理

由で，ゆきさんを仕事に同行させることがあった。母親はゆきさんの養育を放棄しており内縁の夫からの暴力にも無関心であったが，仕事に同行させるときだけ洋服を着替えさせてくれたり，おもちゃを買ってくれたりしたという。母親と仲間との話のなかで，顧客情報が利用されていることを知り，「人が集まると怖いことが起きる」と感じていた。高校生のときには，親しい友人をかばおうとして友人とともに不良集団から暴行を受け，怪我をして入院した。しかし，母親はそれを知っても共感を示さず，かえって「お前が関わるとろくなことはない」とゆきさんを責め立てた。ゆきさんは「すべて自分のせいだ」「自分が関わると友人に迷惑がかかる」と考え，その友人を含め，それまでの友人たちと疎遠になった。その後，アルバイトを転々としつつボランティア活動にのめり込むようになったが，ゆきさんの服装の派手さや異性との付き合いに反発する人たちとのトラブルを繰り返した。

その頃から，「特定の人から嫌がらせを受けている」「つけねらわれている」という被害妄想が生じ，徐々に体系化されていった。「自分とトラブルになった人が属する集団全体から嫌がらせを受け，自分の悪評が広められることによって，別の集団からも嫌がらせを受けるようになる。さらには，どの集団とも無関係な人も自分に悪意をもって，あるいはわずかな報酬を得て，嫌がらせに加担してくる」と信じていた。こうした被害妄想が原因で入院を繰り返すようになり，あるとき，Thが勤める病院に入院することになった。ゆきさんはこれまでの入院で，自らの精神障害について丁寧な説明を受けたことがなく，退院後も通院したことがなかった。

Thの面接導入時には，「誰も自分のことを理解することも，問題を解決することもできないから心理面接に期待することはありません」「あなたが仕事のために会わないといけないでしょうから，会って話をすることは構いませんけど」と話した。ゆきさんの面接への協力について感謝を述べたうえで，面接で話したいことを聞くと，嫌がらせを受けてきたことについてであると語ったが，「私が受けてきた嫌がらせを知ることで，あなたが嫌がらせを受ける可能性があるので心配だし，その結果，あなたも私に嫌がらせをするほうに加担するのではないかと恐れています」と話した。Thは，ゆきさんのこれまでの経験を振り返ると当然の心配であろうと労い，Thを心配してくれるこ

とに対して感謝を示し，仮にThが嫌がらせを受けるようなことが起きたら，そのことも面接のなかで取り上げて相談していくことを提案し了解を得た。

5回の面接をかけて，嫌がらせを受け続けてきたというゆきさんの生活歴を聴取した。ゆきさんは饒舌に語り，Thは理解を深めるための質問をしたり，語りをメモしたりしながら聞いた。話のなかでは，ゆきさんが上記のような大変な体験をしたことに加えて，「人を信じられない」「人が集まると怖いことが起きる」と考えるようになり，「(後から考えると) 嫌がらせをしない人に対しても嫌がらせをしてくるのではないかと不安になっていた」こともあったことが共有された。時系列で話してもらい，この入院のきっかけとなった出来事まで話し終わると，ゆきさんは「先生も信じないでしょう。これまで誰も信じてくれなかったから」と話した。Thは「率直に言って，とても大変な体験が多く，自分にそのような体験がないので，信じがたいという思いもあります。ただ，そのような体験をしてきたとすれば非常に辛かったでしょうし，人を信じられないと思うのも当然だろうと思います」と伝えた。ゆきさんはここまでの面接を振り返り，「話を止めたり，病気の症状だと決めつけずに，真剣に話を聞いてもらえたと感じた。それに，わからないときはわからないと質問をしてくれたことで，先生がわかろうとしてくれたことがわかった」「私，大変だったんだなぁって思いますよね」と涙した。そのうえで，心理面接で扱う中心的テーマについて話し合い，「仮に嫌がらせがあるとして，どうしたら安全に，入院することなく生活できるか」「実際の嫌がらせと嫌がらせを受けるという心配をどう区別していくか」について検討することにした。

このような共有可能な目標に到達できたのは，次の3つの理由によると考えられる。①生活歴の聴取に充分な時間をかけ，②Thが先入観をもたずに質問したり，いわゆる「心理学の専門家」としてではなく「専門的知識をもった一個人」として意見を述べたりしながら，③ゆきさんの体験も，Thの感じたことや考えたことも，ともに検討すべき事象として扱った。この態度に徹することで，強い対人不信のある統合失調症のClとも協同的経験主義に基づく治療関係を構築することができる。

3 ケースフォーミュレーションの工夫

　CBTpでは，前述のようにClの抱える問題の個別性や多様性に配慮しつつ，丁寧に生育歴と病歴を聴取し，ケースフォーミュレーションを行う必要がある。さらに，Clの理解を促進するために，Clの理解力やニーズに合わせてモデルを構築したり，改変したり，図やイメージを使うなどの工夫が必要である。

　けいたさんが抱える問題のフォーミュレーションを図2に示す。幼少期の家族関係から生じた「私はいらない（存在だ）」を中心としたスキーマがあり，いろいろな悪循環が続いていることを共有した。これはベック[4]のモデルを基本として，原田[3]のモデルを用いながら，話し合った内容を取り入れて構成したものである。ベックのモデルを採用した理由は，①幼少期からの生育歴，②生育歴が原因となって形成された不適応的スキーマ，③それらの影響を受けた自動思考，④自動思考によって生じている現在の問題，というさまざまな問題を網羅的に把握できるからである。図2のフォーミュレーションは，けいたさんとともに作成したものであり，けいたさんも納得していた。

　さらに，介入が進むなかで，イメージを用いたフォーミュレーションも作成することにした。図2のフォーミュレーションは詳細で網羅的である一方，複雑でもあった。これまでの体験や問題が実感をもって共有でき，けいたさんが治療の見通しに自信をもち，フォーミュレーションの図を見直さずとも自分の状態や症状に対する対処を思い出せるようになることを目的として，簡潔で明解なイメージによるフォーミュレーションを行った。

　白黒思考のように白黒どちらかに偏らずバランスを取る難しさを共有するために，Thが用いたシーソーのイメージをけいたさんは気に入り，「自分の場合はまるで崖の上でバランスを取ろうとするシーソーのようだ」と話した。また，バランスを崩して落ちれば「地獄に捨てられる」ような気がすると話した。崖が何を意味するのか，図2のフォーミュレーションも参考に検討し，「崖は自分が作り上げている」ことや，「崖の下は地獄などではない」ことが話し合われた。崖を高くしてしまう要因と，崖を低くすることができる認知行動療法のスキルを書き入れ（図3-1・3-2），治療の進展のイメージをけいたさんのなかに形成した。

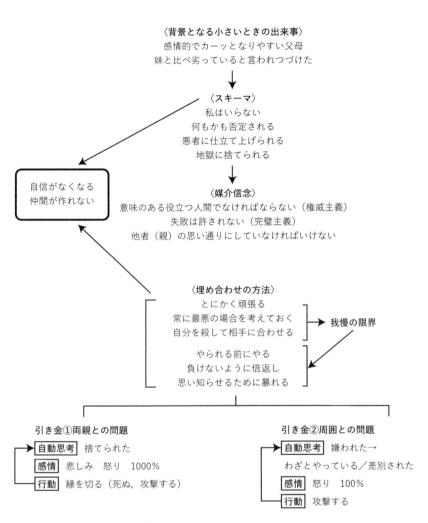

図2　ケースフォーミュレーション

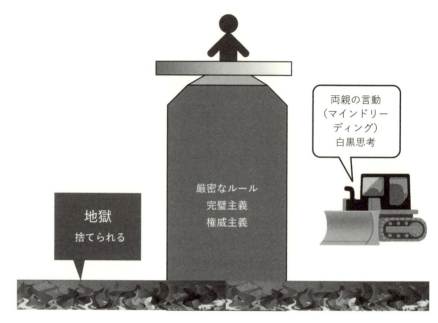

図3-1 イメージを使ったケースフォーミュレーション（治療前）

3 | おわりに

　CBTpでは，統合失調症の特徴に配慮しながら，うつや不安のCBTの基本的スキルや技法を柔軟に用いる必要がある。特に，技法に入るまでの導入からのケースフォーミュレーションは，治療効果を左右する重要な時間であり作業である。本稿では，仮想事例を示しながら，必要な工夫について検討した。ThはCBTの基本的スキルや技法に習熟し，Clに合わせて柔軟に対応できるような構えをもち，研鑽を続けることが必須であると考える。

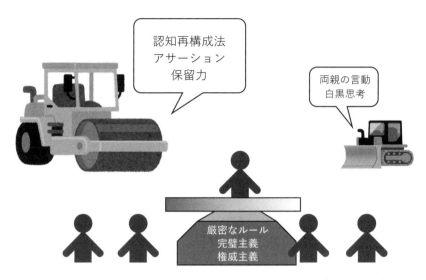

図3-2 イメージを使ったケースフォーミュレーション（治療目標設定後）

文献
[1] デビット・ファウラー＋フィリッパ・ガレティ＋エリザベス・カイパース［石垣琢麿・丹野義彦＝監訳］（2011）統合失調症を理解し支援するための認知行動療法．金剛出版．
[2] ジェフリー・E・ヤング＋ジャネット・S・クロスコ＋マジョリエ・E・ウェイジャー［伊藤絵美＝監訳］（2008）スキーマ療法──パーソナリティの問題に対する統合的認知行動療法アプローチ．金剛出版．
[3] 原田誠一（1999）境界性人格障害の治療導入期の1技法──患者・家族の心理教育用の「境界性人格障害の病態モデル図」の紹介．臨床精神医学 28-11：1351-1356．
[4] ジュティス・S・ベック［伊藤絵美・神村栄一・藤澤大介＝訳］（2004）認知療法実践ガイド・基礎から応用まで．星和書店．

慢性統合失調症患者への認知行動療法
被害妄想における他害行為傾向に対するアプローチ

古村 健

キーワード 被害妄想，幻聴，注意サイン表

1｜はじめに

　統合失調症と診断される当事者のなかには，被害妄想に基づく他害行為によって精神科治療の場に現れる事例がある[1]。特に他害行為の動因となった被害妄想が強固な場合，一般的な精神科医療では処遇困難となりやすい。このような事例に対して，認知行動療法がどのように用いられるかを示したい。

2｜事例の概要──テルオさん（仮名）・40代男性

1 生育歴

　テルオさんには出生時・発達の異常はない。元来，まじめでおとなしい性格で，不登校やいじめなどの不適応はなかった。大学卒業後，会社勤めを5年間したのち農業を志し，数年間は住み込みで仕事をした。

2 現病歴

　30歳代で「電波が来ている」「屋根裏に人がいる」と訴え，テルオさんは自ら警察に相談。実家に戻るよう勧められ，その後は実家に引きこもり，職に就かず，毎日テレビゲームをして生活していた。この間も電波体験の訴え

があり，屋根裏を調べる行為があった。

　その2年後に「電波の出ているところを探す」と両親に告げ，テルオさんはかつての職場に行き，居合わせた職員に刃物で切りつけた（傷害）。その場で取り押さえられ，逮捕された。警察の調べに対して「電波で自分の命が狙われていた。正当防衛だ」と述べ，被害妄想に左右された他害行為と評価され，統合失調症の診断でA病院精神科に入院となった。なお，それまでに精神科治療歴はなかった。

3 治療歴

(1) A病院

　テルオさんは入院後に精神科薬物療法を受けたものの，被害妄想，幻聴，作為体験，運動精神興奮が活発で，数年の間を閉鎖病棟で過ごした。抗精神病薬の投与量は多く，精神運動興奮状態のため拘束も必要となる時期があった。しかし，過鎮静による問題が生じたことから抗精神病薬を減量したところ症状が軽減した。そこで，実家に近いB病院へ転院となった。

(2) B病院

1－閉鎖病棟

　転院時，テルオさんは40歳代であった。薬物療法はオランザピン20mgとハロペリドール18mgで拒薬はなかった。精神症状としては，過去の特定の対象を中心とした強固な迫害妄想があり，痛みを「電波体験」と関連づけることがしばしば認められた。診察では作為体験や幻聴についても語った。病棟生活は淡々とした態度で，他者交流は乏しかった。2カ月が経過し，情動が安定していることから，統合失調症の集団心理教育が導入された。

　入院3カ月後に心理面接が導入となり，週1回のペースで18回実施された（約5カ月間）。この間に，他害行為の振り返りを行ない，再他害行為防止の注意サイン表を作成し，開放病棟へ転棟となった。詳細は後述する。

　これと並行して作業療法には定期的に通い，運動や創作活動に意欲的に取り組んだ。またテルオさんに関する多面的なアセスメント（医師・看護師・

心理士・作業療法士）の結果を共有するカンファレンスは，2カ月に1回実施され，院内外出，院外外出が開始された。

2 – 開放病棟

社会復帰のためのスキル訓練と退院調整には10カ月を要した。スキル訓練には「退院準備プログラム（モジュール型SST）」[2] が用いられた。退院調整には精神保健福祉士が大きく関与した。退院先はグループホーム，日中の活動の場は就労継続支援B型となった。各関係機関との情報交換では，心理面接で作成された注意サイン表も共有され，クライシスプランの作成につながった。

3 – 外来通院

隔週の外来診察と訪問看護，週3日の就労継続支援B型への通所を行ない，グループホームでの生活を送り，大過なく数年が経過した。グループホームからは，妄想的発言が見られると，「注意サインではないか」との情報提供が病院になされ，精神保健福祉士が医師や心理士と連携しながら対応している。なお，心理士は定期的な面接は行なっていないが，外来で顔を合わせるとあいさつし，「元気でやってます」と，はにかみながら笑顔を見せるテルオさんの様子を見守っている。

4 心理面接の経過（〈　〉は心理士の発言）

テルオさんのB病院での入院が3カ月に近づいた頃に，主治医から心理面接の依頼があった。依頼書の主旨は次のようなものであった。「過去に重大な触法行為があり，当時の被害妄想が現在も強固に持続しており，再他害行為のリスクが懸念される。元来暴力性は低く，現在の薬物療法は受け入れており，情動も安定しているが，病識がない。暴力リスクの評価，病識獲得，再発予防を目的に心理面接をお願いします」。

心理士はカルテから，生育歴，現病歴，A病院での治療歴を確認した。まずはテルオさんの主訴を確認し，現在の状態を評価しながら治療関係を構築

するために，診察室で面接することとした。テルオさんは背が高くやせ形で，動きがゆっくりとした，腰の低い男性であった。〈主治医からの依頼で関わることになりました〉と声をかけると，「聞いています。宜しくお願いします」と返答し，静かに診察室に移動した。以下に面接のやりとりを示す。なお，Thは心理士，Clはテルオさんの発言である。面接は毎回30分程度であった。

Th 今，困っていることは？
Cl 身体の痛みですね。10年前から機械でやられています。
Th 10年というと長いですね。この間，痛みはずっと一緒？
Cl いえ，最近は弱くなっています。
Th 機械でやられているということは，やってくる相手がわかっている？
Cl ええ，わかっていますね。
Th そうすると，その相手に対して腹が立つ気持ちもある？
Cl ええ，そうですね。
Th 何とかしたいと？
Cl 相手のほうに直接行くと病気が悪くなるのでやめておいて，警察に任せようと思っていますが，動いてくれないので困っています。
Th 病気とは？
Cl 統合失調症と言われています。
Th 病気ということなら薬が効く？
Cl 効果はないと思います。先生は新薬を試そうと言われますけど，意味がないと思います。
Th 病気のことについては，これまでの資料も見せてもらいながら，またあらためてお話を聞かせてもらいたいと思っていますが，よろしいですか？
Cl はい，お願いします。
Th ところで，以前に心理検査を受けておられますが，結果を少し説明してもよいですか？
Cl お願いします。
Th いくつかのことを言われると忘れてしまったり，手順を見ながらで

ないとうまくできないとか，誤解をしやすいという印象です。
Cl　それはあると思います（笑）。
Th　そうですか，思い当たるところがあるんですね。
Cl　ええ，よくわかりますね。
Th　心理検査は現在の状態が出るものなので。
Cl　すごいですね。
Th　さて，今日は，このあたりで終わりにしたいと思いますが，このようにして会話することは苦痛ではないですか？
Cl　はい，大丈夫です。

　面接ではカウンセリング技法を用いて，テルオさんの主訴，感情，病識をアセスメントしながら進め，最後に面接についてのフィードバックを求めた。
　主訴は，身体の痛みで，「機械でやられている」という妄想的解釈が見られ，感情面では怒りが見られた。統合失調症という病名は聞いているが，自分の問題としては受け入れておらず，薬物療法の拒否はないが，治療効果を感じていなかった。一方，心理検査で認知特徴（いくつかのことを言われると忘れるなど）を指摘すると，自分の問題と自覚はできた。面接を通して情動は安定し，疎通もよく，面接を受け入れる態度は見られた。
　1回目の面接を終えた後，看護スタッフに上記の印象を伝えると，「テルオさんは，ほとんどしゃべらないから何を考えているのかわからないんですよね。昔，大きな事件を起こしているから，心配なんです。これからは心理士にも関わってもらえるんですね。お願いします」という反応があった。〈日頃の生活の情報を教えてもらいながら進めていきたい〉と依頼し，チームで関わる準備を行なった。
　主治医に初回面接の印象を伝え，当面の目標や計画を確認した。「どんなことを考えているのか，院内外出を開始していくうえで心配なことがあれば教えてほしい」と主治医から依頼され，テルオさんの心理面の理解が当面の目標となった。また，作業療法や集団心理教育にも参加しはじめたことを確認した。そこで，集団心理教育が一段落する1カ月後を目途に多職種カンファレンスを開催して，処遇拡大の評価を行なう計画となった。

2回目の面接は初回面接の1週間後とした。以後もおおむね週1回，30分の面接を実施した。病棟で声をかけると，治療者のことを覚えており，スムーズに診察室に移動した。

　　Th　先週から今日まで変わったところは？
　　Cl　ひどくなっています。心臓が痛むんです。
　　Th　どんな痛み？
　　Cl　きゅーっとなる感じですね。先週久しぶりに。それからまた減ってきてます。DNA単位で個人を限定して痛めつけるような凶器ですね。同調って言うんですけど，弱い電波でやってるんです。
　　Th　電波でやられているのはいつから？
　　Cl　10年前です。そのときは声だけで，あーだこーだ悪口を言ってきて。誰も助けてくれなくて。
　　Th　最初は，誰がその電波でやっているか，わからなかった？
　　Cl　いえ，職場のハルヒコという人が「2,000万かけて作った」と言ってたのを聞いてるんで。
　　Th　その人がやっていると？
　　Cl　ハルヒコは作った人で，実際にやっているのはナツオという人。
　　Th　どうしてその人たちはそんなことを？
　　Cl　変わっているんで。おもしろ半分でやってたんでしょうね。
　　Th　声というのは？
　　Cl　今は聞こえないですけど，4，5人の声ですね。
　　Th　思い出すと今も腹が立つ？
　　Cl　でも，仕方がないんで。
　　Th　そうですか。今日，聞いた話も含めて，主治医がどう考えているか聞きたいと思っていますが，いいですか？
　　Cl　はい。

　2回目の面接で，テルオさんは被害妄想や幻聴体験の歴史を自発的に語った。3回目の面接では，目標とする退院後の生活を尋ねると「自宅に帰って，

母親に食事を作ってあげたい」と，向社会的な動機が語られた。また，現在参加している作業療法への参加時には「気分が良い」と話し，その際の表情も明るかった。4回目でも，作業療法への参加の様子を聞くと満足感をもてていた。〈退院に向けて良い準備になっていそう？〉と尋ねると，「そうですね」と笑顔で答えた。また，睡眠状況については「前は眠剤でなんとか眠れていたけど，今は横になったらすぐに眠れますね」と返答した。妄想は強固であるものの，生活リズムが改善し，前向きにリハビリテーションに取り組んでおり，良い状態にあった。5回目では，再度病気についての理解を話題にしながら，心理面接での目標が「良い状態の維持」であることを繰り返し伝え，治療関係の構築を図った。

Th あなたの病気は？
Cl 統合失調症ってことになっちゃったんですけど，違うんですよね。
Th 機械でやられている？
Cl ええ。「2,000万かけて作った」っていうところまで聞いてますから。ハルヒコって人が作ったんです。使う人はナツオって人で。
Th そういうふうに聞いてるから，統合失調症と言われても，噛み合わない？
Cl ええ。ハルヒコっていうのは，大学で動物実験をしていて，なんらかの方法で人間に応用したんだと思うんです。
Th どういう理由でやられたとしても，今の良い状態を維持していきたいですね。
Cl ええ。
Th 看護師さんと話は？
Cl 必要最低限のことくらいですね。
Th しゃべるのは苦手？
Cl その話になると信じてもらえないんで，おっくうになるんです。誰も信じてないですもんね。

6回目の面接では，改善してきたことに注目し，その理由を探っていくと，

妄想の強固さがより明らかになってきた。

Cl 最近は，相手から悪いことをすることは減ってきましたね。
Th 精神科の治療は役に立っていますか？
Cl 薬は関係ないと思います。警察があいつらを捕まえるために動かないとどうにもなりませんね。警察は完全に切っちゃってるから。全部病院に押しつけて。メカニズムがわかれば，警察に言えるんですけど，統合失調症って医者が決めつけてるんで，治んないんですよね。

　7，8回目の面接では，身体の不調の妄想的な解釈を険しい表情で語ったが，いずれも作業療法の話題に転換すると表情が和らいだことから，妄想へのとらわれ（心的占有度）は低いことがうかがわれた。このように，現在の症状や生活状況，治療状況，過去の経過，将来への希望を聞き取りながらアセスメントを進めた。
　9回目の面接では，テルオさんの警戒心も和らぎ，現在の幻聴体験も語られ，アセスメントがさらに進んだ。

Th 最近気になっていることは？
Cl 最近は飛ぶんですね。この面会があると，良くないみたいです。そういう話をあんまりしてほしくないみたいで。
Th 面接の後に？
Cl ええ，聞こえてくるとか。
Th というと？
Cl 「じょうと」と聞こえてくるんです。譲渡しろという意味だと思うんです。
Th 何を渡せと？
Cl お金だと思うんですけど。
Th 誰が誰に渡すのですか？
Cl 僕がハルヒコに，いやナツオにですかね。渡す気はさらさらないんですけど。くせになるもんですから。

Th　渡しちゃだめですよ。
Cl　はい（笑）。
Th　何をしているときに聞こえる？
Cl　立って何かをやってると，プルプルって来るんですよね。
Th　どんな感じで聞こえてくる？
Cl　耳元でささやく感じ。
Th　聞こえるとどうなる？
Cl　腹が立ちますね。ものを触ったりすると痛いんですよね。壁を触ったり，ドアノブを触ったりすると，鈍痛がするんですよね。
Th　声には言い返す？
Cl　いや。頭がおかしいと思われちゃうんで。
Th　頭のなかで言い返す？
Cl　ええ，「やめろ」って。
Th　やめてくれる？
Cl　あんまり。

　この頃に多職種カンファレンスで院内外出の開始を検討した。心理士の評価としては，「情動が安定し，治療者との信頼関係も高まり，妄想内容から行動がおおむね予測できる。遠方までの外出の手段があれば，妄想対象への接近が懸念されるが，作業療法への意欲も高く，治療の場から離れるリスクは低い」と指摘した。
　10回目の面接では，院内外出に関連させて，電波体験の影響を検討した。すると，自身の居場所がDNAで特定されているということに疑問をもちはじめるようになってきた。

Th　院内外出が始まってどうですか？
Cl　やっぱり気分が良いですね。
Th　院内外出で心配なことは？
Cl　とくに心配なことはないです。
Th　電波は？

Cl　大丈夫ですね。向こうは，遠いですから。
Th　建物の中よりも，外のほうが危ないのでは？
Cl　たしかに，でも大丈夫でした。そういえば，DNAに波長を合わせて自分の居場所がわかられていると思うんですけど，そんなことってできるんですかね？
Th　DNAは，遺伝子情報なので電波もエネルギーも発生しないですね。
Cl　そうなんですか。じゃあ，無理なんですかね。

　さらにこの面接では，10年前の生活状況が妄想形成に影響を与えている可能性を想定し，話に耳を傾けた。11回目の面接では「母は脚が悪いんで，退院したら料理を作って食べさせてやりたい」と向社会的な動機が維持されていた。そこで，さらに退院に向けた課題を明確化しながら，協力して取り組む関係を作った。

Th　退院するにはどうしたらよいと思いますか？
Cl　主治医に「一度外泊したいんですけど」って言うことですね。
Th　そのためには，主治医と信頼関係ができるとよいですね。
Cl　そうですね。そのためには，失礼なことを言わないようにしないといけないですね。病気のせいで，おかしなことを言っていると思われているんで。電波のことを言ったりして。
Th　信頼関係のもとになる約束などは？
Cl　もう悪さをしなければ認められると思うんですけど。
Th　「悪さをしたのはなぜなのか」と聞かれたら？
Cl　明らかにおかしいんですよね。声も含めて，警察に連絡したんですけど，隣の部屋には誰もいなくて。僕の耳を通して話し声が聞こえたんですけどね。あそこを離れても，追いかけてくるように，行動を見透かされているように「バーカ，バーカ」って。で，追い詰められて，やっちゃったんですよね。
Th　追い詰められる前にできたことは？
Cl　すぐに出ていけばよかった。「やるのか，やるのか，できねえくせ

　　　　に」って言われて。
　　Th　そのときに出ていけばよかった？
　　Cl　ええ。
　　Th　もしも，今後，声で嫌がらせをされたときには？
　　Cl　それをなんとかしないといけないですね。
　　Th　嫌がらせの対策ができれば，悪さをせずにすむ？
　　Cl　そうですね。
　　Th　主治医とも相談して対策を考えていきましょう。
　　Cl　はい。

　12回目の面接では，「1カ月後を目途に，開放病棟への転棟を計画していますと，主治医から言われた」と話した。そこで，再他害行為の防止を目的とした振り返りと注意サイン表の作成に向け，あらためて次のように伝えた。〈私としては，以前のように他人にケガをさせるようなことがなく，生活ができるようにするにはどうしたらよいかを相談したい〉。

　テルオさんも同意したため13回目の面接では，「対象行為の内省プログラム」[注]と題したA4サイズの紙面3枚を用いた半構造化面接を行なった。まず，事件を具体的に聞き，紙面に記載してもらった。次に，そのいきさつを振り返った。テルオさんの認識は，それまでの面接で語られた内容と同様であった。すなわち，幻聴体験を電波体験として解釈したが，「誰にも信じてもらえず孤立し，海外に逃げたら少しはよくなったが，お金がなくなり日本に戻ってきたら，また声が聞こえるようになり，さらに心臓が圧迫されるような体験が重なったときに，もうダメだと思った」という流れであった。記載を終えたところで，対象行為とその経過を要約して言語化し，次の質問に移った。

[注]「対象行為の内省プログラム」は，他害行為が生じたいきさつを当事者の視点から治療者が共に理解するために，ワークシート（図1）を活用した半構造化面接である。ワークシートに記された質問文に目を向けながら対話することで，注意が集中しやすく，心理的負担も軽減される。また，記録された内容をもとに，問題の理解を深め，今後の課題を考える際には，短期記憶の補助の役割を果す。この半構造化面接は，動機づけ面接法[4]の原則に則り実施され，4つの技術OARS（O：開かれた質問，A：是認，R：聞き返し，S：サマライズ）を活用する。

Th さて，次の質問ですが，「対象行為をしたのは何を求めていたのでしょうか？」とありますが，いかがですか？
Cl 何を求めていたか……たとえば，どういうことでしょうかね？
Th 相手の嫌がらせを止めたかったというのは？
Cl それはありました。向こうは遊び半分で楽しんでいた。警察も助けてくれなかったですし，ほかに頼る人もいなかったから，自分でやるしかないと。
Th さて，次も似たような質問ですが，「どのような状態になりたかったのですか？」と聞かれるということですか？
Cl どのような状態ですか？
Th どうでしょうね……電波を止めて，警察にしっかり調べてもらって，二度と同じことが起こらないようにしてほしかった，という気持ちはありましたかね？
Cl ええ，そうですね，それですね。

　このように，対象行為に至るいきさつを振り返り，共感的理解をもとに当時のテルオさんの内的な欲求を言語化する作業を行なった。振り返りを終えると，「めんどくさいことになってて，すいません」とテルオさんは頭を下げた。治療関係は良好であるが，今でも電波体験を止めたいという思いが強く，それ以外の対処には，まだ目が向いていなかった。
　この時点で多職種カンファレンスが行なわれ，外出時のリスクを検討した。手段があれば電波の出所を探そうと行動化するリスクは残っているが，現在の治療関係，情動の安定感，院内外出での落ち着いた様子からは，行動化する切迫度は低いと評価し，院外外出が開始となった。
　14回目の面接では，「良い状態」「少し危ない状態」「危険な状態」のサインと対処をそれぞれ検討し「注意サイン表」を作成した。身体症状や幻聴体験の出現に加え，「凶器を取り上げることばかり考えるようになる」という妄想の心的占有度の高まりは「少し危ない状態」のサインとした。さらに，「対象行為の内省プログラム」の用紙を見ながら，「心臓が止められる」という強い不安を最も重要な「危険な状態」のサインとした。また，このサインが出

これからいくつか質問をしていきます。
自分の気持ちや状態を正直に具体的に記入してください

あなたの対象行為は，何ですか？

〈記入してください〉
いつ：

どこで：

誰に対して，何に対して：

何をした：

あなたの対象行為は，どのようないきさつで起きたと思いますか？

〈記入してください〉
どのようなことから始まって：

どのようなことが起きた：

対象行為をしたのは，何を求めていたのでしょうか？

〈記入してください〉

図1　対象行為の内省プログラム

対象行為のときには,どのような状態になりたかったのでしょうか?

〈記入してください〉

対象行為をすることで問題はどのようになりましたか?

〈記入してください〉

現在は,何が一番問題だと考えていますか?

〈記入してください〉

あなたの病気は何ですか?

〈記入してください〉

図1 対象行為の内省プログラム(つづき)

あなたの症状は何ですか？

〈記入してください〉

あなたの病気には，どのような治療が必要だと思いますか？

〈記入してください〉

あなたの病気と，対象行為は，どのように関連していると思いますか？

〈記入してください〉

図1　対象行為の内省プログラム（つづき）

たら，相手を攻撃するのではなく，安全を確保するという対処方法を次のように話し合った。

　　Th　心臓が止められるというのは，とても危険な状態ですね。
　　Cl　ええ，そうなんです，そのときはもうダメだと思って。

Th そのときは，すぐに助けを求めたほうがいいですね。
Cl そう思います。
Th 凶器を止めに行くのも大変だし，警察のやっかいになるのも嫌でしょうし，これは身体のことなので病院でも対応ができるかもしれないです。
Cl そうですね。たしかに。
Th このような危険な状態には，病院に入院できるかもしれないですよ。
Cl 入院させてもらえるんですか？
Th 実際に入院させてくれるかどうか，今度主治医にも確認しておけば安心ですね。
Cl ええ。
Th 主治医にテルオさんから聞いてみたらよいと思うけど，どうですか？ 僕から主治医に伝えておいたほうがよければ，そうしておきますが。
Cl 僕からも聞きたいですけど，前もって言っておいてもらえると助かります。

　その後，緊急時に入院できることはテルオさんが主治医と診察場面で確認した。この経過を15回目の面接で確認し，おおむね当初の目標は達成された。
　16回目の面接では，心理面接の終了を見据え，自己記入式の評価尺度を用いて全体的な評価を行なった。「妄想観念チェックリスト」[3]では，被害観念の多さが確認された。一方，うつと不安，怒りに関する評価尺度を用いて症状を確認したが，いずれも低かった。自尊感情はやや低いため，自信をつけつつ，挑発に乗らないように怒りをコントロールすることが今後も課題になることを確認した。
　17回目の面接でも，テルオさんの妄想は消失しておらず，「今，良くなっているのは，相手が様子を見ているから」と述べていたが，辛くなったら相談することはでき，内服も続けることには同意された。「注意サイン表」（図2）を使ってどのような生活を目指しているかを話題に取り上げ，「退院して静かな生活を目指す」ことがテルオさんにとっての目標となった。
　18回目では，困っていることを尋ねると「別にないですね。退院できるん

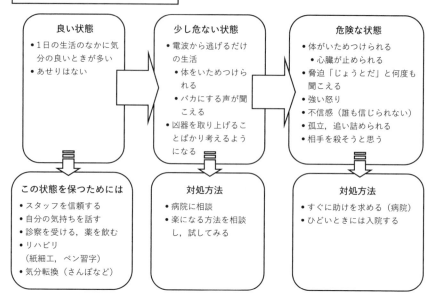

図2　注意サイン表

じゃないかって，作業療法士さんにほのめかされたものですから，けっこう良い気分ですね」と表情は明るかった。この頃には看護スタッフ，リハビリテーションのスタッフとも関係は良好となっていた。最後に心理面接について尋ねると「話が聞いてもらえて，楽しいですよね」と笑顔になった。〈困ったことがあれば相談してください〉と伝え，終了とした。

3｜心理面接の経過の要約

　再他害行為のリスク評価および再発予防を目的に心理面接が導入された。当初は，テルオさんの感情面に注目することで，治療関係の構築を図り，感情や行動に影響を与えている現在の症状（強固な迫害妄想や幻聴）とその捉え方（病識）を確認した。そして，目標とする退院のイメージ（対象者のニー

ズ)を共有し、良い状態の維持を治療目標に設定(共有できる目的の形成)した。後半には、妄想の根拠に疑問を呈したり、追い詰められたときの対処方法の検討を課題として提案したりした。そして、再他害行為の防止に向けて対象行為の振り返りを行ない、追い詰められた状態を文章化し、「注意サイン表」にまとめ、多職種でも共有できる形にしたところで当初の目的を果たし、終了となった。

4 ｜ おわりに

　被害妄想が強固で、幻聴体験も持続し、寛解が困難な統合失調症事例への認知行動療法を提示した。認知行動療法の原則を用いて、患者の感情、認知、身体、行動、生活を理解し、より良い生活に向けた支援を行なう態度を維持しつつ、協力関係を適切に保つことは可能であり、他害行為の防止にも有効であることを、この事例は示している。

　他害行為傾向があり処遇困難な場合、多職種チーム医療でのアプローチが選択される。心理士は病的体験を当事者の視点から理解し、彼らの意向を汲むが、一方で多職種チーム医療の一員として管理する立場にもなる。このときに、あわてず、状況をよく把握しながら、当事者と医療者をつなぐ役割を果たすことも重要であろう。この事例は、多職種チーム医療における認知行動療法のひとつの形を示していると言えよう。

文献
[1] 石垣琢麿・古村 健・吉岡眞吾 (2012) 統合失調症への認知行動療法 (CBTp) の概略と暴力行為へのCBT的対応．日本精神病院協会雑誌31-12 ; 18-23.
[2] ロバート・P・リバーマン／井上新平・安西信雄・池淵恵美・佐藤さやか・森田慎一 (2006) 精神障害を持つ人の退院準備プログラム．丸善．
[3] 丹野義彦・石垣琢麿・杉浦義典 (2000) 妄想的観念の主題を測定する尺度の作成．心理学研究71 ; 379-386.
[4] ウィリアム・R・ミラー＋ステファン・ロルニック［松島義博・後藤 恵＝訳］(2007) 動機づけ面接法——基礎・実践編．星和書店．

性暴力を起こした統合失調症患者へのアプローチ
他害行為の再発予防のためのアセスメントと介入

壁屋康洋

キーワード 性暴力，セルフモニタリング，対処行動，現実検討

1 | はじめに

　本事例は，性暴力を起こした統合失調症患者に対し，医療観察法指定入院医療機関において認知行動療法を試みたものである。

　医療観察法は，精神疾患のために重大な他害行為を起こした者を対象とした法律であり，裁判所での審判により入院ないし通院を命じられて強制医療を行う。2018年10月時点で，医療観察法に基づく指定通院医療機関（病院と診療所）は629カ所，指定入院医療機関は33カ所ある[1]。大半の事例は入院治療の後，地元に近い指定通院医療機関に転医して通院医療を受ける。本事例も同様で，筆者は入院期間のみの関わりである。指定入院医療機関では，医師，作業療法士，精神保健福祉士，臨床心理士各1名と，看護師2～3名がチームとして入院患者を担当し，厚生労働省の定めたガイドライン[2]に沿って治療を進める。治療の目標は，医療観察法第一条に定められた「その病状の改善及びこれに伴う同様の行為の再発の防止を図り，もってその社会復帰を促進すること」であり，ガイドラインに定められた1年半が入院期間の目安である。一方，実際の入院日数は平均951日[3]と，入院期間が延伸しており，入院期間の短縮が求められている。

　本事例は医療観察法入院事例に対し，性暴力に至った要因をアセスメントして図式化し，悪化要因に対する日々のモニタリングと対処を強化し，通院医療へとつなげたものである。残念ながら他機関での通院医療へと移行し，

退院後の経過は追えていないが，入院中の認知行動療法アプローチについてまとめ考察を加えた。

2｜事例の概要——ヒロタさん（仮名）・30代後半男性

1 生育歴

　地元の高校を卒業後，大学で単身生活を営む。大学卒業後，就職して数年間単身生活をしたが，20代半ばに「身体に電気が入ってくる」などの訴えから統合失調症を発症して退職，帰郷。通院治療で症状改善し，1年後には再就職した。数年間後には再度実家を離れ，6年間継続して単身生活と就労を維持した。リストラ退職により帰郷，再就職した際，本人曰く「家族と一緒だから大丈夫と思って」通院を止め，半年後に病状悪化して退職。退職の2カ月後に「神様が許可してくれた」といって近隣店舗で強制わいせつに及んだ。これによって医療観察法での入院処遇となった。

2 入院時の臨床像

　入院時には薬物療法で激しい陽性症状は軽快していたが，「音が飛ぶ」などの訴えが持続していた。身なりは整い，疎通は良く，入院時より「自分は病気。神との交信がある事が病気。自分には思考伝播，自我障害，妄想気分がある」と述べ，鑑定医に言われた専門用語をそのまま用いた。対人緊張と生真面目な態度が見られた。看護師（以下，Ns）の関わりから，婉曲的な表現は理解できないが，〈それは〜です〉といった直接的な伝え方は抵抗なく受け入れられる傾向が見られた。

3 │ 面接経過

　入院当初からおおむね週1回60分の個別面接を行った。以下，面接経過を5つの時期に区切り，各期でのアプローチと対象者とのやりとりを抜粋する。筆者の言葉を〈　〉，ヒロタさんの言葉を「　」で示し，それぞれゴシック体で表記する。

1 入院〜2カ月目──アセスメントと治療課題の共有

　初回の面接から事件の経過を聴くことができ，「**神と交信して聞いたら，君だけだから良いと言われて**」事件に及んだ，「**交信はもう信じないです**」「**捕まったから**」と，交信は誤っていたと語った。その後の数回で過去の性暴力を聴取し，性暴力のリスクアセスメントと心理検査を行った。

　鑑定時の知能検査では全IQ＝100だが，群指数では「言語理解」＝97，「知覚統合」＝114，「作動記憶」＝103，「処理速度」＝74とばらつきが見られた。入院後に実施したSCTとP-Fスタディからは，興味関心の偏り，考えが深まりにくく表層的に考える傾向，楽天的で将来に対して軽い見通しをもっているという特徴が見られた。また自己主張が弱くて気が弱い，生真面目で，認知の偏りと感情理解の難しさも見られた。このため，以降の面接では板書などで視覚刺激も用いつつ，曖昧さのない断定的な伝え方を続けた。

　性暴力行為歴を聞くと，20代半ばの統合失調症発症時（女性の胸を触る痴漢行為や露出など）と今回の事件の前（女性店員に陰部を押し付ける行為など）には露骨な性暴力が連続していた。一方，発症前や病状安定期には露見しにくい性暴力があった（夜中に女子トイレに忍び込む，店内で女性の臀部を手の甲で触る）。性暴力のアセスメント結果と治療課題を紙面（図1）にまとめて示したところ，ヒロタさんは「**やることたくさんありそうですね**」と受け入れた。

これまでの性暴力のうち，半分以上が事件前に集中しています。統合失調症の発症時にも2件あり，病状の増悪時には性暴力リスクが高まることは明らかです。しかし発症前に不法侵入があり，発症前から性暴力に近いことを行っていることから，疾病の影響で性暴力を行うというよりも，本来の性質に統合失調症による抑制の低下が加わることで行為が生じる危険性が高まるということです。つまり統合失調症の状態が悪くなると，理性で抑える力が弱まることで性暴力が増えますが，病気になる前や病状が安定しているときにも，トイレに忍び込んだり，手の甲で触ったりしています。これも止めないといけません。
　ヒロタさんの性暴力の危険性を高めているのは統合失調症だけではありません。そのほかに――

　（A）性的な偏り
　（B）衝動的で長期的に物事を考えない性格
　（C）無責任で自分のやったことに責任を取らないところ
　（D）他の人との感覚のずれ

　――が性暴力の危険性に影響しています。（B）〜（D）は後先考えずに借金するなどの行動にも反映されています。対象行為やその前に繰り返した性暴力の影響を軽く考え，地元に帰って被害者のいる店に行くことを考えていたのも，（D）の影響が見られます。悪意は薄いのですが，物事を深く考えず，社会的に考えるべきことさえ考慮に入れないところがリスクにつながります。
　今後の治療としては，これまでの性暴力が被害者とヒロタさん自身に与えた影響を考え，これまでの性暴力の前にヒロタさんに起こっていた変化を振り返り，性暴力の前触れの理解と対処方法の作成・練習をすることになります。その後に，長期的に物事を考えない傾向にも取り組んでいきたいと思います。

図1　アセスメント結果（ヒロタさんにフィードバックしたものを抜粋）

2 入院3〜5カ月目――統合失調症心理教育と現実検討

　この時期ヒロタさんは，集団の統合失調症心理教育に参加した。ヒロタさんは「**自我障害があります**」など入院決定書にあった専門用語をそのまま用い，実体験と症状理解の結びつきが不明であった。
　心理面接では心理教育を振り返ることを通じ，実体験と症状理解をつなげるため，①治療中断から病状悪化の経過を整理し，②病的体験に関する「幻

聴」「幻視」「幻臭」という表現から「自分の考えに相槌を打つ声」「エアコンからタバコや母親のにおいがした」などの具体的な表現を引き出した。

またヒロタさんは「自分が周りの人から嫌われていると感じる」などと被害的な対人認知を訴えた。9回目の面接では「自分の部屋を掃除するのに飛ばしたNsがいる。嫌われているんじゃないか」という訴えに対して，次のように現実検討を促した。

 Th そう思いますか？
 Cl 2回も飛ばしたんですよ。ほかに考えられますか？
 Th ほかの人のプログラムがあって急いでいたとか？
 Cl それはわかりませんけど。
 Th ほかのスタッフは？
 Cl 女性は1人で入ってくることはないけど，最終的に1人になることはある。男性は1人で入ってくる。
 Th それもあるんじゃないですか？

このように，ほかのスタッフのやり方を共同的に探索し，男女による対応の違いを引き出していくと，ヒロタさんの被害的な対人認知の確信は緩んでいった。

③ 入院6～9カ月目——内省プログラムと対処スキルの強化

この時期の面接では，1週間で気になったことを尋ねると，持続する異常体験や性的衝動が語られることが多く，おおむね前半30分を「現実検討と対処スキルの強化」，後半30分を「内省プログラム」[4]の実施にあてた。

この頃，「**自分がピカッと光ることがある**」「**音が飛ぶ**」などの異常体験の訴えが繰り返された。17回目の面接では，筆者から〈音を飛ばしてみてください〉と伝え，消しゴムを机の上で落として音を立てるヒロタさんに〈**普通に飛んできますけどね。四方八方に飛んでいると思います**〉と返したが，ヒロタさんは半信半疑であった。

18回目の面接では「薬を飲むときにゴクゴクッと気持ち悪い音がしたと思う。薬飲んでますよ！　みたいな感じで。それも担当Nsさんのときだったんですけど」と訴えた。

　Th　聞いてみましょうか？
　Cl　やめてください。前のときも「何のことですか!?」と大きな声で言われて。今度も同じように言われると思う。
　Th　同じように言われると思うということは，自分では気持ち悪いように感じたけど，相手はそう感じていないだろうということですね。
　Cl　そうですね。
　Th　それは大事な気づきですね

　このような現実検討で，自身の異常体験は変化しないが，他者は同じように捉えていないという客観視ができた。

　内省プログラムでは，被害者についてのセッションで「性被害に遭った人がほかの人に話しにくくて孤立するというのがよくわからない」と話したため，〈自分の彼女がほかの男とエッチしたらどんな感じがします？〉〈ヒロタさんがほかの男から無理やり舐めさせられたら？〉と尋ねて想像を促すと理解を示した。それまでは事件を起こした店舗が近くにある地元に戻りたいと話していたが，「自分のやったことを考えると，被害者には恐ろしい思いをさせたのだと思う。これだと地元には帰れないと思った」と話すようになり，事件の重大性について情緒的な理解が促進され，治療方針の受け入れにつながった。

　内省プログラムでは，ヒロタさんは事件に至るまでの具体的な症状の悪化を5段階に分けて整理した（①以前から，②半年〜3カ月前，③2〜3カ月前，④2カ月前から，⑤1カ月前から）。ヒロタさんは各段階での対処行動をリストアップしたが，「人目を気にする」状態に対する「あまり意識しないようにする」などの自ら挙げた対処法も病棟内で実行されなかった。
　この時期，性暴力防止のための対処スキルの強化も進めた。性のことばか

り考えてしまうという訴えには，対処として運動や雑誌を読むなどのほかの活動を増やすことを提案した。

　23回目の面接では，病棟のホールで女性が気になり，性的なことを考えた際の対処を検討した。ゴムをはじいて注意を戻す対処行動を促すと，以後手首に輪ゴムをはめつづけた。実際にゴムをはじくことはなかったが，自己コントロールの意識づけとして利用された。

４ 入院10〜13カ月目──問題解決訓練とビデオ撮影

　ヒロタさんには，衝動性の問題もあった（車の修理代よりも新車のローン1カ月分のほうが安いという理由で新車を購入，クレジットカードのキャッシングで借金を重ねるなど）。この時期に計画性の向上のため問題解決訓練[5]を導入，第3期と同様に面接の前半でヒロタさんが気になったことを検討し，後半はワークブックで問題解決訓練を行った。

　問題解決訓練では買い物の際に止まって考える練習や，「ホールに出ると興奮する」ことの解決案の検討を行った。結果，プログラム開始直後の外出時の買い物では予算をオーバーして欲しいものを購入したが，2カ月後の外出では予算を気にし，余った分でゲームをするなどの行動の変化が見られた。

　「病棟のホールに出ると興奮する」ことを問題解決のステップを使って検討した際，ヒロタさんが「**股間が温かい，勃起しそう**」と言うのに対し，その様子が，周りにどう見えているのか確認するため，女性Nsに同席してもらってビデオ撮影を行った（41回目）。ヒロタさんは陰部に「『気』が下りる」と訴えていたが，撮影した動画を見て「**（陰部にあるはずの）興奮は見えないですね**」「**でも（『気』があるはずの）お腹のあたりに目が行く**」と話した。ほかのスタッフに動画を確認してもらい，顔に目が行くと言われ，「**ほかの人には『気』は見えないことがわかりました**」と語った。この理解は後の対処法の整理の際にも「ビデオに映らなかったことを思い出す」という対処法略として取り入れられた。これを踏まえ，ヒロタさんが行っていた「自室に帰る」以外の解決案を検討すると，「興奮が伝わっている」と思う状態から，人になじむことを目標に「スタッフに話しかけ，趣味の話を聞く」ことを解決案に

挙げ，実行した。

　この時期も被害的な対人認知があったが，31回目の面接では担当Nsの態度について次のようにスムーズに修正できた。

Th　この前の担当Nsの態度が気になったのはどうなりましたか？
Cl　このあいだも「またか」という顔を最後にされた。
Th　その話をしたとき，その前は（どんな表情だった）？
Cl　笑顔だった。
Th　「またか」という顔が笑顔になり，「またか」という顔をした。どう思いましたか？
Cl　笑顔は治療者として関わろうとしているからだと思う。本音は関わりたくないのだろう。「またか」という顔はNsさんのクセなんだろう。
Th　だとしたらどう思いますか？
Cl　治療者として関わってくれるのならいいや，と思う。だから気にしていません。

　この時期，ヒロタさんはしばしば取り組んでいる治療課題の目的や理由を忘れた。そのため33回目の面接では，①自己コントロール，②性欲→運動，③対人緊張＝過敏さ，④計画性，という4つの治療課題を板書・確認し，ノートに書き留めるよう促した。多職種チーム面接では図2のフォーミュレーションを板書して共有した。その後，52回目の面接でヒロタさんは，当初のアセスメント（図1）を踏まえて「自分の性的な偏りを治す方法はないですか？」「衝動的な面は問題解決練習帳でしょう？"無責任で自分のやったことに責任を取らないところ"はどうやって治療をするんですか？」と個々の治療課題と治療法の関係を積極的に尋ねた。

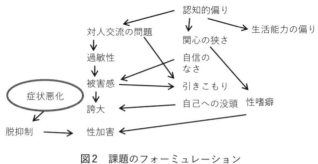

図2　課題のフォーミュレーション

5　入院14〜21カ月目──セルフモニタリングと対処行動の記録

　本人が内省プログラムで作成した症状への対処行動が継続して実施されないため，状態の変化に対処行動の実施欄を組み込んだセルフモニタリングシートを作成した（図3）。シートは1週間に1枚，毎日使用し，症状が出てきたらサインの欄に○印を記入，その症状に対応する対策を実施し，「成果があった＝○，実行したが成果がなかった＝△，対処法を実施しなかった＝×」を記入し，〈対策1〉で効果がなければ〈対策2〉とした。「人付き合いを避ける」「関心が狭い，活動しない」などの普段の状態にも対策の実行と記録を求めた。これにより，対処行動の実施を面接のたびに確認することとなった。

　「自室に引きこもる」状態に対して「ホールに出る，外出する」という対処を計画していたが，ヒロタさんは実際にはスタッフから義務化された時間のみホールで過ごし，耐えている状態であった。50回目の面接で筆者から〈人間の緊張は最初の5分がピークでそれからだんだん下がってきます。20〜30分も経つと減ってきます〉と緊張の変化を説明すると，面接終了の1時間後にホールで過ごすこともあった。

　こうして，当初は対策が実施されなかったが，対策の実行を繰り返し話題にすると，徐々に実行されるようになった。55回目の面接では「興奮状態のときに積極的に誰かに話すというのができない」と話し，「興奮しているんだから走ったらいいですね」「いや，走るのは止めましょう。エアロバイクをこ

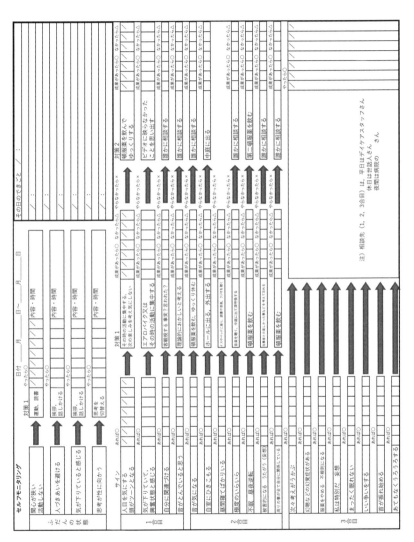

図3 セルフモニタリングシート

自分としては音が飛んでいる
「飛んでいますか？」と尋ねる　→　飛んでいたら何と答える？
　　　　　　　　　　　　　　　　飛んでいなかったら何と答える？

図4　ホワイトボードによる視覚化

ぐか」と自身で対処法を考えて修正することもあった。68回目の面接では被害的になることに対し、「**当事者（＝ヒロタさんが被害的に感じた相手）との楽しかったことを思い出す**」という対処法をヒロタさんが自ら提案した。73回目の面接では、「**（被害的になることの）修正はできていないけど、ごまかすくらい**」と自ら提案した対処法の部分的な効果を語った。ヒロタさんはモニタリングと対策を繰り返すことで、認知に対する客観視と柔軟性は向上したが、「音が飛ぶ」という異常体験の訴えは持続した。

69回目の面接
Th　（モニタリングを確認して）被害的になるのは減りましたね。音が飛ぶのは毎日。
Cl　音が飛ぶのを相談して、「何のことですか？」と聞かれると……。
Th　どう思う？
Cl　おかしなことを言っている。
Th　それでどう思う？
Cl　自分としては事実なのに。
Th　（図4のようにホワイトボードに視覚化しながら尋ねる）自分としては飛んでいる。「飛んでいますか？」と尋ねたとき、実際に飛んでいたら相手は何と答える？　逆に飛んでなかったら相手は何を答える？
Cl　そう言われると、飛んでないときに「何のことですか？」と言われるというのは理論的にわかる。感覚的には飛んでいる。
Th　感覚の病と言えばそうですけどね。頭がとがるのも気が下りるのもそうでしょう。自分の感覚ではあるけど相手にはわからない。閉じこもらなければいい。

このようなセルフモニタリングのチェックと対処を促しつづけ，ケア会議で通院機関へ引き継ぎ，入院から1年9カ月でグループホームに退院した。入院中に性的問題行動は見られなかった。ケア会議では病状の安定とともに，「病気は他害行為につながるもの。薬を飲んで管理したい」という「病気に対する切実さ」，また発症前も含めた性暴力に対する認識と対策，図1に示した性暴力の4つの要因の改善と対策を確認され，通院への移行が認められた。
　退院直前の74回目面接時に治療効果をヒロタさんに確認したところ，次のような評価が語られた。

　　Th　ここで身につけたことを教えてください。
　　Cl　病気に関しては薬を飲む，不安なこと・困ったことを誰かに相談する，規則正しい生活。事件の対処法は性衝動のコントロール，活動の幅を広げる，人への過敏性の克服。
　　Th　過敏性の克服はどのくらいできました？
　　Cl　50％くらい。
　　Th　もっとできるようになるにはどうすれば？
　　Cl　デイケア。デイケアの出席の返事・あいさつで克服する。

4｜考　察

　本事例では，①アセスメントと治療課題の共有（図1）を行った後，②認知修正の試みをいずれの時期にも続けながら，③統合失調症心理教育，④内省プログラム，⑤問題解決訓練，⑥セルフモニタリングによる対処行動の強化を行った。このうち③④⑤はいずれもワークブックを用いて構造化したアプローチであり，この3つは1つずつ順に実施した。①②⑥は個別的なアプローチで，行きつ戻りつしながら実施した。これら①〜⑥の効果を考察する。
　①アセスメントと治療課題の共有によって，性暴力へのリスク要因と治療課題を明らかにしたことで，ヒロタさんの自己理解と治療参加を促進した。通院機関とのケア会議では課題として挙げたリスク要因の改善を確認され，他機関，他スタッフとの問題の共有を容易にした。このアセスメントが他の

治療アプローチを組み合わせる基準になった。

　②認知修正の試みは，協同的治療関係で現実検討を促しながら行った。

　筆者は，図2のように対人交流の問題に起因する過敏性とアセスメントし，認知が修正されないことに行き詰まりを感じた。しかし経過を振り返ると「音が飛ぶ」「気が下りる」「自分が光る」などは，69回目の「感覚的には飛んでいる」というヒロタさんの言葉から，一次的な体感幻覚ないし妄想着想として生じた可能性が考えられる。発症時の「身体に電気が入ってくる」という訴えは，事件前にも入院後も現れなかったためにモニタリングの項目に入れなかったが，「気が下りる」「自分が光る」と共通した体感の異常と考えられる。「音が飛ぶ」などの異常知覚が軽減されなかった一方，被害的な対人認知（「嫌われている」「被害的になる」）は，そのつどの現実検討により改善され，ヒロタさんは自ら「相手との楽しかったことを思い出す」という対処法を提案し実践するまでになった。統合失調症の認知行動療法は，一次体験の消失ではなく，二次的な妄想（認知）の修正によって，苦痛を減らす効果がもたらされる。筆者の介入では，この効果がもたらされたが，当時にアセスメントできていれば，より効果的に介入できたと思われる。

　③統合失調症心理教育と④内省プログラムは，表面的・形式的な理解に留まりがちなヒロタさんの認識の具体化に役立った。③心理教育では，自身の具体的な症状と悪化の流れ，服薬中断のリスクの理解を推し進めた。④内省プログラムでは，被害者感情の理解を促し，退院地の選択だけでなく，後の対処行動の理解と実施にもつながった。

　⑤問題解決訓練は，買い物場面などでの衝動性を改善し，自身の困難状況において解決案や対処法を考えるという計画性の学習につながった。

　⑥セルフモニタリングと対処行動の強化は，最終的にヒロタさんの治療を図3のように集約した。認知の偏りもあって般化の得られにくいヒロタさんに対し，対処行動をルーチン化した。ヒロタさんは病棟内で女性スタッフに目が向いたときには，天井の無線LANのアンテナなどに目を向け，外出時には両手で荷物をもつことで対処した。興味・活動が広がらない点に対しては，図3の記録を促すと，毎日20分間エアロバイクをこいだ。対人過敏性に対して自室外に出て馴化を図ることも，具体的な方法と時間を決めた範囲におい

ては実行可能で，一定の自己コントロール行動を取ることが可能となった。

5 | おわりに

　ここまで，性暴力を行なった統合失調症の事例に対する認知行動療法を報告した。統合失調症症状に加え，性的な偏り，衝動性，無責任さ，対人過敏性といった要素が絡んだが，多面的なアセスメントによって，治療課題と戦略の明確化と共有が促進された。さらに，疾患理解や内省を支援することで，疾患と自身の課題の理解が具体化された。また，対処行動を含めてセルフモニタリングを構造化することで，対処行動が維持・継続された。一次的な異常知覚体験は持続したが，協同的治療関係による認知修正によって，被害的になりやすい対人認知とそれによる苦痛感を緩和する方法が身につけられた。本報告が，他害行為を起こした患者への認知行動療法アプローチの参考になれば幸いである。

文献

[1] 厚生労働省（2018）心神喪失者等医療観察法の医療機関等の状況（https://www.mhlw.go.jp/stf/seisakunitsuite/bunya/hukushi_kaigo/shougaishahukushi/sinsin/shikou.html［2018年12月16日閲覧］）．
[2] 厚生労働省（2005）医療観察法入院処遇ガイドライン．
[3] 厚生労働省（2017）第1回医療観察法の医療体制に関する懇談会──医療観察法医療の現状について（https://www.mhlw.go.jp/file/05-Shingikai-12201000-Shakaiengokyoku shougaihokenfukushibu-Kikakuka/shiryou2_15.pdf［2018年12月16日閲覧］）．
[4] 今村扶美・松本俊彦・藤岡淳子ほか（2010）重大な他害行為に及んだ精神障害者に対する「内省プログラム」の開発と効果測定．司法精神医学5；2-15．
[5] 壁屋康洋（2012）触法精神障害者への心理的アプローチ．星和書店．

病識が乏しい事例における
他害行為への内省を深めるアプローチ

田中さやか

キーワード 被害妄想，幻聴，病識，共感性

1 | はじめに

　幻覚や妄想に基づいて他害行為を起こした事例では，事件に対する内省を深め，再他害防止策を実践できるよう支援していく。この作業を本人が能動的に進めていくには，一定の病識が必要だと思われる。

　他害行為により強制入院となった統合失調症の20代男性，マエダさん（仮名）の事例を提示する。マエダさんは，薬物療法への反応は良好だったが，事件時に抱いていた被害妄想が強固に残存し，病識はまったくなかった。さらに，事件の被害者に対する共感性や謝罪の念も欠けていた。この事例では，病識に乏しい本人とどのように事件に向き合い，内省を深めていったのか，認知行動療法的アプローチを中心に紹介する。

2 | 事例の概要──マエダさん（仮名）・20代男性

1 生育歴

　発達上の異常はない。生真面目なところもあるが，明るく開放的で人懐こい性格。集団への不適応や対人トラブルは一切なかった。本人の将来を思うあまり，父親のしつけは厳格であり，本人に暴力を振るうこともあった。

2 現病歴

　実家を出て独居し，アルバイト生活を始めて5年が経過する頃，夜間に騒ぐ隣人の声に苛立ち，不眠になった。隣人の幻声が聞こえだし，生活をすべて見透かされていると思うようになった。さらに，アルバイト先に変な客が来たり，動画サイトで自分へのメッセージが流れたりしたため，マエダさんは，「アパートの全住人からの嫌がらせだ」と確信した。両親に助けを求め，その付添いでA病院を受診。以後は実家に戻り，通院を続けながら散歩や家事手伝いをして過ごした。この頃には「国からの嫌がらせだ」と確信するに至っていた。嫌がらせに逆らおうと服薬をやめた3日後，「誰でもいいから殺せ」という"国からの指令"（命令幻聴）が聞こえ，従わないと嫌がらせが長引くと思ったマエダさんは，男児に切りつけた（殺人未遂）。その後，逮捕され，統合失調症の幻聴や妄想に基づく行為と判断され，B病院に入院することとなった。

3 治療歴

(1) A病院

　統合失調症との診断で，アリピプラゾール24mgによる薬物療法を開始。約10カ月間，隔週で通院し，規則正しく服薬した。家具を蹴るなど，「国からの嫌がらせ」に激しく苛立つ時期もあったが，通院開始後6カ月頃から落ち着いていった。しかし，服薬中断により命令幻聴が出現し，事件に至った。

(2) B病院

　閉鎖病棟で検査したところ，身体所見に異常はなかった。WAIS-IIIによる評価では，言語性IQ-102，動作性IQ-83，全検査IQ-93であった。表情の変化や意欲は乏しかったが疎通性や記憶力は良好であり，睡眠，摂食，清潔保持など身辺は自立していた。

　その後，他の閉鎖病棟に移り，多職種チーム医療による積極的な介入が開始された。マエダさんはほかの入院患者やスタッフと明るく協調的に接した

が,「国から迫害を受けている」「国に監視され考えを読まれている」という妄想は強固なままであり,病識はまったくなかった。時に抑うつや苛立ちを呈しながらも,服薬,疾病教育,作業療法など病棟の治療活動には真面目に取り組んだ。薬物療法は,アリピプラゾール24mgを継続。退院前には同種のデポ剤(持効性注射剤)400mgに切り替えた。不穏時にはリスペリドンを頓用。2～3カ月に1回,ケア会議が開かれ,マエダさんと担当の多職種チーム(Multi Disciplinary Team:MDT),退院後に関わる地域スタッフとで情報を共有し,治療課題や退院調整について話し合った。外出・外泊訓練を重ね,地域スタッフの手厚い支援態勢のもと,マエダさんは転棟から2年6カ月後に退院した。

　心理的介入としては,転棟から2週間後より,毎週40分程度の心理面接を行った。集団プログラムは,転棟から4カ月後に「CBT入門」(全5回)[1],転棟から1年後に「内省グループ」(全12回)[2]へ導入した。

3 │ 心理的介入の経過

　ここでは病識や内省の深化につながったと思われる心理的介入に絞って,心理士や担当MDTとのやりとりを紹介する。〈　〉およびThは心理士の発言,Clはマエダさんの発言である。

1 介入初期──心理面接1～22回目

　マエダさんは,「精神病ではない」と公言していた。あくまで「国の嫌がらせ」から逃れるために,精神病患者のふりをして服薬し,治療に応じていた。心理面接では事件や生育歴の振り返り,疾病心理教育を行い,本人の症状や病識,思考,行動などの特性について確認していった。病棟内の疾病心理教育グループにもすべて導入した。マエダさんは思考がクリアで,自分の考えを的確な表現で率直に言語化することができた。一方,客観的根拠に乏しい思い込みや過信が強く,理不尽だと感じる攻撃(被害的体験)に対しては容赦なく怒りをぶつけ,自己中心的な振る舞いを正当化する傾向が見られた。

介入開始時，マエダさんは事件や病的体験について次のように語っていた。

　　Th　まず，事件について確認させていただいてもいいですか？
　　Cl　はい。○月△日，□時頃，××町の路上で少年を殺そうと刃物を突きつけたけど，揉み合いになって殺せなかった。「誰でもいいから殺せ」という声に従ってやった。声は国からの指令で，しないと嫌がらせの期限が延びると思った。
　　Th　今回は被害者を殺さずにすんだが，国の指令を実行したことになる？　それとも，失敗したことになる？
　　Cl　嫌がらせが止まってるので，実行したことになってます。
　　Th　では，もう国からの嫌がらせはこれで止まる？　それとも，再開する恐れがある？
　　Cl　今のところ止まってます。でも，また始まるかも。
　　Th　始まるとしたらどんなタイミングで？
　　Cl　たぶん，僕が薬を飲むのをやめたら。国が，薬をやめたことをパフォーマンスにして。国は精神病者としての役割を僕に求めてるんです。薬を飲むぐらいですむなら，患者を演じ続けて構わないと思ってます。そりゃ，必要ない薬を飲みたくはないですよ！　でも，統合失調症の患者として振る舞えば，国は嫌がらせをしないんで。
　　Th　なぜ国はマエダさんを統合失調症患者に仕立てたんだろう？
　　Cl　さあ，知りませんよ。国の上層部の人間が楽しむ遊びみたいな実験じゃないですか。

　生育歴の振り返りでマエダさんは，「父の影響が大きかった。実家を出るまで，人生の浮き沈みの要因は父が厳しかったかどうかに尽きる。独居後は切り詰めた生活になったが，気ままな生活は楽しかった。そんな父も，僕が病気になるとだいぶ短気じゃなくなった」と語った。発症時の様子について詳しく尋ねた。

Th 「なんか変だな」と感じたのは，いつ頃から？

Cl はっきり感じるようになったのは事件の10カ月前頃から。隣に引っ越してきた若い男が，しょっちゅう彼女を呼んでは夜中まで大きな声で話し，うるさくて眠れなかった。夜は近所迷惑だと思って我慢し，翌日の日中に隣人側の壁を叩いて「うるさい！」と返したら，向こうも壁を叩き返したり，バタン！　とドアを閉めたりして仕返ししてきた。さらに，隣人が彼女と2人で僕の生活を覗き見し，バカにして楽しむ声が聞こえるようになり，一気にアパート中で嫌がらせが始まった。

Th それはしんどかったですね。

Cl その頃，働きはじめたコンビニに5〜6人，変な客が来た。おかまのふりをした人，道を訊いてくる人，フランクフルトを見せて「エロい」っていう人とか。今思えばあれも国のしわざだったんです。皆，国の圧力を受けて，僕を狙って嫌がらせしてきた人たち。それ以外にもたくさんあります。

Th 何か，国から嫌がらせされるような心当たりは？

Cl ないです。でも，ひとつあるとすれば，高3の頃，父を殺虫剤で殺そうとしたことですね。それを独りよがりの偽善心で正そうと思ったんでしょう。

Th お父さんのことがよっぽど辛かったんですね。

Cl 皆，僕がいじめられているのは知っているはずです。家族も，心理士さんもです。

Th ほかの人はどうかわからないけど，私は，国からマエダさんをいじめるよういわれたり，いじめについて知らされたことはないですよ。お父さんを殺そうとしたのは良くないですけど，話を聞く限り，私もマエダさんに国から迫害される理由があるとは思えません。アルバイトを掛け持ちして節約も頑張り，マエダさんは健気に暮らしていて誰にも迷惑をかけていない。もし，そんなマエダさんをいじめるよう国から指令が来ても，私は無視して従いませんけどね。気分が悪いし，何もメリットないですから。

Cl　……金で雇ってるかも。
Th　全国民を？　私はお金をくれても断るな。私だけじゃないと思うけどな。そんなに皆，従おうと思うかな？
Cl　……心理士さんたちは知らされずに，自分の仕事をすることで国の陰謀に組み込まれてるのかもしれないですね。
Th　とにかく，私は退院に向けて精一杯お手伝いしていくので，ご協力くださいね。
Cl　はい。

　事件前，マエダさんは父親の助言に従い，毎日8kmのウォーキングを必死にこなしていた。すれ違う人から不快な幻聴が頻繁に聞こえるようになり，それがさらにマエダさんを苦しめ，「国が全国民に自分を監視させ，嫌がらせをさせている」との確信を抱くに至った。このウォーキングが苛立ちや「疲労」のもとになっていたことは本人も十分に自覚していた。このようなエピソードも振り返りながら，心理士が作成したチェックリスト（図1）でマエダさんにとっての「苦手なストレス」を探っていった。すると，隣人の声だけでなく，動画サイトに没頭していたことも睡眠不足の要因だったことが判明した。また，環境ホルモンや添加物の影響が気になり，食品の産地を徹底的に調べるなど，過剰なネット検索による疲弊が発覚した。幻覚・妄想を引き起こしやすい「五大ストレス」（不安，過労，孤立，不眠，ドラッグ・アルコール）の検討でも，「不眠」「過労」に弱いことが報告された。マエダさんには，根を詰めて活動する傾向があり，過労の誘因として懸念された。たとえば，暇つぶしのクイズ集でも「1日○ページ」とストイックなノルマを設定し，義務的に取り組んでいた。何百枚もの懸賞応募葉書にクイズの解答を記入し，感想欄まで丁寧な字で埋め尽くしていた。このような振り返りを通して，マエダさんの病状悪化の引き金となったストレスは，ネットを主とした長時間の活動による「不眠」や「疲労」であるという仮説が立てられ，本人と共有された。

　ストレスのリストでは，「幻聴」「いたずらをされている気がする」など，症状の項目にもチェックをつけることができていた。幻聴だと思った理由を

さまざまなストレス

あなたにとって，とくに苦手な「ストレス」とは何でしょうか？

体に関するもの
- ☐ 睡眠不足
- ☐ 体を休めることが十分できない（忙しい，横になる場所がないなど）
- ☐ 体の不調がある（けが，痛み，かぜ，病気，だるさなど）
- ☐ 思うように体が動かない（動作，スピード，器用さ，力強さ，体力など）
- ☐ 自分の外見に不満がある

など

その他：＿＿＿＿＿＿＿＿＿＿＿＿＿＿＿＿＿＿＿＿

症状に関するもの
- ☐ 幻聴が聞こえる（物音，はっきりしない声，会話，自分を批判する声，命令など）
- ☐ 操られている感じがする
- ☐ 誰かに話を盗み聞きされている気がする
- ☐ だれかにいたずら・意地悪・うわさ話をされている気がする
- ☐ 人目が気になる
- ☐ ひとつの考えにこだわってしまう
- ☐ 考えがまとまらない
- ☐ ボーっとしたり，集中力が続かない
- ☐ よく眠れない
- ☐ 疲れやすい

など

その他：＿＿＿＿＿＿＿＿＿＿＿＿＿＿＿＿＿＿＿＿

出来事に関するもの
- ☐ 大切なものをなくした
- ☐ 大事な人との別れがあった
- ☐ 過去に忘れられないつらいことがあった
- ☐ 役をまかされた

図1　ストレスチェックシート

- ☐ やらなければならないことが負担
- ☐ 面倒くさいことが苦手
- ☐ お金がない
- ☐ 福祉的な手続きがうまくいかない

など

その他：_____

気持ちに関するもの

- ☐ 気になることがある（将来のこと，対人関係，日常的なことなど）
- ☐ 苦手なもの・怖いものがある（虫，高いところ，音，スピーチ，異性など）
- ☐ 何かにせかされる感じ・あせりがある
- ☐ じっとしていられない

など

その他：_____

人に関するもの

- ☐ 人からいやなこと（傷つくこと，ムカつくこと）を言われた（された）
- ☐ マナーの悪い人がいる
- ☐ 人からどう思われているかが気になる
- ☐ 苦手な人がいる
- ☐ 好きな人がいてとても気になる
- ☐ うまく話せない（まとまらない，緊張する，意見を言えないなど）
- ☐ 十分に話を聞いてもらえない
- ☐ 周りの人と比べると自分がダメな人間に思えてしまう
- ☐ 集団が苦手，または自分だけ仲間に入れていない気がする
- ☐ 人前で話すのが苦手
- ☐ 友だちを作るのが苦手
- ☐ 特定の相手が苦手（同性，異性，年上，先生，その他）
- ☐ 友人とうまくいかない
- ☐ 恋人（好きな人）とうまくいかない
- ☐ 病院のスタッフとうまくいかない
- ☐ 家族とのやりとりがうまくいかない

図1　ストレスチェックシート（つづき）

```
□ 頼むのが苦手
□ 社会のマナーがわからない
□ 断るのが苦手
など
その他：＿＿＿＿＿＿＿＿＿＿＿＿＿＿＿＿＿＿＿＿＿＿＿＿＿＿

環境に関するもの
□ 新しい環境に変わる（入院，引越し，結婚など）
□ 文化や言葉が異なる
□ 暑いまたは寒い
□ うるさい音（騒音，声など）がある
□ 日当たりが悪い
□ 自分を支えてくれる人，仲間がいない
□ 混雑したところ
など
その他：＿＿＿＿＿＿＿＿＿＿＿＿＿＿＿＿＿＿＿＿＿＿＿＿＿＿
```

図1　ストレスチェックシート（つづき）

問うと，「誰もいないときに聞こえることがあったんで」と答えた。その後も，「よく聞こえたのは，『おまえじゃ』という幻聴。自分の行動や考えに対応するようなタイミングで聞こえた。特殊な機械でも使ったんだろう。男女さまざまに聞こえたが，いつも一人の声だった」など，体験した幻聴の特性やパターンを詳細に話してくれた。

マエダさんは疾病心理教育グループに参加しても，他人事として聞き流していた。この頃，心理社会的介入を本格的に開始する治療ステージに移行したこともあり，心理士より〈統合失調症について学び，自分の過去の状態と照らし合わせて検討することを当面の課題にしましょう〉と提案したところ，本人も承諾した。その後，心理士が行う，幻覚・妄想に特化した心理教育グループ「CBT入門」[1]に導入し，マエダさん含む4名で，幻覚・妄想体験や対処法などについて体験談を交わしながら学習した。マエダさんはグループ

のなかで,「国が聞かせてくる幻聴と,国に迫害され,自分のことを放送されるという妄想があった。妄想の確信度は100％で今も変わらない」と発表した。注察感に対する認知的対処の検討では,「監視されているとしか思えない」と述べ,楽な受け止め方は検討できず,周囲から出た案に対しても「思わない」と頑なな反応であった。

　個別の心理面接でもパンフレットやオリジナルのシートを用いて,統合失調症の心理教育を行った。マエダさんの場合,病的体験に対する対処法の検討や客観的な検証は,個別の方が進めやすい印象であった。病識はないままだったが,医療者には自分の体験が「幻聴」や「妄想」として映ることを理解しており,医療者との共通言語として「幻聴」「妄想」という用語を使えるようになっていた。医療者と自分の認識のずれを受け入れ,譲歩する柔軟さがうかがえた。この頃,改めて事件前の病的体験について詳しく話を聴き,吟味を開始した。アパートの部屋に侵入されていると確信したマエダさんは,ベランダや入口に罠や目張り,鈴を仕かけた。盗聴や盗撮の機械が仕かけられていると思って必死に探したり部屋を暗くしたりした。侵入者の音声の録音も試みていた。一人で確認したときは録音されていたが,その後,声が消されていたという。心理士は,当時のマエダさんが仮説をもとに客観的な証拠を上げようとした姿勢を支持し,その労をねぎらった。混乱や睡眠不足の影響なのか,その頃の出来事に関するマエダさんの記憶には曖昧な部分も多かった。心理士は白黒つけず一緒に検討していくスタンスで関わったが,折を見て,マエダさんの仮説の矛盾点について疑問を投げかけた。マエダさんは「国の嫌がらせだ」という直感に基づいて反論したが,黙り込む場面も見られた。結論を出さず,間を挟みながら検討を進めていった。

Cl　最初はアパートの人か父,知事がやっていると思った。でも,テレビの全国ネットでも嫌がらせの声が聞こえたので,国レベルだと思った。国がイヤホンで指令を出し,タイミングよく言わせていると。
Th　家族や町ですれちがう人は,どうやって国の指令を受け取っていた？
Cl　国は,僕に幻聴を聞かせたのと同じ（秘密裏に開発した）特殊なシステムで,イヤホンなしで指令を送り,タイミングよく嫌がらせを

させていた。
Th　そんなすごい発明を有効に使わず，莫大な費用と人を使って，国がマエダさんに嫌がらせをするメリットがあるんでしょうか……。
Cl　……。
Th　統合失調症はそれほど珍しい病気ではないけど，その可能性は考えにくい？
Cl　心理教育で教わることに当てはまることが多かったんで，よくここまで見事に仕立てられたなと思った。ストレスかけられすぎて，幻聴に関しては発症してたかもしれません。
Th　入院後すぐ幻聴が消えたのはどうしてだと？
Cl　治療の効果ではなく，嫌がらせを終了する時期だったからです。国は間違いなく僕の考えを読み取っていて，それは今も続いてます。

「医療者は病気だと思い込ませる役割の人」という確信も続いていた。〈病識はあるに越したことはないが，マエダさんの気持ちもわかった。私たちは，マエダさんが退院後も自分らしい生活を送れるよう応援したい。通院・服薬を継続し，病気や事件の再発予防に努めてくれれば，病識にこだわる気はない。「国の嫌がらせ」と「病気」の両面に対策を立てて退院準備をしていけないか？〉と伝えたところ，マエダさんは承諾した。一方，被害者については次のように語っていた。

Cl　何とも思ってないです。少年のほうが「かかってこいよ」って向かってきたんです。必死に抵抗してきたんで，思うように刺せなかった。
Th　必死に抵抗するような少年が，国からの危険な指令を請け負うんでしょうか？
Cl　金が欲しかったんじゃないですか？
Th　病気だと思えなくてもいい。でも，「病気の影響で，関係ない人を傷つけたかもしれない」と想定して，事件や被害者のことを考えられるようになる必要はあります。
Cl　はい。

マエダさんは,「子どもを刺したから,『こいつ本気だ。子どもを殺すとまずい』と思って国が嫌がらせをやめた」と解釈していた。心理士は,〈国が本当に「子どもを殺すとまずい」と思うのなら,少年にマエダさんを挑発させるだろうか？〉〈マエダさんの殺意を察知して,もっと早くマエダさんを止められたのでは？〉〈マエダさんが父親を殺そうとしたことを諭すのが目的なら,精神病に仕立てるより,もっと楽でわかりやすい諭し方を選ぶのでは？〉といった疑問を投げかけた。この後も,人間の感覚の不確かさを説明するなどしたが,マエダさんにとって自分の体験は絶対的な事実であり,病気を認める気にはなれなかった。そんななかで,「病気だったらそりゃあ,男の子に悪かったと思いますよ」という発言が聞かれるようになった。

2 介入中期——心理面接23〜53回目

マエダさんは誠実で良識があり,相手の思いを汲んだ配慮ができた。そんなマエダさんに心理士はたびたび,〈マエダさんなら的確に判断できる〉と信頼していることを伝えた。MDTもなるべく本人に判断を任せた。ただし,直感や感覚だけが判断材料になっているときは,客観性に欠ける根拠だと伝え,見落としている事実,その判断の利点・欠点の検討を心理士から促した。

この頃の一番の課題は,再他害行為を予防していける段階まで内省を深めることであった。特に,被害者に対する共感性の無さが大きな課題であった。マエダさんは情に厚く,人をいたわる気持ちが強い人物であり,被害者の立場を考える資質は備わっていると思われた。そこで,類似の他害行為経験をもつ4名で「内省グループ」を開始した。このグループでは,各々が自分史や対象行為を振り返って自分を見つめ,事件と精神病との関連,事件が被害者に与えた影響,自分なりの責任の取り方,再他害予防策などについて考え,発表し合った。マエダさんはグループ導入前,「僕は正当防衛ではなく自分から襲ったので,グループで事件のことを話しにくい」と述べた。心理士や担当看護師と相談しながら,その都度話せる範囲で話せばよいと伝えると,マエダさんは合意した。グループ開始前の作文でマエダさんは,「事件について考えることはない。少年には国から補償金が100万ほど出てるはず。怪我を

したのは少年の自業自得。100%ないが，もし病気のせいなら大変なことをした」と書いていた。内省グループについては，繰り返し「面倒臭い」とこぼしたが，内省課題に向き合おうとする姿勢を称賛し支援すると笑顔を見せ，非常に真摯に取り組んだ。「意外と話しやすかった」と，グループで事件の詳細を話すこともできた。心理面接では毎週，記入した内省グループのワークシートを見せ，グループでどこまで話すかを相談したり，グループで話せなかった本音を話したりした。本人としては，DVD教材の「ライファーズ」[3]で他人のケースについて考えたことが，内省を深めるうえで特に役立ったという（「ライファーズ」はアメリカの刑務所内で更生に取り組む終身刑受刑者たち（ライファーズ）のドキュメンタリーである）。マエダさんは心理面接で，「自分が被害者なら『絶対許さん！』って思うタイプ。どんな理由があっても加害者を許せない。「ライファーズ」は恵まれない家庭環境の人が多かったが，それを事件の理由にするのは言い訳。"加害者自身のため"ではなく，"地域の人たちが心配なく暮らせるため"にちゃんと更生してから出てきてほしい」など，被害者側の視点で鑑賞し，加害者に対して厳しい意見を述べた。一方，神妙な面持ちになり，「でも，人から見れば自分も『加害者』なんだと思い，悲しくなった。自分が思ったことが自分のことだと思ったら，しんどくなった」と述べ，加害者としての自分を意識するようになった。マエダさんは加害者の手記，被害者の手記のいずれに対しても同様に，加害者を痛烈に批判する感想を述べた。なぜそこまで暴力に強い嫌悪感を抱くのか考えてもらうと，「やっぱ父親の影響ですね」と答えた。もし自分の事件の被害者だったらどう思うか尋ねると，「加害者には同じ目に遭ってほしい。自分のためでなく社会のために改心して出てきてほしい」と述べた。〈今の自分はどこまで到達できていると思う？〉と問うと，「まだ，国の嫌がらせで少年が挑発してきたと思ってますからね……そこは十分とはいえないけど，挑発に対して殺すとかは行きすぎたと思うし，二度としない。今だったら，かかってこいと言われても『子どもだから』と気にしない。当時は周りが全部自分に言ってくるように思ったから……」と，事件時の感覚の異常さに言及した。内省グループを終える頃には，事件に対する後悔の念や被害者の現状を案ずる気持ちが出てくるようになった。退院準備においても，再他害行為の防止

だけでなく，被害者や地域住民に脅威を与えない生活の仕方を慎重に検討するようになり，内省が深まっていることがうかがえた。

　地域からの要請もあり，病識の深化に向けた積極的介入も再開した。「根拠のない思い込み」と「病識のなさ」は，退院に向けた課題として本人とMDTとの間で明確に共有した。「根拠のない思い込み」にはMDTから突っ込み，本人と笑いながら検討できる関係が築けていた。また，本人には病識がないことを率直に話してもらい，その根拠を尋ねながら根気よく話し合った。この頃，不穏時に飲んだ頓服薬が著効したことも，マエダさんが病識をもつきっかけになった。

　マエダさんの両親は，退院を待ち望む一方で，「本人は症状をどう認識しているのか，きちんと予防していけるのか……」と病識や内省に不安を抱えていた。事件により，両親も責任を感じたり近隣に気を遣う日々を過ごしていた。そこで実家への外出を希望したマエダさんに，自分の病気の説明を両親に行うことを提案した。マエダさんは合意したが，「面倒臭い」と準備には露骨に消極的な態度を示した。そこで，心理士が強力にバックアップする形で準備を進めた。まず，病棟の心理教育を復習し，統合失調症がどのような病気かを説明する練習をした。また，事件までにどのようないきさつ（病的体験など）があり，今後はどう対処するつもりなのかを本人と話し合ってまとめた。外出当日，マエダさんは両親に資料を見せながら統合失調症や自分の病的体験について実にわかりやすく説明した。さらに，今後は同様の行為を繰り返さないよう服薬・通院を続けること，当時に似た体験が現れたら主治医や家族に報告すること，イライラしたときはテレビやゲーム，漫画などで気分転換し，動画サイトの閲覧は夜12時までにすることを報告した。そして両親に，「僕の症状を理解し，対処に協力してほしい」と伝えた。両親からも事件前のマエダさんに見られた異常な言動についてポツリポツリと本人に話してもらうことができた。最後に父親より，「急性期に必要なのは休養だったんですね。父さんの対応が間違っとったな。今後は無理に歩かせず，休ませます」という言葉が聞かれた。この外出を終えた頃から，病気を否認するマエダさんの態度がどことなく軟化したような印象があった。

③ 介入後期──心理面接54～84回目

　マエダさんは，スタッフからの助言をその場で受け入れられなくても心に留め，後で再考し，考えを深化・修正したり，折衷案を出せる人だということがわかってきた。

　退院調整が長引いたため，心理面接は隔週にした。退院後に予想される状態悪化の徴候（注意サイン）とその対処法をまとめたクライシスプランの作成を開始。プランは，パソコンで本人に入力してもらった。面接終盤では，地域スタッフの懸念材料となっていた「病識」に改めて介入の焦点を絞り，退院後，「国からの迫害」の信念とどのようにつきあいながらクライシスプランを実践していくのか，地域スタッフも納得できそうな説明を本人に準備してもらった。また，生活リズムが乱れる要因となったインターネット嗜癖に関する個別心理教育「ネット依存勉強会」を看護師と共に実施した。ネット依存の診断基準，悪影響，予防法を学ぶと，マエダさんは「自分がちょっとしたネット依存なんだなと思った」と述べた。はじめは大好きなネットの使用制限に難色を示したが，MDTや地域スタッフの心配に応える形で「1日3時間まで」と決め，クライシスプランに加筆した。外泊時もそのルールで練習するようになった。

　退院直前，癌の疑いもある体の異変をマエダさんが訴えた。検査の結果，癌ではないと判明し安堵したのだが，本人は涙ぐんで，「事件を起こした罰で死ぬんだと思った。死の恐怖を味わったおかげで，被害者やその親の思いを少し理解できた。被害者が死ななくて本当によかった」と報告した。

　このような経過を経て地域の受け入れ態勢も整い，マエダさんは退院することとなった。本人は担当MDTの一人ひとりに感謝の手紙を書いた。心理士への手紙には次のように綴られていた。「長かったが，入院自体は決してムダではなかった。病気について学び，考える時間もあったし，何より内省を深めることができた。よくよく考えると，国からの指令ではなく幻聴だったのなら，『かかってこいよ』と聞こえたことまでが幻聴か関係妄想だったかもしれない。だとしたら，僕は何の罪もない子どもを殺そうとしたことになる。おそろしいことだ。最後の最後だが，この現実に気づけてよかった。どこか

に,『国のせい』という気持ちが残ったままでは,本当の反省はできない。二度と同じことを繰り返さないためにも,生活リズムを整え,注意サインが出ればすぐに相談するなど,一緒に作っていただいたクライシスプランに沿って行動する。二度と再犯しないと誓う」。また,「心理面接は,幻聴体験を話す機会になったのがよかった。溜めてたんで話すことで発散になった」との貴重な感想をいただいた。

4 | 心理的介入の経過の要約

　事件に対する内省の深化を図るうえで,病識と被害者への共感性を深めることが課題であった。マエダさんの特性を踏まえ,心理士が意識したことは,①よく聞く,②信頼を示し,結論は本人に任せる,③事実を吟味して判断しているときは支持し,根拠に欠ける思い込みには検討を促す,④本人のサポーターとして助言や心配は率直に伝える,ということであった。その時期ごとに介入テーマを絞り,個別と集団の両輪で働きかけた。また,看護師を中心としたMDTの他職種スタッフと連携を図ることでタイミングよく介入でき,多職種の協働と役割分担をバランスよく行うことができた。内省の深化においては,関わりのない他人の暴力を批判する視点で我が身を振り返ったときがターニングポイントとなった。マエダさんは非常に内省力が高い人だったため,洞察の材料になりそうな刺激を提供し,本人の考えを聞きながら洞察の深まりを待つ関わりがちょうどよかった。「国からの迫害」への確信は退院時まで揺るがなかったが,事件前のみに体験された「国からの指令」は幻聴や関係妄想だったかもしれないと認識できるまでに至った。

5 | おわりに

　薬物療法によってほぼ寛解状態に至っていたが,妄想に対する病識をもてず,事件への内省を深めることが難しかった入院事例への認知行動療法的アプローチを紹介した。担当MDTを含むすべての他者が被害妄想の対象であり,不信感を抱かれた状態からのスタートであったが,本人の力(誠実さ,

判断力，内省力）を信頼し，本人と率直に意見を交わし合ったMDTの関わりが功を奏したと思われる。本人が強固に確信している事柄について，その現実的根拠の乏しさに気づかせ，他の視点から再検討してもらう作業は非常に困難である。この事例では，医療者や両親など周囲の支援者が本人の思いを尊重しながら親身に支援し，それを本人が実感できるような関係を築けていた。このような信頼関係が基盤にあったからこそ，支援者からの率直な言葉が本人の客観的洞察や病識・内省の深化を引き出し，つらい作業を進める本人を支えることにつながったのではないかと思われる。

文献
[1] 菊池安希子・美濃由紀子 (2010) 国立精神・神経センター・医療観察法病棟が，そのプログラムとノウハウを公開します②――幻覚・妄想の認知行動療法．精神看護13-6；44-51．
[2] 今村扶美・松本俊彦・藤岡淳子ほか (2010) 重大な他害行為に及んだ精神障害者に対する「内省プログラム」の開発と効果測定．司法精神医学5；2-15．
[3] 坂上 香＝監督・製作 (2004) ライファーズ――終身刑を超えて（DVD）．out of frame．

メタ認知トレーニングを活用した
統合失調症へのCBTp

野村照幸

キーワード　メタ認知トレーニング，CBTp，多職種チーム医療

1 | はじめに

　メタ認知トレーニング（Metacognitive Training：MCT）は，ハンブルク大学のモリッツたちによって開発された統合失調症に対する認知行動療法の技法である[1]。本事例では医療観察法入院処遇中の方に対してMCTを行い，並行して個別の統合失調症への認知行動療法（CBT for psychosis：CBTp）を行なうことが非常に効果的であった。この事例を通じて，MCTとCBTpを組み合わせることの治療的な意義を示したい。

2 | メタ認知トレーニングについて

　MCTの目的は，妄想や妄想的信念を生み出すとされる認知の偏りや情報処理の傾向に自分自身が気づき（メタ認知の獲得），個人あるいは支援者とともにより妥当な認知ができるようになることである。海外ではその効果が示されており[2]，日本でも細野らによって効果検証が積み重ねられている[3]。従来のCBTpは"症状による苦痛の減少や対処法の獲得"などを目的にアプローチすることが多いのに対して，MCTは"認知の偏りへの気づきと情報収集の重要性についての理解"などを目的にアプローチする。また，CBTpが"個人的な妄想的信念の内容"に焦点を当てるのに対し，MCTはノーマライズを中心とし，妄想につながりうる原因帰属の誤りや結論への飛躍などの"認知

表1 MCTとCBTpとの比較

比較項目	MCT	CBTp
対象	集団を対象	基本的に個人を対象
介入方法	ノーマライズと体験的なワーク，ディスカッション，ホームワーク	ノーマライズと言語的な対話，行動実験（場合によってはホームワーク）
介入するポイント	妄想に関連する"認知の偏り"や"情報収集の重要性についての理解"にアプローチ	個人的な妄想的信念の内容，またはそれによる苦痛や抑うつにアプローチ
参加者が取り組むこと	情報収集の重要性を学び，日常生活で活用すること	認知の再構成や対処法を身につけ，日常生活で活用すること
介入の効果	妄想につながる自身の認知傾向に疑問をもてるようになること（疑いの種まき）	妄想的信念や妄想的信念に基づく行動の内容が変化すること
特徴	Back door アプローチ（参加者の個人的な症状は扱わず，一般的な内容から個人の体験に影響を与える）	Front door アプローチ（直接的に症状について扱う）

の偏り"を中心に扱う[4]。表1にMCTとCBTpとの比較を示す。

　MCTの1つのモジュールは，妄想につながりうる認知の偏りに関するノーマライゼーションを含む心理教育と，認知な偏りを体験的に理解するワーク，それを通じてグループで話し合うディスカッションによって構成されている。たとえば「原因帰属」「結論への飛躍」といったテーマがある。そして，ホームワークに取り組むことで学習内容についての理解を深め，日常への般化を促進する。モジュールは8つあり，それらが2サイクルあるため，合計で16回分が用意されている。このプログラムの特徴として"集団でできること""楽しみながら行えること""妄想を直接扱わないこと"が挙げられる。

　さらにマニュアルが整備されていることから，集団療法の経験者であれば容易に実施が可能である。統合失調症患者において薬物療法は主たる治療法であるが，それだけでは十分改善しない患者も多く存在する。MCTはそうした方に対する補完的な介入としても期待されている。なお，マニュアルやスライドは無料で入手できる[注1]。

3 | 医療観察法について

　医療観察法とは重大な他害行為（殺人や傷害など）が精神疾患の影響を受け，善悪の判断や行動の制御ができなかった（心神喪失，心神耗弱）と裁判所に判断された場合に適応される法律である。入院処遇から開始される場合と通院処遇から開始される場合があるが，大半は前者から開始される。この法律の目的は再他害行為防止と社会復帰であり，入院処遇では全国の指定された医療機関において，医師と看護師，心理士，作業療法士，精神保健福祉士によるチーム医療が提供される。入院処遇はおおむね1年半が想定され，その後は通院処遇に移行する。通院処遇も入院処遇と同様に全国の指定された医療機関において3年間を目安に治療が行われる。医療観察法と精神保健福祉法の大きな違いは，裁判所が入院や退院，処遇継続の必要性について判断すること，専門多職種チーム（医師，看護師，作業療法士，心理士，精神保健福祉士）による手厚い医療，保護観察所の職員である社会復帰調整官が処遇の開始から終了までサポートすることが挙げられる。

4 | 本事例の概要──コシノさん（仮名）・50代男性

1 生育歴

　入院当時50代。コシノさんには発達上の問題はなかったという。元来，真面目で控えめ，そして他者への気遣いのできる人柄であった。高校卒業後，いくつかの仕事についた。

2 現病歴

　数年前より，「組織に嫌がらせをされている」「勝手に自宅に誰か入った」といった体験をしたことから，コシノさんは徐々に近隣住民が組織のメンバー

[注1] MCT-J ネットワーク（Mネット）：http://www.mct-j.net/

であると考えるようになった。その後も近隣住民から嫌がらせをされているという体験が続いたため，警察に相談した。しかし，警察は真剣に取り合ってくれないと感じ，絶望感や孤立感を深めた。時々外出はしていたが，近隣住民の視線や会話が自分に向けられるように感じ，不安や猜疑心の強い生活が続いていた。

　ある日，外出した際に路上で異臭がしたため，"組織が自分に対してガスを撒いた"と考えた。同日，男女のカップルを見かけた際に，一人が近隣住民であったことや，見た目から"組織のメンバー"と確信した。嫌がらせをこれ以上やめてもらいたい気持ちで声をかけたところ，もみ合いになり，その際に暴力を振ったということで逮捕された（傷害）。一方的な暴力ではなく，もみ合いのなかでのことであったことを主張したが簡易鑑定となり，A病院に医療観察法の鑑定入院となった。なお，これまで一度だけ保健師の勧めで精神科を受診したことがあったが，必要性を感じず，通院は継続しなかった。

③ 治療歴

(1) A病院（医療観察法の鑑定入院）

　コシノさんが医療観察法の鑑定入院をしたA病院では，パリペリドン持効性注射剤が導入され，150mgまで増量された。しかし，コシノさんにとっては治療の意味が理解できず，強制的に望まない治療を行われたと感じ，治療によって状態が改善するどころか，悪化したとさえ感じた。結局，裁判所により，心神耗弱を理由に医療観察法による入院処遇の決定が下され，医療観察法の専門病棟を備えているB病院へ転院になった。なお，B病院は本人の生活圏から離れた場所にある。

(2) B病院（医療観察法の入院処遇）

　今回の入院処遇の決定については「なぜこのような処遇を受けなければいけないのか」「自己防衛しただけなのに」「裁判所もグルになっているのではないか」と話し，納得がいかない様子であった。しかし，スタッフや他の対象者に対しては礼儀正しく，気分もおおむね安定していた。そのため，すぐ

に各種治療プログラムへの参加をすることになった。心理面接も入院してすぐ，週1回50分の枠組みで開始した。なお，薬物療法はパリペリドン持効性注射剤が継続された。

　コシノさんの担当多職種チームとしては，薬物調整を進めつつ，医療のみならず，他者への不信感があることを想定し，まずはコシノさんに対して受容的に対応し，十分に関係構築にした後で疾病教育やCBTpを行うこととした。関係構築が不十分な状態では，そうした心理社会的アプローチに対しては拒否的になると考えたからである。病状が安定し，心理社会的アプローチによって今回の事件について少しでも他の可能性を考えられるようになった後に，地元への外出を行い，CBTpのなかで当時の外出の体験をもとに今回の件に関連する認知の再構成を図ろうと考えた。

5 │ 心理士の介入の経過

1 導入期——入院〜2カ月目

(1) 心理面接（#1〜#8）

　心理面接を開始する前に，心理士は鑑定書などからコシノさんの生育歴，現病歴，生活環境，鑑定入院時の治療などの情報収集を行った。導入期の心理面接においては，コシノさんの医療観察法入院処遇について納得がいかない思いや，他害行為の経緯について受容的に対応した。心理士のスタンスとしては，コシノさんの語る内容が"客観的に事実かどうか"というよりも"コシノさんの視点から今回の件はどのように体験されたのか"ということを大切に扱おうと考えた。また，CBTpを進めるうえでのアセスメントに必要な情報収集を行うこととした。初回面接でのやりとりの一部分を紹介する（Thは担当心理士の発言／Clはコシノさんの発言）。

　　Th　今回の入院についてはどんなふうに思っていますか？
　　Cl　納得は……今は早くこの環境に慣れていくことが大切だと思うんで。
　　Th　今回の件のことはどんなふうに思っていらっしゃるんですか？

Cl　どうして俺だけがこんなふうに入院になるのかと思っています。俺のほうが嫌がらせを受けた被害者だと思っているから。
Th　どのようなことからそう思われたんですか？
Cl　たとえばある日，家に帰ったら誰かが入った形跡があったから，次に外出するときに携帯の録画機能で録画してみた。そしたら「ビデオで撮っているんだって」と会話が入っていた。自分しか知らないはずなのに，明らかにおかしいでしょう？
Th　そうだったんですね。ほかにもそういったことはありますか？
Cl　自宅に何か吹き付けられていることもあった。
Th　どんなふうにそれがわかったんですか？
Cl　何か変なにおいがしたから。
Th　いつもと違うにおいだから，吹き付けられていると思ったんですね。
Cl　そう。組織的な嫌がらせだと思って警察に行ったけど，「病院にでも行ったら」なんて言われたんだ。
Th　がっかりされたんじゃないですか？
Cl　そう……引っ越してから1年くらいして始まったんです。
Th　そうなんですね……そういったことは続いていたんですか？
Cl　始まってからはずっと。文句を言えばトラブルになって，もっと嫌なことをされると思って言えなかった。
Th　それはつらかったですね……今の環境ではいかがですか？
Cl　ここは大丈夫です。その場所から離れているし。でもまた地元に戻ったら……わからないな。
Th　環境が離れたから安全ということなんですね。
Cl　そう。
Th　ちなみに，嫌がらせが組織的だということは，0～100で言うとどのくらいそう思いますか？
Cl　100％。それは絶対そう。

(2) 小　括

　導入期の面接では，今回の処遇に対するコシノさんの思いや今回の事件の受け止め方について尋ねた。礼儀正しく，疎通もよく，面接に対しては協力的な姿勢が初回の面接から感じられた。同時に，医療への不信感や警察で相手にされなかったことへの絶望感がありながらも，わかってもらいたいという思いが感じられた。コシノさんが積極的に思いを語ってくれたため，受容的に対応するとともに，そこから今回の件についての受け止め方とそのように考えるようになった理由，確信の度合い（以下，確信度）などの情報収集を行った。"病気の影響ではなく，事実である"と考えるコシノさんの体験を大切にし，コシノさんの視点から今回の件がどう見えるかということを理解することが，治療関係の構築においても今後のアプローチにおいても重要と考えた。

② 介入期──3〜10カ月目

　導入期において，コシノさんと担当チームとの治療関係が少しずつ構築されていた。医療観察法が適用されたことについて，コシノさんは納得いかない思いがあるものの，気持ちに折り合いをつけ，退院を目指して取り組んでいく方針を確認できた。医師による薬物調整では意欲低下や活動性の低さを理由にアリピプラゾールに変更し，9mgまで徐々に増量した。その結果，意欲低下や活動性の低さは徐々に改善した。また，心理社会的アプローチとしては，看護師による疾病教育や作業療法士による作業療法や運動，精神保健福祉士による医療観察法の概要や権利擁護の説明などを行った。心理面接では今回の他害行為に対するコシノさんの思いを聴き，コシノさんが今回の件に至ったプロセスや出来事に対する受け止め方について確認していった。

　介入期において，心理的アプローチとしてはMCTを導入し，並行して心理面接で今回の件についての振り返りを進めることとした。

(1) MCTの導入

　今回の件について振り返るなかで,「精神的に余裕がなかった」「(被害者が)組織の人物だったのかどうか,わからなくなってきた」などとコシノさんが語ったことから,以下のように伝えた。

>　Th　精神的に余裕がないと,ついつい焦ったり,勘違いすることは誰にでもあります。私も先日,いつものところに財布がないだけで"落とした！"と絶望的になりました。結局は見つかったのでよかったんですけど(笑)。こういう思い込みや勘違いが起きないように,また起きても冷静に対応できるようになることを,楽しみながら学べる集団プログラムがあるんですよ。
>　Cl　へぇ～。そんなのがあるんですか。
>　Th　参加してみませんか？
>　Cl　じゃあ,お願いします。

　プログラムは,心理士がリーダー,看護師2～3名がサポートの必要な方への支援や自身の体験を述べてもらう役(ノーマライズを促進する)として参加する体制で,1時間の枠組みとして行われた。セッションは前回の振り返り10分,ワーク40分,まとめと感想10分という構成である。参加者はコシノさんを含め6名であった。

　プログラム当初は緊張していたが,徐々に慣れていった。コシノさんは自分から発言することはあまりないが,指名されると自分なりの考えを述べた。コシノさんがプログラムの最後に述べた感想を,表2に記載する。MCTを通じて,情報収集の重要性や少ない情報での決定に対して注意する必要があることへの理解が深まった。

(2) 心理面接（#9～#25）

　MCTの開始時期から,心理面接では今回の件の振り返りを行った。今回の他害行為の相手について,コシノさんが声をかけたときに女性が「ごめんなさい」と謝ったことで,当時は"謝るということは,やっぱり嫌がらせをし

表2 MCTにおけるコンノさんの感想

テーマ	内容と目的	サイクルAでの感想	サイクルBでの感想
記 憶	人間の記憶は曖昧なものである。記憶を過信せず、間違っている可能性を考慮することができるようになる。	記憶は曖昧ということがわかった	自分の記憶が100％正しいとは思わないこと
結論への飛躍①	少ない情報で判断すると間違ってしまうことがある。少ない情報で決めつけず、情報を集めてから判断するようになる。	結論は焦らず自分で考えること	情報をより多く集めることが大事
思い込みを変えよう	第一印象に固執せず、新たな情報を得るたびに柔軟に判断ができるようになる。	思い込んでしまう前によく考えて周りを見る	外泊のための欠席
共感すること①	他者を理解するにはその人の一部では間違いやすい。その人の特徴や置かれている状況、文脈についても情報を集めて判断できるようになる。	人の表情を読み取ることは顔では難しい	人の表情をよく見ないとわからない
帰 属	物事には3つの原因（自分、他者、状況）があり、1つだけの原因であることはほとんどない。1つの物事について複数の原因を考えられるようになる。	物事の原因が必ずあることに気づいた	バランスの良い考え方をすることが意外に難しい
結論への飛躍②	複雑な問題の解決には少ない情報で決めつけず、可能性の低いものを選択肢から外すことで、より適切な解決を見出せるようになる。	少ない情報で判断は禁物	情報は多いほうがいい
共感すること②	不安定な気分では相手の行動や動作について誤解することがある。よく見て、よく聞いて、情報を集めてから他者について判断できるようになる。	たくさんの情報を集められた	たくさんの情報を集めること
自尊心と気分	精神疾患によって抑うつや低い自信心や自尊心を高める、あるいは維持できるようになる。	バランスのいい考え方をしたい	自分なりに考えても難しいところがあったけれど、役に立った

メタ認知トレーニングを活用した統合失調症へのCBTp

ていたんだ"と思ったが,「今はちょっとよくわからないんだよね。違う理由で謝ったのかもしれないって」と話した。そのように考えるようになったのは「地元から離れて冷静になったのかな」と話した。しかし,"ガスを撒かれた"ということについては確信度が高かった。

心理士としては,"組織からの嫌がらせ"という確信度が100%の段階では,地元に外出して,組織からの嫌がらせを感じなくても"偶然"と受け止めると予測し,嫌がらせと感じるようなことがあれば,"やっぱり"と高い確信度を維持してしまうと考えた。しかし,前述のように部分的に確信度の変化が見られることから,外出して感じたことを材料に,受け止め方について話し合えると考えた。このようなアセスメントを担当多職種チームでも情報共有し,地元への外出の計画を立てることとした。

外出を終え,心理面接において体験を聴いた。コシノさんは「それが変な感じはしなかったんだよね。それに変な臭いもしなかったんだよね」と語った。以前とは異なる体験についてどのような帰属をするのかを尋ねると,「しばらく組織が自分に接触していないからじゃないかな」と語った。そして,「もう俺をターゲットにしていないんじゃないかな」とも述べた。B病院に来たことで地元から物理的な距離が離れ,組織が相手にしなくなったという受け止め方であった。心理士はMCTへの参加により,情報収集の重要性や,精神的な余裕のない状態では思い込みが生じることについての理解が深まったと考えたことから,"組織からの嫌がらせ"について他の受け止め方が可能になるよう,以下のような質問をした。

> Th 今回の件の前から周囲に対して何かされないかと不安になって,かなり警戒していた可能性はありますか?
> Cl それはありますね。
> Th 人って,不安が強くなったり,緊張したりすると疑い深くなるものですよね。MCTでもやりましたよね。
> Cl そうですね。
> Th コシノさんも嫌がらせを感じて不安や緊張が強くなって,疑い深くなって,勘ぐりすぎた部分っていうのもありますかねぇ?

Cl そうですね……それはあると思います。勘ぐりすぎたかもしれないです。精神的に追い詰められていたから……証拠もあまりないのに決めつけちゃっているところがあったかもしれない……。
Th 精神的な余裕によって感じ方，考え方が変わるのかもしれないですね。ところで，今回の外出で組織について考える時間は普段，この病棟にいるときよりも長かったですか？
Cl 少しは思い出したけど，深く考えることはなかったなぁ。
Th 思い出すことによるつらさはいかがでしたか？
Cl それが，今回はなかったんだよね。
Th 今は今回の件が"組織からの嫌がらせ"であったと，どのくらい思っていますか？
Cl う〜ん……50％です。半々。

(3) 小 括

　MCTによって心理面接のなかで，"組織からの嫌がらせ"について異なる受け止め方を話し合うことができるようになってきた。また，外出によって，より客観的に"組織からの嫌がらせ"について振り返ることができるようになり，確信度に変化が生じた。MCTで学んだ内容から自身の体験を客観的に振り返る作業を，コシノさん自身が進めていることが見てとれた。

3 総括期——11〜13カ月目

　介入期において，薬物調整や各種プログラム，MCT，地元への外出，心理面接によって当時の体験をより客観的に振り返ることができるようになり，"組織からの嫌がらせ"についての確信度が50％まで低下した。
　医師は薬物療法において，アリピプラゾールを9mgで維持した。看護師とは退院に向けた生活スキルのトレーニング（調理や掃除など）を行い，作業療法士とは集団での創作活動や運動，精神保健福祉士とは退院に向けた支援体制づくりや退院後の金銭面の話し合いなどを進めた。心理士はこれまでの入院生活で学んだことや体験したことを通じて，コシノさんと今回の件につ

いてまとめる作業を行った。

(1) 心理面接（#26〜#31）
　この頃には面接頻度を2週間に1回のペースで進めた。今回の件についてのまとめの作業では，コシノさんとともに図に整理した（図1）。そして，その図を見ながら改めてコシノさんと話し合った。

　　Th　改めてこれ（図1）を見て，どんなふうに思われますか？
　　Cl　組織からの嫌がらせという考えは今でもあります。そう思う気持ちと，そうじゃないかもって気持ちが半々くらい。でも，そのときは100％と思っていたけど，偶然ということもあるかもしれないと思うようになった。
　　Th　ほかの可能性も考えるようになったんですね。

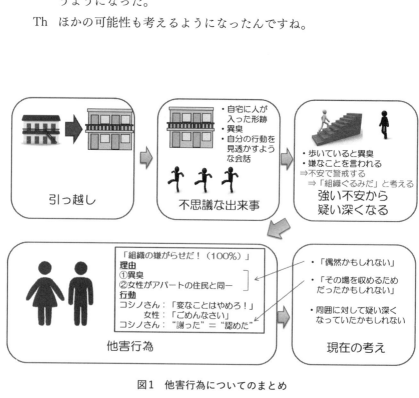

図1　他害行為についてのまとめ

Cl　ええ。だから裁判所が"妄想"として考えるのもわかります。自分が勝手に思ってしまっただけかもしれない。よくわからないんです。でも異臭はあったんですよね。

Th　実際にコシノさんが体験したことは，コシノさんにとっての事実なんだと思います。

Cl　でも，冷静に振り返ってみると，周りから被害を受けているという考えを強くもってしまったかもしれない。

Th　というと？

Cl　精神的に余裕がなくなって，俺も周りが敵なんじゃないかって思うようになったから，そうすると，いろんなことをそういう目で見てしまって，決めつけちゃうこともあったかもしれない。

Th　少ない情報で決めると間違うことがあるってMCTでやりましたもんね。

Cl　そう。今でも納得いかない部分はあるし，俺は自己防衛と考えていたから……この入院は"なんで俺だけ？"というのはあります。でも，自分の言い方が相手を怒らせてしまった部分もあるので，正当防衛とはいえ，自分に責任があると思います。

Th　コシノさんは最初，"自分の視点"で今回の件や被害者とされる方のこと，自分自身に対して見ていたのが，"裁判所の視点"や"周囲の視点"なども取り入れるようになっていると思います。それに，いろんな可能性を考えてお話ししているように思いました。

Cl　ここにきて，冷静に振り返るなかでだんだんと思うようになってきたと思います。もっと自分をコントロールできればよかったと思います。自分が冷静さを失ってしまったから……。

Th　そうすると，これから冷静でいられるようにすることが大切ということでしょうか？

Cl　そうですね。余裕をもって生活することが大切だと思います。

(2) 小　括

　この時期は，退院先の施設への体験外泊を数回行った。その際も"組織からの嫌がらせ"を感じることはなく，安定した状態を維持することができていた。通院先の医療機関も決まり，地域の支援体制も構築され，入院から14カ月で退院となった。

6 | おわりに

① 心理面接の経過の要約

　医療観察法入院処遇におけるチーム医療のなかで，心理士の立場から，コシノさんの他害行為に対する受け止め方に対する関わりを記述した。コシノさんにとっては医療のみならず，他者に対する不信感があると考えられたため，当初は関係構築に重点を置いた。その後はMCTによって，情報収集や結論を急がないことの重要性についての理解が深まったことで，コシノさん自身が，それまでとは異なる受け止め方ができるようになった。また，心理面接のなかでMCTの内容を話題にしながらコシノさんとともに体験を振り返り，異なる受け止め方を検討することができた。"組織からの嫌がらせ"についての疑念や不安はなくなったわけではないが，異なる受け止め方ができるようになったことで，気持ちに折り合いをつけ，今後に向けて"冷静さを保てるようにすること"を目標に地域生活に移行することができた。

② 全体のまとめ

　コシノさんにとって，"組織からの嫌がらせ"は，さまざまな体験を通じてできあがった信念であり，これまで誰にも信じてもらえない体験をしてきたことから，コシノさんにとっては確信度が高く，直接的に異なる受け止め方を検討することは困難であった。しかし，MCTに参加したことで，自身の体験をより客観的に考えられるようになった。そのことで，心理面接でのCBTpにおいて，心理士とコシノさんとが一緒に体験を振り返りやすくなり，認知

の再構成の足がかりになった。また，タイミングを考慮して地元に外出したことで，当時の体験の受け止め方について，さらに客観的に考えることができるようになった。

　本事例のように，CBTpではクライエントの抱える妄想の確信度を0％にすることを目指すのではなく，クライエントの体験を大切にしながら，クライエントが周囲と調和して生活できるために必要な受け止め方の選択肢を増やせるようになることが重要と思われる。そのことに関して，MCTとCBTpを組み合わせることで，確信度の高い受け止め方をしているクライエントとも，他の受け止め方について扱う余地が生まれる可能性がある。

　なお，本稿を執筆している時点で，コシノさんは地域生活において非常に安定した状態を継続できているとのことである。

文献

[1] Moritz, S. and Woodward, T.S. (2007) Metacognitive training in schizophrenia : From basic research to knowledge translation and intervention. Current opinion in psychiatry 20-6 ; 619-625.

[2] Oosterhout, B.V., Krabbendam, L.C., Boer, K.D., Ferwerda, J., Helm, M.V., Stant, A.D., and Gaag, M.V. (2014) Metacognitive group training for schizophrenia spectrum patients with delusions : A randomized controlled trial. Psychological Medicine 44-14 ; 3025-3035.

[3] 細野正人・山崎修道・石垣琢麿 (2013) デイケアにおけるメタ認知トレーニング (MCT) 日本語版の利用可能性の検討. 精神医学55-12 ; 1165-1171.

[4] Moritz, S., Andreou, C., Schneider, B.C., Wittekind, C.E., Menon, M., Balzan, R.P., and Woodward, T.S. (2014) Sowing the seeds of doubt : A narrative review on metacognitive training in schizophrenia. Clinical Psychology Review 34-4 ; 358-366.

症状が慢性化した触法事例へのアプローチ

西村大樹

キーワード 触法，妄想，幻聴，クライシスプラン

1 | はじめに

　重大な他害行為を犯し，医療観察法による医療の対象となった者のなかには，慢性化した症状を抱え，行動化してしまった者も少なくない。その場合，薬物療法で症状の軽減を図るだけでなく，行動化を防ぐための認知行動療法的なアプローチも重要になってくる。本稿では，医療観察法での入院中に本人に寄り添いながら行った面接のなかで，どのように認知行動療法的なアプローチを用いたのかを示したい。

2 | 事例の概要──サトウさん（仮名）・50代男性

1 生活歴

　同胞2人の第2子として出生した。乳幼児期に明らかな発達の問題は見られなかった。元来内気な性格で小学校時代は友達ができにくかったが，大きな問題はなく卒業した。中学校での成績は悪かった。高校に入学するが，3年生になった頃から休みがちとなった。何とか卒業し就職するが，すぐに辞めてしまった。その後，再度就職するも長続きせず，自宅に引きこもった生活を続けていた。

2 現病歴と他害行為

　20代前半に「テレビが話しかけてくる」「家族が偽物とすり替わっている」「どこかに彼女が待っていてくれる」などと訴え，A精神科病院を初診した。通院は継続していたが，「ドクターも偽物だ」と話すなど症状は一進一退であった。20代後半には入院治療も受けたが，「祖先は天皇家」「両親が他人に思える」と話すなど症状は改善せず，退院後には両親への暴力も見られた。家族の希望もありB病院に転院したが，症状は改善せず，恋愛妄想や誇大妄想，被害妄想などは浮動的に出現していた。家族の支援を受けて何とか地域生活を送っていたが，50代前半には姉に暴力を振るい，再度A病院に入院となった。姉が本人の受け入れを拒否したため，C病院に転院した。数カ月の入院の後，再び実家での生活を開始しB病院に通院した。

　その数年後，再び同居する姉に対して暴力を振るった。その後，統合失調症により心身喪失であったと認められ，医療観察法の申し立てが行われた。医療観察法の鑑定を経て，医療観察法入院処遇となった。

3 ｜ 入院治療と心理面接の経過

1 面接の構造

　1～2週間に1回，20～30分の面接を継続的に行った。面接中は，本人から話すことも多く，気になることや心配なことがよく話題になった。一通り話を聞いた後に，現実的なアドバイスを行うことが多かった。本人が話したいことをうまく言葉にできないことも多く，一つひとつ整理しながら話を聞く必要もあった。また，今どのようなことを話し合っているか確認して面接に入ることで，ひとつのテーマに沿って話を進めることができた。面接の最後には，その日に話した内容を要約して共有した。鑑定や入院中に行った心理検査の結果から，記銘力やワーキングメモリーが低下していることが顕著であったため，重要な内容は視覚化し，フィードバックしながら面接を進めることになった。

2 関係構築と治療目標の共有（#1～6）

　継続した薬物療法を行っていたにもかかわらず，症状は慢性化していた。この時期は，本人の訴えを聞きながら信頼関係を構築すること，医療観察法での入院治療や心理面接の目的を共有することを目的に面接を進めていった。

　他害行為については，「姉を傷つけてしまった。あのときはよくわからなかったけど，バカなことをした」（#1）と話し，否認はなく，後悔するような発言も見られた。

　医療観察法での入院治療については，「普通は刑務所に行くけど，医療観察法により治療することになりました」（#2）と話した。心理士が〈どうして裁判所はしっかり治療するように言ったんでしょう？〉と質問すると，しばらく考えて「事件を二度と起こさないようにするため」と答えた。ただし，「目標がわからなくなった」（#3）「近々ここから出ていく気がするけど，ちゃんと裁判所に許可してもらってから出ていったほうが良いかな」（#5）などとたびたび話し，“今回の事件を繰り返さないための方法を考えること”という入院の意味や治療の目的を，説明資料を用いて繰り返し確認していく必要があった。また，裁判所の許可を得て退院した場合と離院した場合のメリット／デメリットについて話し合った。

　面接のなかで，「利用者と職員が一緒になって悪さをしている気がする」（#2）と話したり，「安心感がない。姉がもう死んでしまってる気がする。（スタッフが）話す声が気になる」（#2）と話すなど，スタッフに対する不信感があることがうかがえた。そのため，訴えを丁寧に聞きながら，不安な気持ちは共感的に受け止めていった。#6では「自分の考えで苦しんでいる。人と話して『違うよ』って言ってもらえたら，少し考えが変わるけど。安心感は少しは出てきた」と話し，いくらかは安心感をもって話ができるようになった。

　症状について，「姉も親父も数人いる。傷つけたのは悪い姉」（#1）「周りが自分のことを言っている」（#4）「外からの声は，80％は現実だと思う」（#5）と高い確信度で話した。また，診断名については「統合失調症は幻覚とか妄想とかがある。自分の場合は統合失調症だけでは片づけられないような気がする」（#5）と話し，自身の体験と結びついた理解ができておらず，また病

識もほとんど獲得できていなかった。

3 症状に対する対処法の検討（#7〜30）

　統合失調症に対する理解も不十分だったため，集団の心理教育プログラムを導入し，その振り返りを面接のなかで行った。集団の心理教育プログラムについては「いろんな人がいると思った。同じような人もいた」と話し，グループのなかで自分の体験を積極的に話し，周囲から受け入れられたことで，自信につながったようであった。

　また，繰り返し処方調整を行っていたが，症状は一進一退であった。"もう退院の準備は整ったから出てこい"という幻聴に影響され，実際に荷物をまとめて出ていこうとすることも何度かあった。本人の話に付き合う形で，こういった出来事や日々の調子を面接のなかで話題にした。以下，面接のなかでのトピックを記述していく。なお，Thは心理士，Clはサトウさんの発言である。

　7回目の面接
　Th　（心理教育の資料を見ながら）統合失調症の症状でこのようなことが起こるみたいですけど，似たような体験はありますか？
　Cl　家にいるときに，家の前の道を兵隊が行進してるようなザクザクという音が聞こえた。これは幻聴じゃないかと思う。
　Th　それはなぜ？
　Cl　ここに入院してからも同じ音が聞こえたから。
　Th　あ〜，なるほど。同じ音が違う場所で聞こえた？
　Cl　そう。それはありえないかなと思って。

　心理教育の内容をもとに，自身の体験を振り返ってもらった。すると，そのなかで気づきがあり，以前の体験が症状である可能性を考えることができる。

13回目の面接

Cl 今週は少し調子が悪い。"出てこないと困ってる人が大勢いる""出てこい"っていう声が外から聞こえる。まあ幻聴かもしれんけどな。
Th それは幻聴なんですか？
Cl 6割が本当で，4割が幻聴かな。
Th "出てこい"って言われたら，サトウさんはどう思うんです？
Cl 「困ってるなら出ていかないといけない」って思う。
Th でも，前は出ていこうとして荷物をまとめたけど，今回はまとめてないですね。
A 「待てよ」って考えたんです。
Th 待てよ？
Cl 「ちょっと待てよ」って考えて，「薬もないしお金もご飯もないからやめとこう」って思ったんよ。
Th あ〜，なるほど。一呼吸おいて冷静に現実を考えてみたんですね。
Cl そう。
Th そしたらどうなりました？
Cl 困ったことにはならなかった。事件のときにはこれがなかった。
Th もしそのときにこの方法があったら？
Cl うーん，どうかな，わからん。
Th この方法は使えそう？
Cl 何回かやってみないとわからん。
Th じゃあ実際に使ってみて，また教えてください。

　ここでは，幻聴体験をすぐに解釈して行動するのではなく，一呼吸置いて現実と照らし合わせて行動するための方法を"待てよ"という本人発信のキーワードで共有した。

14回目の面接

Cl 夜の8〜9時くらいに"出てこい"って聞こえる。
Th その声は？

Cl 幻聴じゃないと思う。
Th でも,実際には出ていってはいない。
Cl 「待てよ,困るぞ」って考えて,やめるんだ。
Th 実際に使ってみたんですね。
Cl うん,良い方法かもしれん。困ったことになってないし。

　幻聴とは認識できてはいないが,"待てよ"と考え直すことで行動化はせずに済んでいた。実際に使ってみると,現実的に困った状況に陥っていないことを共有できた。

17回目の面接
Cl 最近は,"帰れ帰れ。もう治ってるから帰ってこい"ってナースステーションから聞こえる。
Th 以前は,外から聞こえてた?
Cl そう。たぶん幻聴だろうと思うけど,本当かもしれないとも思う。
Th 幻聴だと思う理由は?
Cl 前と同じようなことが,違うほうから聞こえるから。
Th 幻聴と思うときと本当と思うときの違いは?
Cl 声に違いはない。たぶん,自分の取り方の違いだと思う。
Th 取り方とは?
Cl 声が聞こえるときがあっても,調子が良いときには気にならない。調子が悪いときは気になるし,苦しい。
Th 気になるとは?
Cl どんどん考え込んでいく。でも,最近はあんまり考え込まない。途中で連想がとまる。
Th とまるのはなぜ?
Cl 看護師に話を聞いてもらったり,「何か言った?」って聞いたりするから。
Th そしたらとまる?
Cl うん,ここへ来たときにはみんな悪い人に思えて,波があった。今

は，みんな自分のために働いてくれてる気がするから，安心。

　病識は調子によって揺れがある。ただ，聞こえる声自体は同じだが自分の捉え方次第であること，また，不調のときには本当の声と捉えやすく，どんどん考え込んでしまうことを共有した。安心感は増しており，スタッフに確認することで連想をストップさせる体験をしている。

22回目の面接

Cl　"出てこい"って聞こえると，無性に抜け出したくなる。外で車がクラクションを鳴らして窓のほうで光がついたり消えたりしてたら，"出てこい"って言ってるんじゃないかと思う。

Th　そのときはどうするんです？

Cl　そのときに"待てよ"を使って，看護師に聞いてもらったら落ち着く。現実的に考えて良いことにならんし。冷静に考えたら，関係ないかなと思う。

Th　立ち止まって考えて，話を聞いてもらってるんですね。

Cl　そう。でも，最近はお経が聞こえることも多くて，気になる。

Th　どこからともなくお経の音が聞こえてきたら，たしかに不安かもしれませんね。

Cl　そう。でも，"出てこい"っていうのもお経も幻聴かもしれんけど。

Th　なぜ幻聴だと思うんです？

Cl　看護師を呼んで確認する。そしたら「聞こえない」って言われたし，勘違いかなって思って。

　幻聴自体はなくなっていないが，幻聴が聞こえたときの捉え方や対処法に柔軟性が出てきて，行動化は減ってきた。
　この時期より，クロザピン導入に向けて薬物調整に入ったため，病状の揺れが見られはじめる。「悪い姉が3～5人いる」「スタッフが入れ替わってる」などと頻繁に話すが，それに伴う行動化は見られなかった。本人と話し合い，面接のなかでは，これまで習得した対処方法の確認を続けていくことになった。

26回目の面接

- Cl 担当看護師が出張から帰ってきたけど,なんか違う人のような気がする。
- Th どのあたりでそう思うんです?
- Cl 何となくだけど。
- Th 見た目は同じ?
- Cl 同じ。
- Th 見た目は同じだけど,違う人のように感じる……不思議ですね。
- Cl そうだな。勘違いかな。
- Th 少なくとも,僕は担当看護師は一人しか知りませんよ。
- Cl そうだな。前は悪い姉が3〜5人いたけど,今は2人。ほかは処刑されたのもしれない。実の姉は死んで他人がいる。
- Th 死ぬとは物騒な話ですね。
- Cl そうだな(笑)。
- Th 少なくとも,僕は一人のお姉さんとしか会ったことないですけど。
- Cl そうか,そうだよね。でも,そう思うんだよ。家の周りがどんどん変わっていってる気がする。
- Th 最近は,そんなふうに感じやすくなってるのかもしれませんね。
- Cl そうなんだ。調子が悪いときのほうがそう感じる。
- Th 最近は調子が悪い?
- Cl ……悪いかもしれない……"出てこい"っていうのと"まだここにいなさい"っていうのと両方ある。外からも内からも聞こえる。
- Th 両極端のことを言われる。それはしんどいですね。
- Cl そんなときは,"待てよ"を使う。そして看護師に言う。言ったらちょっと楽になる。あと,頓服も時々もらう。あれもいいな。
- Th 頓服は少し楽になるんですね。
- Cl うん,言われるのが減る。減ると楽。あ,今,心理士さんが"トンズラしろ"って言ってるようにパッと思った。そんなことはありえんな(笑)。
- Th 言ってませんね(笑)。

症状が慢性化した触法事例へのアプローチ

Cl　そうだな。こんなふうに声を区別できたら良いんだけど。
Th　感じてパッと行動するんじゃなくて，今のように「待てよ」って冷静に考えて行動することが大事だと思いますよ。
Cl　そうだな。

　易刺激性は高まり，容易に幻聴や妄想に転化していった。しかし，これまでに使った対処法を使うことで，行動化には至っていない。また，病状との距離を保ち，行動化しないことの重要性を共有した。

30回目の面接
Cl　調子は良くも悪くもない。
Th　"出てこい"という声？
Cl　そういえば，あんまりない。お経は昨日あったけど。
Th　減った？
Cl　減ったかもしれない。あんまり悪く悪くも考えない。昔は病気が襲ってきたら苦しくて，悪く悪く考えだしたら，調子が悪くて。今はないけど。
Th　なんでなくなったんだろう？
Cl　なんでかな。わからないけど，薬が効いたのかな。
Th　それはあるかもしれませんね。良い薬だと聞いてますし。あと，安心して過ごせているのも大事だと思いますよ。
Cl　たしかにそうだな。事件前は怖かった。でも，ここの人は腹話術を使うんだな。口を開いてないのに，声を出す。まあ自分のこと言ってるわけじゃないし，放っておけるけど。
Th　不思議ですね。僕はそれは見たことないですけど，見てみたいですね。
Cl　不思議なんだよ。でも，そうなら考えすぎかもしれない。

　最終的にクロザピンを300mgまで増薬したことで，幻聴は大きく減ったようだが，消失することはなかった。ただし，発話量や発話スピードも上昇し，

疎通性の改善も見られた。

　心理教育を行うなかで，統合失調症という病名自体は受け入れていった。しかし，統合失調症で起こりうる症状を知識としては理解できても，自分の体験と照らし合わせた理解はできていなかった。面接のなかで過去の体験に焦点化し，心理教育の資料と照らし合わせながら考えることで，一部は症状として起きていた可能性を理解できるようになった。それでも十分な病識を獲得することはできなかった。

　そのため，病識を得ることではなく，行動化して困ったことにならないための方法を一緒に考えて，病棟生活や外出時に実践してもらった。具体的には，"待てよ"と考えて冷静に判断すること，看護師に話を聞いてもらうこと，人を呼んで確認すること，頓服を使うことなどの方法を繰り返し実践してもらいながら，実践した後の結果を振り返っていった。その結果，薬物調整のために不調になったときにも，これらの方法を用いることで大きな行動化することなく乗り切ることができた。

　この時期には，被害者である姉との面会も何度か行っていた。しかし，面会では差し入れや最近の様子など最低限の会話のみで，面会時間が短かったり，スタッフ同伴であったりしたため，面会後に「悪い姉だったんじゃないか，親父が家で死んでるんじゃないか」と話し，家に電話をすることが何度かあった。他害行為のことについて振り返り，姉と本人が話し合うことは，退院後の現実的な生活を考えるうえで，重要な課題であった。

　薬物調整である程度症状が減り，サトウさんが現実的な退院に目が向きはじめたタイミングで再度目標を共有し，他害行為の振り返りを開始した。

4 他害行為の振り返り（#31〜38）

　面接の目的である"今回の事件を繰り返さないための方法を考えること"を達成するために，#31で「いつ」「どこで」「誰が」「誰に」「何をして」「どうなったか」という出来事を確認していった。その後に，なぜそのようなことを起こしてしまったのか，本人のストーリーに沿った形で振り返りながら

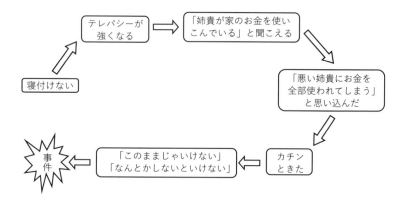

図1　本人と共有した他害行為に至る経過

整理していった．具体的には，本人の内的な体験を聞き，実際にホワイトボードに書き，共有していった（図1）．

35回目の面接
Cl　お金のことで，昔は姉が盗ってるって思ったけど，最近は思わない．
Th　最近はどんなふうに思うんです？
Cl　（姉に）まかせておけばいいと思う．あんまり考えないようにしてる．
Th　事件前の状態と今の状態とを比較すると？
Cl　何かわからないけど変わった．悪い姉はいなくなった．
Th　事件前はどんな状態だった？
Cl　事件の前は「聞こえる」「感じる」が強かった．聞こえて対応してたら深みに入っていった．事件がそうだった．今はだいぶ減ったけど．
Th　もし今，同じように聞こえてきたら？
Cl　たぶん，起こさない．
Th　起こさないと言えるのは，どんな理由で？
Cl　うーん……"待てよ"が使えるし，「そんなことはない」って考えられるようになったからかな．

症状やそれに伴う行動化の減少とともに，姉に対する思いも変化していることが確認された。事件前と振り返り時点の状態や起こりうる行動を比較し，違いを共有した。

37回目の面接
　Th　（図1を見ながら）このような状態になったら，今だとどうします？
　Cl　寝れなかったら，頓服を飲む。
　Th　そしたら？
　Cl　今だったら頓服飲んだら寝れるから大丈夫。
　Th　テレパシーが増えたら？
　Cl　医者に行く。テレパシーは本当かどうかわからないけど，減ったから。でもお経は本当にある。
　Th　そうですか。じゃあテレパシーが増えたら病院に行ったら何とかなる？
　Cl　なると思う。
　Th　悪いお姉さん？
　Cl　いなくなった。人が入れ替わるのは少なくなった。
　Th　悪いお姉さんが出てきたら？
　Cl　うーん……どうするかな。そうなったらまたある（再び事件を起こす）可能性はあるけど……まあすぐにはしないと思う。誰かに聞いてみる，先生とかに。
　Th　何て聞くんです？
　Cl　「悪い姉が悪いことしてる気がするんだけど，どう思う」って。
　Th　相談してみる？
　Cl　うん，今も話してるし。

　病識は十分ではないものの，他害行為と関連した要因にも，これまで繰り返し確認してきた対処法を用いることを話した。

　他害行為の振り返りは本人にとって負担になることでもあり，病状の揺れも観察された。しかし，本人との信頼関係を土台として，なぜこのプロセス

が必要なのか，目的を共有して開始した。また，これまで獲得した対処方法を確認し，本人に使ってもらいながら面接を進めていった。

　振り返りがある程度進んだことを受け，他害行為について姉に説明すること，今後の生活について話し合うことを目的とした会議が設定された。その会議に向けて，姉に向けた手紙を書いた。そのなかには，謝罪の言葉とともに，他害行為に至った流れやこれまでの入院のなかで取り組み，身につけたことなどが書かれていた。その直前の面接のなかでは「姉は許さないだろうな……」と，姉の心情を考え，不安な様子を話していた。

　実際の面会場面では，姉から厳しい言葉は言われたものの，一旦本人の思いは受け入れてもらえた。また，同居はできないが，今後も継続した支援はできることが確認された。サトウさんはホッとした様子で，退院後には現実的にどこでどのように生活するのかを考えるようになっていった。そのタイミングで，これまでの面接のまとめとしてクライシスプランの作成に移っていった。

5 クライシスプランの作成（#39～50）

　これまでの面接内容をもとに，「普段の状態」「少し危険な状態」「危険な状態」のサインとそれぞれの状態への対処法を考え，クライシスプランを作成した（図2）。日常生活や外泊時にそのクライシスプランを利用し，面接のなかで振り返り，適宜修正を重ねていった。

　面接のなかでは，「昔は『絶対』と思って，心の余裕がなくなった」と話し，状態によって確信度が異なってくることを共有でき，本人の言葉でクライシスプランに盛り込んだ。本人自身は時折浮かんでくる妄想のことを『おかしな考え』と話し，"待てよ"という対処や人と話をすることで自分で思い直せる状態は，『普段の状態』と共有した。また，幻聴について，「テレパシーは時々ある。昨日も聞こえた。でも，ほっといたらなくなったけど」と話し，聞こえても相手にしないことをクライシスプランに盛り込んだ。今はテレパシーが減っている理由を訊ねると，「薬飲んでるからかな。薬はやめられないな」と話し，服薬継続の必要性も理解できていた。

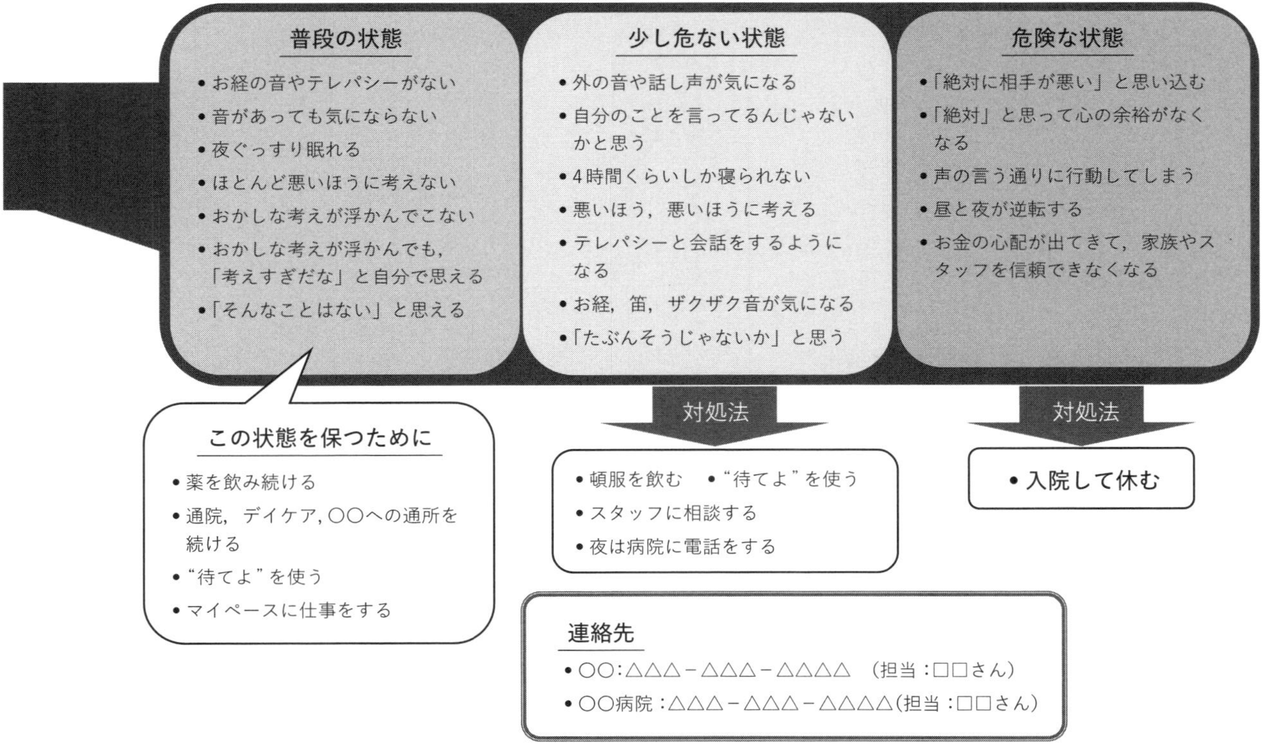

普段の状態
- お経の音やテレパシーがない
- 音があっても気にならない
- 夜ぐっすり眠れる
- ほとんど悪いほうに考えない
- おかしな考えが浮かんでこない
- おかしな考えが浮かんでも、「考えすぎだな」と自分で思える
- 「そんなことはない」と思える

この状態を保つために
- 薬を飲み続ける
- 通院、デイケア、○○への通所を続ける
- "待てよ"を使う
- マイペースに仕事をする

少し危ない状態
- 外の音やテレパシーが気になる
- 自分のことを言ってるんじゃないかと思う
- 4時間くらいしか寝られない
- 悪いほう、悪いほうに考える
- テレパシーと会話をするようになる
- お経、笛、ザワザワ音が気になる
- 「たぶんそうじゃないか」と思う

対処法
- 頓服を飲む
- "待てよ"を使う
- スタッフに相談する
- 夜は病院に電話をする

危険な状態
- 「絶対に相手が悪い」と思い込む
- 「絶対」と思って心の余裕がなくなる
- 声の言う通りに行動してしまう
- 昼と夜が逆転する
- お金の心配が出てきて、家族やスタッフを信頼できなくなる

対処法
- 入院して休む

連絡先
- ○○：△△△△-△△△△-△△△△（担当：□□□さん）
- ○○病院：△△△△-△△△△-△△△△（担当：□□□さん）

図2 クライシスプラン（困ったときの対処法）

症状が慢性化した触法事例へのアプローチ

クライシスプランについて話をしていくなかで，「根っこにあるのは僕が姉を信用してない，そこから（症状が）出てきたと思う。信用しないといけない人が信用できなかった。今はここにいるからどんなことがあっても治る自信があるけど，退院したらわからない」と話した。「人は信用できない」という本人の中核信念を表していると言える発言であり，人（特に近い関係の人）に対する不信感や劣等感が，カプグラ妄想に転化されているとも考えられる。入院の経過のなかで支援者との間に信頼関係を構築し，目標を共有し，課題をクリアしていった経験を通して，本人の洞察が進み，中核信念も変化していったと推察される。そのことを本人とも共有し，退院後も自分一人で考えるのではなく，人と相談しながら生活していくことの大切さを伝えた。

6 退院後

　退院後数年が経過しているが，単身生活で就労継続支援B型事業所とデイケアに通所しながら，安定した生活を送っている。時に妄想の確信度が高まることはあるが，支援者と相談し，短期間の任意入院をすることで落ち着きを取り戻し，再び地域生活に戻ることができている。

4｜面接経過の要約

　これまで，再他害行為の予防を目的とした心理面接を行ってきた。当初は信頼関係を築くことを目的に，本人の訴えを聞きながら安心感をもってもらうとともに，入院治療や心理面接の目的を共有した。その後，統合失調症の心理教育を導入し，疾病に対する捉え方（病識）を確認した。過去の体験と今の体験を比較したり，心理士の体験を率直に伝えたりしながら，病識の拡大も図った。同時に，症状があっても行動化しないような方法を話し合い，実践してもらい，症状に対する対処法を強化した。その後，他害行為の振り返りを行い，図式化して共有した。最終的に注意サインや対処法を整理し，クライシスプランを作成した。

5 | おわりに

　薬物療法を行っても陽性症状が持続し，他害行為に至った統合失調症患者への認知行動療法的なアプローチを提示した。時間をかけて治療関係を築き，治療目標を共有し，協同的に面接を進めていった。認知機能障害が認められたこともあり，各面接でアジェンダの設定と振り返りを丁寧に行うことで，内容を積み重ねていくことができた。これらのアプローチを通して，幻聴や妄想に対する確信度は下がり，行動化することはなくなった。また，人に対する信頼感も向上し，本人の中核信念にも変化が見られた。この事例は，慢性化した症状がある者や他害行為に至った者を対象に行う認知行動療法の有用性を示していると考えられる。

　今回は詳細を省いたが，面接のなかで扱った内容を他職種とも共有し，ポイントとなる介入を日常生活のなかでも行っていた。そのことが対処法の般化につながっていったと考えられる。多職種チーム医療において，認知行動療法の枠組みで見立てを共有することで，より効果的なアプローチができる可能性があるだろう。

第IV部
多様な地域支援

[解説]

地域支援における実践

古村 健　石垣琢麿

1 | はじめに

　第IV部では，民間カウンセリング，精神科専門病院におけるデイケア，福祉事業所，訪問看護ステーションといったさまざまな地域支援の形態におけるCBTpの実践例が報告される。ここでは簡単に各事例を紹介する。

　民間カウンセリングという支援形態では2つの事例が提示される。いずれも，クライエントの困りごとをしっかりと聞き取り，問題を明らかにしつつ，適切な介入方法を選択して面接が進んでいく。外来面接室で心理士が行う介入の典型例ではあるが，民間カウンセリング機関ならではの難しさと面白さの両方がよくわかり，地域支援における重要性が明確に理解できる。

　精神科専門病院のデイケアの事例では，就労支援に力を入れており，ときには自宅を訪問して家族も含めた面談を行っている。さらに，就労につながったあとも電話相談で支援している。この事例は，デイケアで勤務する多くの職種に対して，CBTpが地域支援に役立つことを示す適切な内容になっている。

　福祉事業所では医療機関以上に生活者である当事者と密接にかかわっている。第IV部では，グループワークとしての当事者研究が臨場感あふれる逐語録で再現されている。多くの当事者がさまざまな意見を交換するなかで，自らの問題への本人の理解が深まっていく。日ごろから集団的なアプローチに取り組んでいる読者には，当事者研究を実践していなくても参考になることが多いであろう。

　最後は，訪問看護へのコンサルテーションの事例である。精神症状以外に

も日常生活では多くの困りごとが生じる。この事例は，訪問スタッフが当事者と一緒に問題を発見し，認知行動モデルを使って理解しながら介入するプロセスに，どのようなコンサルテーションが有効かを示している。すべての訪問スタッフにとって本事例は，CBTpの具体例というだけでなく，どのようなコンサルテーションを受けるとスタッフが安心でき，当事者の役に立つのかという具体例でもある。

2 地域支援の形態とCBTp

　統合失調症の地域支援で求められるのは，心理的側面も含めて当事者の生活全般を支えることであり，当事者自らの力で生活を営み，社会的つながりを形成あるいは再構築して，社会的存在としての自己を確立することが目標となる。リカバリーの概念も，当事者が社会のなかで一方的に支援されるのではなく，社会の一員となって主体的に生きること，当事者が自分の手に人生の主導権を取り戻すことを目標としている[1]。

　CBTpでは当事者を直接支援する方法として，従来から個人面接とグループワークの両方がとられてきたが，最近では，他の支援者へのコンサルテーションという間接的な提供方法も行われる。いずれの方法をとるとしても，地域支援では，当事者や関係者の社会のなかでのニーズを適切に汲み取り，柔軟に対応する必要がある。統合失調症当事者への地域支援システムにはさまざまなものがあり，日常生活における当事者の困りごとも多種多様である。困りごとのなかには，その地域の特性を反映しているものもあるだろう。第IV部ではCBTpの実際の姿が事例を通して鮮明に描写されており，地域における心理的支援の方法のひとつとしてCBTpが多くの人に役立つことが示されている。

1 地域医療におけるCBTp

　日本におけるCBTp実践の場は，現状では医療機関，特に精神科病院や精神科クリニックが主となっている。その意味では，読者にとって精神科デイ

ケアでの事例（吉田論文）は身近なものであろう。CBTpで最も一般的な形態は，一対一の対話形式で行われる個人面接である。デイケアでの個人面接は，経済的な負担が少ないため当事者の動機づけが比較的低くても成立するが，デイケアに来ることが必須条件である。つまり，この個人面接は従来型の「待つ医療」だが，回復を急がずに待つことは，統合失調症の精神科医療にとって重要な治療態度だと考えられており[2]，医療者が本人の生活空間に積極的に入り込まないほうが，状態が安定する場合も多い。しかし，生活支援が当事者の重要なニーズであるとき，「待つ医療」を離れて，当事者や関係者と慎重ななかにも積極的にかかわることは，アセスメントと本人の適応のためにきわめて有益な活動になりうる。その具体的な例が自宅や職場などへの訪問支援である。

　訪問も含めて包括的に生活を支援する方法として包括的地域生活支援（Assertive Community Treatment：ACT）は効果が実証されており，日本でも活発な活動が展開されている[3]。電話相談は，当事者の来所行動が伴わなくても相談意欲があれば成立するため，CBTpにとって従来型の面接と訪問支援の中間に位置するであろう。これを拡張して，今後はうつや不安を対象に開発されているインターネットによる支援方法もCBTpに採用されるようになるかもしれない。

　訪問スタッフへのコンサルテーションの事例（佐藤論文）は，CBTpの活用の幅をさらに広げる貴重な実践経験である。英国では10年以上前からすでに，訪問支援活動にCBTpが採り入れられており，臨床心理士と看護師の協働によって効果を上げている。ターキントンたちの臨床研究[4]では，臨床心理士が精神科看護師に対して短期のCBTpをスーパーヴァイズしているが，佐藤論文の事例はその日本版ということができよう。臨床心理士の役割の広がりという意味でも今後の展開に期待したい。

2 民間カウンセリング機関におけるCBTp

　民間カウンセリング機関での個人面接は自費であり，かつ実施回数についても契約を結ぶことになる。こうした形態は，面接や変化への当事者の動機

づけが高くないと成立せず，対象者はある程度の経済力をもつ人で，都会でなければ提供が難しいかもしれない。しかし，現実にこうした機関が増え，アクセスが容易になっていることを考えると，「統合失調症の支援は医療機関で行う」という発想は，地域支援ではすでに古典的なのかもしれない。

　何らかの理由から医療機関ではない施設でカウンセリングを受ける統合失調症当事者も多いという事実は，少なくとも次の2つの点から重要である。まず，当事者が抱えている精神症状以外の心理的困難さの多様性を再認識させられる点である。この点は第Ⅳ部の重要なテーマでもあるため後に検討するが，「自分の辛さは，医療では受け止めてもらえない」と統合失調症当事者が考えるなら，医療者は自戒を込めて反省すべきであろう。次に，民間カウンセリング機関のカウンセラーもCBTpについての知識と経験をもたなければならない時代になったという点である。山内論文の2事例がコアな統合失調症か否かという点については，さらなる精神医学的な議論が必要だと考えるが，2つの事例ともかなりの苦痛を伴う幻覚や妄想を，一時的にせよ体験していることは間違いない。こうした人々を，症状を理由としてカウンセリングの対象外と考え，医療機関に差し戻すようなことが続けば，当事者の苦しみをさらに増すことになる。CBTpが扱うのは，認知の偏りや日常生活上の具体的な困難さであり，精神障害そのものではない。それゆえに，CBTpは診断横断的に柔軟に適用できるのである。この特長を活かして，さらに多くのカウンセラーがCBTpを学び，医療機関と協同しつつ実践されることが期待される。

3 当事者研究とCBTp

　グループワークもCBTpを提供する形態のひとつである。ここでいうグループワークとは集団力動に注目する集団精神療法ではなく，ソーシャル・スキルズ・トレーニング（Social Skills Training：SST）のような主に行動面に焦点を当てたCBT的介入法や，たとえば「社会認知ならびに対人関係のトレーニング」[5]や「メタ認知トレーニング」[6]のようなCBTpを応用したトレーニング・プログラムなどを指す。とはいえ，グループワークの特長のひとつ

は，やはり参加者間に働く心理的な力を活用できることにある。他者と問題を共有できることで孤立感が弱まり，希望や安心感を得る当事者は多い。また，自身と重ね合わせることができる「先輩」や「仲間」からの助言だからこそ心に響くこともある。

当事者研究もグループワークCBTpと重なる部分が多い（小林論文）。当事者が抱える問題を扱う際に「カギとなる認知」に注目し，本人が主体的にフォーミュレーションを行いつつ，グループメンバーが協同的に（協同的経験主義的に）問題解決に取り組むアプローチは，CBTpのプロセスそのものといってもよい。ただし，CBTpではフォーミュレーションに認知行動科学の知見が反映され，それを道しるべに治療が展開される。また，問題の具体化，関連要因の分析，仮説の生成，仮説の検証といった一連の科学的手続きを，セラピストは（当事者には明らかに伝えないとしても）重視している。その意味で，自由な発想で展開される当事者研究はCBTpと同義ではない。しかし，CBTpで行われるフォーミュレーションは，科学的妥当性がどれほど高くても，当事者の腑に落ちなければ治療的意味をもちえない。医療者が科学的に正しい薬理学的説明を繰り返しても薬のアドヒアランスが向上しないのと同じである。CBTpでは，当事者研究で明らかにされてきたような当事者の発想や本音の困りごとと，科学的手法との境界線を見極め，どこで折り合いをつけるかという難しい問題に直面するのだが，これが臨床の面白さでもある。なお，CBT全般と当事者研究との対話として，伊藤絵美と向谷地生良による著作[7]が参考になる。

3 │ CBTpの汎用性・介入標的・目標設定

表1は第Ⅳ部の各事例の概要をまとめたものだが，冒頭にも書いたように，病状や支援形態だけでなく，現在の困りごとや当事者の背景もさまざまであることがわかる。しかし一方で，CBTpに共通する点，すなわち汎用性と介入標的もこの表から見て取れる。

まず，電話相談，家庭訪問，コンサルテーション，グループワークなど，どのような形態がとられようとも，同じCBTpの概念や面接技法が用いられ

表1　各事例の概要

執筆者	罹病期間	主たる残遺症状	その他の症状、あるいは困りごと	介入した施設／組織	介入方法	介入期間	面接時間（1回）
山内 (A)	約20年	幻聴、自我障害	人とうまくいかない朝、死にたくなる	民間カウンセリング	個別面接	11カ月 計11回	50分
山内 (B)	約20年	被害関係念慮	対人不安、過食、低い自尊感情	民間カウンセリング	個別面接	8カ月 計10回	50分
吉田	約3年	陰性症状、被害関係念慮	引きこもり	デイケア	個別面接（多職種合同面接を含む）	16カ月	30分
佐藤	約30年	幻聴	歩けない、低い自尊感情	訪問看護ステーション	家庭訪問 電話相談	2回	60分
					コンサルテーション	約半年	30分
小林	約15年	幻聴、認知機能障害	易怒性、衝動コントロール不良	福祉事業所	当事者研究（集団）	半年	他の事例を含め60分程度。本事例にかけた時間は15分程度。 全体90分 （15〜30分／1人）

ていることから汎用性は明らかである。CBTpの「現在の具体的な困りごとを具体的に解決する」という姿勢と，ある程度構造化された対話が，当事者とその関係者にわかりやすさを提供していると思われる。また，このことによって，CBTpは地域で当事者を支えている人々との「共通言語」となり，協同作業が活性化されることも重要である。事例でも示されているように，紙やホワイトボードに問題点と解決策を図式化するという，CBTpが得意とする手技も協同作業の活性化に一役買っている。

　次に，介入標的については，抑うつ，不安，怒りなどの感情とそれに伴う行動がどの事例にも共通しており，感情の調整や再適応化が介入の目的となっている。入院や精神科外来での治療においても，幻覚や妄想などの精神症状だけがCBTpの標的となるわけではない。しかし，地域支援の目的は当事者が生活を取り戻し，それを維持することであるから，精神症状よりも生活の支障となっているネガティブな感情や行動に，より焦点が当てられるのは自然なことである。

　さて，当事者の全般的な回復に向けて大きな力をもつのは，ニーズを踏まえた実現可能で将来への希望を含有した目標設定である。うつ病や不安症に比べると，統合失調症当事者との目標設定は容易ではない。さまざまな理由から目標自体を見出せないこともある。しかしながら，第Ⅳ部の事例では目標設定のヒントがいくつも示唆されている。吉田論文の事例では，自宅訪問における当事者と母親の対話のなかから目標が具体化し，変化していった。山内論文の事例では，低い面接頻度であっても，現実的な目標を定めることで進展が見られた。佐藤論文の事例では，幻聴よりも，歩けないことに焦点を当てて介入している。いずれにしても，当事者と支援者が丁寧に話し合って目標を設定している点が重要であり，これがCBTpの成否を左右する。現実生活に基づく目標設定が可能であるという点では，地域支援は医療機関の入院・外来治療よりも目標への題材を見出しやすいかもしれない。小林論文の当事者研究の事例は，ほかとは事情がやや異なるが，当事者自らが発見した課題や苦労についての「研究」を，仲間や支援者との語らいのなかで深めていくという意味では，CBTpと同じ原則に基づいていると考えられる。

4 | アセスメントとフォーミュレーションで注意すべきこと

　前節で述べたことは，逆に言えば，地域で生活する当事者が，抑うつ，不安，怒りを抱え込むような心理状態に容易に陥るということでもある。CBTpのセラピストは一般に，統合失調症に特有の症状と，うつ病的ないし神経症的な苦しみの両方をアセスメントして，全体像をフォーミュレーションしなければならない。

　アセスメントとフォーミュレーションが進むためには，第一に，当事者とセラピストとの間に問題が共有されていなければならない。当事者の内的体験を傾聴するためにも，他の章で解説される事例と同様，ラポール形成には十分な時間をかける必要がある。

　当事者がもつストレングスやレジリエンスのアセスメントも重要である。セラピストは，当事者のネガティブな側面ばかりに注目してしまうような「認知の歪み」をもたないよう注意しなければならない。これらの回復力には個人内要因と環境因の両方があり，後者にはソーシャルサポートとしての人，組織，環境が含まれる。当事者が主として訴える困難が，たとえ「歩けないこと」であっても，レジリエンスやソーシャルサポートは必ず関連している。地域支援にCBTpを役立たせるためには，回復力と環境因への配慮が不可欠である。

　さらに，特に地域支援においては，精神障害へのスティグマに十分注意を払わなければならない。他者からの偏見や差別は障害当事者の地域生活を大きく阻害するが，特に精神障害では症状を悪化させるという明確な証拠がある。他者からスティグマを受けるという体験だけでなく，当事者がもつ精神障害へのスティグマ（セルフスティグマ）が影響を及ぼす問題も臨床研究からわかってきた[8]。スティグマは当然のことながら強い抑うつ，不安，怒りを惹起する。この強いネガティブ感情が幻覚や妄想の持続に関連することもよく知られている[9]。また，精神障害に対するスティグマは，警察官・救急隊員や医療関係者の間でも強いことが調査によって明らかにされている[10]。精神障害にとってスティグマは，社会的・倫理的な問題というだけでなく，医学的・心理学的にも重大な問題なのだという意識を社会全体で高める必要

がある。

5 | 地域支援でCBTpを実践するための学び

　残念ながら，現在の臨床心理士養成プログラムのみでは，地域支援でCBTpを実践するための学びは得られない。第Ⅳ部の執筆者である臨床心理士は，現場で主体的に学び，技術を磨いてきた。「そうするしかなかった」ということである。大学・大学院のプログラム改革を即座に成しえないならば，現場での研修システムを早急に整えなければならない。統合失調症だけでも日本の当事者は約80万人にのぼり，入院中心医療から地域支援へと治療の形態が急激に変わりつつあることを考えれば，地域支援活動でCBTpを使いこなせる人材育成は急務である。

　CBTpの習得に王道はなく，各種テキストの読み込み，実践とスーパーヴァイズ，研修会などへの参加，という他の精神療法と同じ訓練の繰り返しである。本書がその訓練の一助になれば幸いであり，また「CBTpネットワーク」も今後積極的に研修会を開催していく予定である。第Ⅳ部の各事例から，セラピストたちが，常識的でバランス感覚の優れた視点や対話の形を身につけていることを理解してもらえるだろう。こうした視点は，臨床で日々培われるものであり，しっかり身についていなければ当事者との対話に応用できない。

　ただし，当事者の内的体験とその体験への認知や反応を丁寧に聴き，適切な「妄想の範囲内での働きかけ」[11]を行っている精神科医，看護師，精神保健福祉士，作業療法士は，どの職場でも必ずいる。同僚他職種からCBTpについて学ぶべきことは多い。また，地域支援では，CBTpは数ある社会資源や支援手段のひとつにすぎないことを謙虚にとらえるべきであるし，当事者の真の苦痛や強さを教えてくれるもっとも優れた教師は，生活者である当事者自身であることを忘れてはならない。

文献

[1] 伊藤順一郎・福井里江 (2013) リカバリー. In：日本統合失調症学会＝監修：統合失調症. 医学書院, pp.597-604.
[2] 中井久夫 (1984) 中井久夫著作集1巻 精神医学の経験――分裂病. 岩崎学術出版社.
[3] 渡邉博幸 (2013) サービスモデル――日本での取り組み. In：日本統合失調症学会＝監修：統合失調症. 医学書院, pp.588-593.
[4] Turkington, D., Kingdon, D., and Turner, T. (2002) Effectiveness of a brief cognitive-behavioural therapy intervention in the treatment of schizophrenia. British Journal of Psychiatry 180 ; 523-527.
[5] Roberts, D.L., Penn, D.L., and Combs, D.R. (2009) Social Cognition and Interaction Training (SCIT) : Treatment Manual. Oxford : Oxford University Press. (中込和幸・兼子幸一・最上多美子＝監訳 (2011) 社会認知ならびに対人関係のトレーニング (SCIT) 治療マニュアル. 星和書店)
[6] 石垣琢麿 (2012) メタ認知トレーニング (Metacognitive Training : MCT) 日本語版の開発. 精神医学 54 ; 939-947.
[7] 伊藤絵美・向谷地生良 (2007) 認知行動療法, べてる式。. 医学書院.
[8] 下津咲絵 (2016) 精神疾患のセルフスティグマに関する実証的研究の動向. 心理臨床学研究 34-3 ; 342-351.
[9] Birchwood, M., Trower, P., Brunet, K. et al. (2007) Social anxiety and the shame of psychosis : A study in first episode psychosis. Behaviour Research and Therapy 45 ; 1025-1037.
[10] Hinshaw, S.P. (2006) The Mark of Shame : Stigma of Mental Illness and an Agenda for Change. Oxford : Oxford University Press. (石垣琢麿＝監訳, 柳沢圭子＝訳 (2017) 恥の烙印――精神的疾病へのスティグマと回復への道標. 金剛出版)
[11] Fowler, D., Garety, P., and Kuipers, E. (1995) Cognitive-Behaviour Therapy for Psychosis : Theory and Practice. Chichester : Wiley. (石垣琢麿・丹野義彦＝監訳 (2012) 統合失調症を理解し支援するための認知行動療法. 金剛出版)

民間カウンセリング機関における統合失調症圏のクライアントへのアプローチ

山内未佳

キーワード 民間カウンセリング機関，短期介入，再フォーミュレーション

1 | はじめに

　民間カウンセリング機関に来談するクライアントの悩みや状態は幅広い。統合失調症圏のクライアントが来談する場合，第一に発症・再発リスクを適切に見立てて精神科医療に繋ぐ必要がある。一方，社会適応が保たれる程度まで陽性症状が軽快しているものの，心理社会的な困難や悩みが長く続いて来談へと至るケースもあり，これらはカウンセリングの適用となりやすい。

　日本でもCBTpの知識は広く周知されるようになってきたが，実践報告は入院施設をもった専門的医療機関からのものが多く，人的資源が豊富な特殊な環境で行われているイメージをもたれやすい。本稿では，民間カウンセリング機関において認知行動療法（CBT）がどのように適用されるかを検討するため，以下に2つの事例を示したい。

2 | 事例の概要──スミレさん（仮名）・40代女性

　スミレさんは，障害者就労を継続しているシングルマザーの40代女性である。主治医と相談のうえカウンセリングを併用し2年が経過した時点で，筆者（以下，Thと表記する）が担当することとなった。引き継ぎ面接でのスミレさんは，素朴で清潔感がありながらも，疲れたような表情を浮かべて淡々と語った。Thが話しはじめると，メモを取りながら真剣な眼差しになること

が特徴的であった。

1 現病歴とカウンセリング開始までの経緯

　スミレさんは20代前半に統合失調症の診断を受け，以降，入退院を繰り返していた。20代は外来通院やデイケアをしばしば自己中断し，主治医も定まらなかった。30代になると主治医が定まり，就労を継続できる状態が数年続いたが，30代半ばからは再び被害妄想，連合弛緩，自我障害の影響で，離職と再就職を繰り返した。40代になると，就労移行支援センターの介入を受けることで就労は安定した。一方，「心のなかに出てくるものをどうにかしたい」と心理的な問題の解決を求め，主治医に相談し，カウンセリングの導入に至った。

　前任者がカウンセリングを開始した際の目標は「他者に対し暴言が浮かんでしまう」という悩みの解決であった。カウンセリングでは「暴言が浮かんだ出来事」をスミレさんに話してもらい，それが症状であることを前任者が指摘してスミレさんが納得する，という関わりを繰り返していたという。そして2年が経過し前任者が退職したことにより筆者が新たなThとなった。

2 初期アセスメントと目標の設定

　初回面接にスミレさんは，緊張した面持ちで来談した。持参したノートを見ながら，うまくいかない出来事や，自分に欠けていると思うところを自ら積極的に語った。そして，「私のおかしいところを指摘して，アドバイスをしてほしい」と希望を述べた。スミレさんの語りに耳を傾けていると，カウンセリングを「アドバイスをもらう場」だと捉えていることに加えて，日常でうまくいかないことだけに注目してしまう習慣が形成されていると思われた。そこで，〈そうすることで，どうなりたいですか？〉と問うと，「人と距離を取りたい。暴言をやめたい。人と接したい。人から『孤立してほしい』『親子の仲を引き裂く』と思われないようになりたい。家事をこなしたい。朝死にたくなるのが治ればいい」と，さまざまな希望を語った。

スミレさんはアドバイスを希望していたが，Thとしては，カウンセリング終結後，外来通院を継続しながらスミレさん自身が問題に対処できるようになるには，日常生活でうまくいかないこと以外にも目を配り，「困りごと」がどのように生じて持続しているかをモニターし，自らの力で解決策を探らなければならないと考えた。そのためには，スミレさんが自らの能力やサポート資源を理解しながら，Thと対等な立場で話し合うことによって，解決策を探る力を身につけることが必要だと判断した。

　ただし，面接内容と構造を支持的カウンセリングから協同的経験主義に基づくCBTへ急激に変化させると，スミレさんの混乱を招くと考えた。そこでアドバイスを希望するスミレさんに対して，Thは今までのカウンセリングスタイルを継続できることを伝え，まずは安心とゆっくり考える余裕を与えるよう心がけた。そのうえで，〈スミレさんの良い部分も聞かせてほしい〉と伝えると，スミレさんはしばらく考えた後，「あれ？……良い面？　わからないです」と苦笑いを浮かべた。そこで，〈スミレさん自身が見えていない部分があるのかもしれない。私もスミレさんの半分しかわからない。このまま今までのカウンセリングと同じ方針でアドバイスをすると偏ったものになってしまうと思う。だから最初は，スミレさんのいろいろな面を2人で一緒に探りながら，ここで2人でできることを決めていきませんか？〉と目標の再設定を提案した。そして，初回面接では，冒頭で語られた複数の主訴を整理した結果，「人とうまくいかないこと」と「朝死にたくなること」のメカニズムを明らかにすることが目標となった。

　Thはその後の面接でも，面接構造が変化したことによる混乱を最小限にしながらも，新しい関係性を築くために以下の3点を心がけた。

　まずはアジェンダ（面接での話題）設定に気を配った。スミレさんとThとの間の共通目標を見出すために必要な内容のほか，今までのカウンセリングで行っていた「困りごと」の報告も加えることとした。次に，面接中のメモの活用も心がけた。面接中に，話題や全体での位置づけをいつでも再確認できるよう，アジェンダとともに今の話題をメモに書き出すこととした。最後に，Thの態度に留意した。スミレさんからThがアドバイスを求められたときは，介入の目標とは異なることを共有したうえで，問題を整理しつつ一般

的なアドバイスを与えるなどして臨機応変に対応することとした。
　以上を心がけながら，月に1回の頻度で11カ月間，1回50分間の自費カウンセリングを行い，終結となった。なお，この頻度はスミレさんの経済的事情を考慮して決定した。

3 介入経過

　初回面接でスミレさんと合意した2つの目標に応じて介入を行った。面接頻度が低いため，2つの目標達成に向けた作業を段階的に行うとスミレさんの面接へのモチベーションが下がると判断し，同時並行で行うことにした。

(1)「人とうまくいかないこと」への介入

　まず人とうまくいかなかったことを尋ね，そのときの状況をスミレさんとともに「出来事」「認知」「感情」「行動」に分けて整理した。場合によっては行動的対処や認知的対処についても話し合い，ロールプレイも実施した。
　2回目の面接では，人とうまくいかなくなるきっかけを引き出した。スミレさんが語った，迫害的な「自分の頭に勝手に浮かんでしまったけれども納得のいかない自分の考え」や「幻聴だと思う」出来事をまとめて"暴言さん"と名づけることとした。
　3回目以降の面接では"暴言さん"が頭に浮かぶか，外からやってくるかの違いを数回かけて整理した（表1）。どちらの"暴言さん"であっても，「相手や周りが変な目で見てくる（気がする）」と捉え，「やっぱり相手は怒っている」「私は迷惑がられている」「孤立してほしい，死んでほしいと思われているんだ」という思考で心がいっぱいになり，恐怖感と罪悪感に圧倒されていた。さらに，これらの思考と感情に圧倒されるときに取る行動は，その場から立ち去るというものであった。"暴言さん"が頭に浮かんだときに誰かと一緒にいると，「しばらく距離を置きましょう」「さようなら」などと相手に告げてその場を去り，電車のなかなど不特定多数の目が気になる状況では，その場から逃げ帰っていた。その結果，孤独感が生じ，落ち込んでしまうということが，「人とうまくいかないこと」のメカニズムであった。

表1 "暴言さん"が出た後のスミレさんの変化と行動の結果

	人とうまくいかない時のこと	
出来事	会話時に"暴言さん"が聞こえる 休憩時間 上司から指示を受けるとき プライベート時間など一対一のとき	人混みのなかで"暴言さん"が聞こえる 電車 ファミレス 飲み会のときなど多数のなかにいるとき
認　知	相手にも暴言が聞こえてしまった 私が言っていると思われる 暴言は私の本心かもしれない	何者かが私に向けて言ってきている 私が悪いからだ ゴメンナサイ!! 人にバレたら攻撃される
気　分	焦り	怖い，反省
行　動	相手に謝る 目を合わせない	目立たないようにする 人の顔を見られない
結　果 (出来事)	相手や周りが変な目で見てくる (気がする)	
認　知	やっぱり怒っているんだ 私は迷惑がられているんだ 孤立してほしい，死んでほしいと思われている	
気　分	恐怖，罪悪感	
行　動	距離を置きたい旨の発言をする	その場からダッシュで立ち去る
結　果	孤独になる，「またゞ」と落ち込む	

　"暴言さん"について整理を繰り返した結果，8回目の面接では，スミレさんは「"暴言さん"は自分の隠れた本心かも，と思って罪悪感で満たされていた。でも，私の本心は『人と仲良くしたい』だから矛盾していますよね？」と，"暴言さん"をより客観的に捉えることができるようになった。

(2)「朝死にたくなること」への介入

2回目から行動記録表を継続してもらい，面接で毎回振り返りを行った。これは，活動と症状の関係を明らかにすることを目的とし，6回目の面接まで続けた。そして，最終的には「スミレさんマニュアル」を作成した（図1）。

行動記録表を用いた介入では，「日常生活における刺激」と「その後の調子の変化」を記録し，振り返り，実験し，活かすことを繰り返し行う。「あるべき生活」の獲得を目標にするのではなく，その人にとって適切な生活内容と行動量を本人と一緒に発見し，実際の生活に取り入れることが主な目的である。また，スミレさんのように困難を抱えてから経過の長いクライアントの場合，本人にとっては当然のことで面接では語られない悪化要因やサポート資源を発見するのにも役に立つ。

スミレさんが記録したかつての行動記録表には，「土日両方に予定を詰め込む」と「日曜の夜から調子が悪化する」という出来事が記されていた。そこで，「休日は半日ゆっくり過ごす。そうすると調子が整う」という仮説を立て，日常生活で実験したところ仮説通りになった。そこで，その後もこの行動を生活に取り入れた。

また，図1をスミレさんと振り返るなかで，調子が悪くなる行動の仮説と良くなる行動の仮説を考えた。調子が悪くなる行動としては「丸一日子どもと口をきかない」「お酒を飲む」「友人のメールに4時間付き合う」などが仮説に加えられた。一方，調子が良くなる行動として「8時までに起きる」が仮説に加えられた。このように，新たな仮説を追加し，結果と矛盾する仮説を消去し，行動と調子のバランスを見極める実験と振り返りを繰り返すことで，「朝死にたくなるメカニズム」を明らかにしていった。そして，最終的なまとめは「スミレさんマニュアル」として作成し，6回目の面接でスミレさんと共有した。

(3) 情報提供

スミレさんは自生思考や幻聴に気分や行動が影響されやすく，対人距離がつかめなくなるだけでなく，自生思考や幻聴を「自分の隠された本心だ」と認識して自責的になることで強い罪悪感も生じていた。そのため，折に触れ

て心理教育やノーマライジングを行った。特に4回目の面接でテーマに挙がった幻聴について，不安，孤立，過労，不眠の4つの条件が重なり，それがしばらくの間続くと出現する現象だという説明[1]がスミレさんには納得できた。また，"暴言さん"に振り回されて行動することによって，次の"暴言さん"出現のきっかけとなる孤独感を強めていることも理解できた。さらに，「自分の本心」とは矛盾した「自分の隠された本心」が"暴言さん"として現れたとしても，「言わなければ相手に伝わらない」ことをスミレさんは理解した。8回目の面接では，"暴言さん"が他者と一緒にいるときに出現しても，余裕をもって「どちらが自分の本心かを選ぶ」という対処が取れるようになったことをスミレさんは報告した。

(4) 介入をまとめて共有する

　行動調整による症状コントロールもある程度身につき，悩みのパターンが見えてきたところで，「人とうまくいかないこと，朝死にたくなるメカニズム——今までのパターンと新しいパターン」（図2）として，7回目から最終回の面接にかけてスミレさんとThが一緒に再びフォーミュレートした。このフォーミュレーションを日常生活でスミレさんにモニターしてもらい，面接での修正を繰り返しながら対処行動を強化した。

　そのなかでスミレさんが新たに気づいたことがあった。スミレさんは幼少期に親から虐待を受けており，特に「殺してやる」と山奥まで車で連れていかれた記憶が強烈に残っていると語った。「私の"暴言さん"の『死ね』という言葉や迫害するような声は，そういった親の声が重なっているのかもしれませんね」とスミレさんは寂しそうに付け加えた。"暴言さん"が現れてもほとんど慌てなくなっていたスミレさんだったが，これ以降は"暴言さん"の出現回数がさらに減っていった。本人に理由を聞くと，「よくわからないけど，親に殺されると思って日々過ごしていたことをきょうだいに話したら，それぞれが同じように思っていたことがわかった。そうしたら一人じゃないんだって，そういう感じが出てきた」と語った。

　この頃には，疎遠になっていたきょうだいと連絡を取りはじめたことや，つらいときに「私はつらい思いをして当然の人間だ」と思わずに，楽しいと

１週間の行動記録表

今週の留意点：休日は、半日ゆっくり家で過ごす

△月		○日（月）	○日（火）	○日（水）	○日（木）	○日（金）	○日（土）	○日（日）
行動	午前	起床 6：30 服薬 7：00	起床 6：30 服薬 7：00	起床⑪：⑩ 服薬 7：00	起床 6：30 服薬 7：00	起床 6：30 服薬 7：00	起床 10：00 服薬 忘れて （ゴロゴロ）	起床 8：00 服薬 8：30 （ゴロゴロ）
		服薬 12：30	仕事	仕事	仕事	仕事	家 （ゴロゴロ）	服薬 13：30
	午後	仕事	服薬 12：30	服薬 12：30	服薬 12：30	服薬 12：30	服薬 13：30	隣町 （ショッピング）
		仕事	仕事	仕事	仕事	仕事	家 （昼寝）	家 （家事）
	夜	家 （大ゲンカ）	家 （家事・お酒）	家 （家事）	家 （子どもの友人 お泊まりに来る）	家 （友人とメール）	外食 （友人と会う）	服薬 20：00
		服薬 20：00	服薬 20：00	服薬 20：00	服薬 20：00	服薬 20：00	服薬 19：00	服薬 23：00 就寝 23：30
		眠前薬 22：40 就寝 23：00	眠前薬 22：40 就寝 23：00	眠前薬 22：40 就寝 23：00	眠前薬 22：40 就寝 23：00	眠前薬 忘れて （：00？）	眠前薬 23：30 就寝 0：00	
１日の様子	気分	1・2・③ （良い）（普通）（いまいち）	1・2・③ （良い）（普通）（いまいち）	1・2・③ （良い）（普通）（いまいち）	1・②・3 （良い）（普通）（いまいち）	1・②・3 （良い）（普通）（いまいち）	1・②・3 （良い）（普通）（いまいち）	①・2・3 （良い）（普通）（いまいち）
	体調	1・②・3 （良い）（普通）（いまいち）	1・2・③ （良い）（普通）（いまいち）	1・2・③ （良い）（普通）（いまいち）	1・②・3 （良い）（普通）（いまいち）	1・②・3 （良い）（普通）（いまいち）	1・2・③ （良い）（普通）（いまいち）	1・②・3 （良い）（普通）（いまいち）
	症状	1・②・3 （良い）（普通）（いまいち）	1・2・③ （良い）（普通）（いまいち）	1・2・③ （良い）（普通）（いまいち）	1・2・③ （良い）（普通）（いまいち）	1・2・③ （良い）（普通）（いまいち）	1・2・③ （良い）（普通）（いまいち）	1・②・3 （良い）（普通）（いまいち）
	合計	7	9	8	7	6	8	5
１週間の合計点		**50点**	今週の振り返り	子どもの大げんかはよくあるけど、気まずくて火曜も口をきかなかった。挨拶ぐらいはすればよかったのかもしれない。金曜日のメールは、ちょっと付き合いすぎたかも。翌日は夕方まで調子が悪かった。日曜の朝はあえて予定を入れないでゆっくりしたら、夜いい気分でお過ごせた。				

63～
47～
37～
21

```
スミレさんマニュアル

どうやると穏やかに過ごせるか
• 0時より前に眠る
• (省略)

どうやると調子が悪くなるか（翌朝死にたくなる方法）
• 朝・昼・晩の一日中他人と過ごす
• 丸一日、子どもと口をきかない
• ビールを1人で3本以上あける
• 夜、人生について考え込む

もし、調子が悪くなったらどうするとよいこと
• 好きな音楽を聴いてから早めに眠る
• きょうだいに電話をして、TVや旅行の話を20分する
• (省略)

毎日心がけること
• 他人とのメールは5往復すれば十分
• 家事は6割主義 ♪
```

図1　ある1週間の行動記録表と「スミレさんマニュアル」

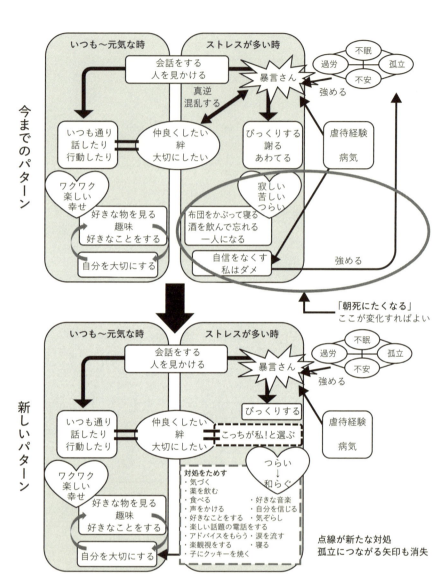

図2　人とうまくいかないこと，朝死にたくなるメカニズム
　　　──今までのパターンと新しいパターン

思える活動を行ったり，友人やきょうだいと一緒に過ごしたり，という行動上の変化も報告された。また，最終回では，初回面接に比べて幻聴の頻度や持続時間，大きさ，苦痛の強さなども軽くなり，「私変わってきましたよね」「うまくいくコツがつかめました」との発言もあった。

4 心理面接の経過の要約

　スミレさんは薬物療法を継続し社会復帰していたが，残遺症状に長年悩まされていた。CBTpを用いた介入により，「困りごと」や症状と生育歴との関連をスミレさんなりにまとめなおしたことで，罪悪感は軽減し，客観的な状況把握や有効な対処行動が可能になったと考えられた。スミレさんとThの共通目標は「人とうまくいかないこと」と「朝死にたくなること」のメカニズムを明らかにすることであったが，結果として主訴の多くが解決され，生活への満足感も高まった。

3｜事例の概要――ヒトミさん（仮名）・50代女性

　ヒトミさんは子育てをしている50代の主婦である。資格取得のために外出しなくてはならないにもかかわらず，人の視線が怖い人前に出られないことが問題となり，自らカウンセリングを申し込んだ。初回面接に現れたヒトミさんは，大柄で目立つ模様の服と濃い色の化粧で身を固める一方で，身体を隠すかのように縮こまっている姿や，コロコロと変わる感情表現は，Thに奇異な印象を与えた。しかし，どこか魅力的で愛嬌のある人でもあった。

1 現病歴とカウンセリング開始までの経緯

　30代半ばでうつ状態と診断され投薬治療が開始された。数年後，実父が亡くなった際に症状が悪化し，入院治療を勧められたが断った。50代になり実母が亡くなったことをきっかけに，子どもの同級生に指をさされ笑われたり，電車で「整形しろ」と言われたりするなど不愉快な経験が増えたという。上

記エピソードのため，外出が怖くなり，徐々に回避する場所が増え，夕飯の買物以外は引きこもるようになった。このような状態が1年続き，主治医に相談したうえでカウンセリング導入となった。

2 初期アセスメントと目標の設定

　ヒトミさんは当初，自分がいかに「ダメ人間」であるかを語り，良いことは記憶にないと語った。そのような自分がさらに「ダメ人間」にならないために，資格取得を成功させなければいけないと考えていた。

　ヒトミさんは10回のカウンセリングを希望した。そこで，この期間で達成できる目標を探すことを方針に掲げた。初回面接では「資格取得ができること」と「そのための外出ができるようになること」が希望として語られた。〈そうなれたら，どうなるでしょうか？〉と質問を投げかけると，「人の目を見られる，スーパーまで堂々と歩ける，電車に乗れる，自分が好きになれる，友人もできるかも……」と，変化したヒトミさん自身のイメージがたくさんわいた。それらをもとに話し合い，「電車に乗って外出できるようになること」と「自分の良い面を見つけること」という2つの目標に向かって介入する方針とした。

　また，すべての面接でアジェンダを立て，話し合ったことをヒトミさんが視覚的に確認できるようメモにまとめることとした。

　当初の5回は3週間隔で実施し，外出が可能になった後は4～6週間隔とし，8カ月の期間に計10回の面接を実施して終結した。

3 介入経過①──「自分の良い面を見つけること」への介入

　この目標を達成するために，2回目の面接以降にホームワークとして「嬉しかったこと・人に認められたこと」を記録してもらった。たとえば，ヒトミさん自身が成し遂げたことや，家族や友人などからかけられた言葉と，それが生じたときの気分を書きとめてもらった。

　ヒトミさんは，最初は良い面をなかなか見つけることができなかったが，

次第にコツをつかみ，記録する出来事が徐々に増えた。これによってヒトミさんは，外見以外の面で人から好意をもたれるという経験を積み重ね，自分のネガティブイメージ以外の側面にも着目することが増えていった。

4 介入経過②──「電車に乗って外出できるようになること」への介入

(1) 回避場面への曝露と対処行動の補強

3回目の面接では，外出における不安状況を尋ね，不安階層表を作成した。ヒトミさんは外出時に緊張が高まると，「神様，私を助けて！」と念じ，目立たないように身体を縮こまらせて，周りを見ないように下を向きながら歩くようにしていた。しかし，これだけ頑張って外出しているのだから，「神様見て！ 私，頑張っているわ！」とその場で神様へ報告してみてもよいのかもしれないというアイディアがヒトミさん自身に浮かんだ。そこで，不安階層表のなかでこの実験を行える状況を選び，実行することになった。その結果，堂々と前を向きながら神様に報告すると気分がずいぶん楽になることがわかった。また，笑われたり寂しくなったりしたときには，「嬉しかったこと・人に認められたこと」の記録を読み返したり思い返したりすると，気分が回復することも確認された。

こうした対処法を使いながら，ヒトミさんは不安に曝露しながら資格取得のための外出を繰り返し行うことができた。9回目の面接では，楽しかった出来事を思い出しながら外出したり，「この見た目で悪かったわね」と心のなかで言い返す準備をしたりといった対処行動が取れるようになったことが報告された。

(2) 問題のフォーミュレーション

回避場面への曝露と並行して，問題のフォーミュレーションを継続した。4回目の面接では外出に伴う困りごととして，「人に笑われたり，不快な発言を受け，落ち込む」ことや過食が語られた。Thは実際に笑われているかどうかの真偽を棚上げして，〈それが起きるとどのように落ち込んでいくか，過食の前後はどのようになっているかについて話し合いましょう〉と提案した。具

体的には，出来事，認知，行動に分けながら問題のフォーミュレーションを進めた。

　ヒトミさんは，笑われた出来事をきっかけに，以前の怖かった出来事を思い出し，「（自分が）生きているだけで（他の人にとって）迷惑」と考えたり，将来を心配したり，という認知が出現していた。強い恐怖と不安を感じていたが，それを緩めてくれる人がいない場合は寂しさも感じた。この寂しさが出現すると，何か食べたいという欲求が増加し，過食につながっているとヒトミさんは語った。過食の結果として体重が増加し，さらに人目が気になるようになり，自己否定感も生じることが明らかになった。この悪循環の根本には，「好かれなければ価値がない（＝皆に好かれたい）」「私はダメ人間」という信念が存在すると推測された。これらの信念のために，周りの人がどのように自分を見ているかを確認しがちであった。同時に，ヒトミさんが緊張していたり，何かしら調子が悪かったりすると，自分に対する悪意のある声が聞こえたり，他者の悪意を表情から読み取ったりしてしまい，「笑われた」経験を繰り返していた。面接で話し合ったことを繰り返し図式化し，9回目の面接では，最終的に図3のようなフォーミュレーションとなった。

　「笑われたり不快な発言を受ける」ことが客観的な出来事か否かについて，Thとヒトミさんは結論を出さないままだったが，ヒトミさんは「言われた気がしても気にならない」ことが次第に増え，面接の最終回では「言われても気にならなくなっている」と報告した。また，自分の身体を大切にしはじめたことや，人とのつながりが増えたことなどを嬉しそうに語った。

5 心理面接の経過の要約

　ヒトミさんは「笑われたり不快な発言を受ける」ことをきっかけとした回避行動や自尊心の低下によって，社会生活が困難となったクライアントであった。被害関係念慮と幻聴体験といった精神病性症状の影響が強かったものの，外出への不安という問題の性質を考慮し，当初から気分障害や不安障害に対する認知行動療法の介入を応用した。その結果，対処スキルが向上し，精神病性症状に左右されなくなり，活動性も高まったことで孤立も解消し，自尊

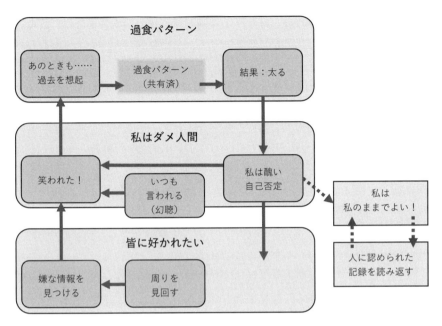

図3 過食，「笑われる」，自己否定パターンと，その脱出策（点線部）

心の回復が可能になったと考えられる。

4 | 考　察

　統合失調症圏のクライエントに対する民間カウンセリングでの2事例を示した。両事例ともに，対人場面を恐れ，回避が見られ，問題を認知モデルで整理し，フォーミュレーションを繰り返すなかで，当事者が納得のいく形となった。問題の理解とともに，対処行動を強めたり，仮説を検証し適応的な対処行動を発見したりしていった。いずれも月に1回程度の低い頻度で，1年以内に終結した短期介入の事例であったが，最終的には，自身で対処する力をつけて終結に至った。

　CBTpには共通する5つの治療指針があると，石垣は指摘している[2]。す

なわち，①協同的経験主義，②認知と行動の適応性・柔軟性を高め，対処法を学習・強化すること，③個別のフォーミュレーションを行い，当事者と共有すること，④ノーマライゼーションの視点に立った心理教育，⑤再発予防を重視すること，である。本稿の2事例は，いずれも①～⑤を行き来しながら進行した。このように民間カウンセリング機関においても，CBTpの適用となる統合失調症圏の事例があり，短期介入においても有効であることが示された。

　なお，民間カウンセリング機関で統合失調症圏のクライアントに介入する際には，次のようなことが起こりやすく，難しさもある。

- 初回来談時に医療機関からの紹介状の持参を求めても，受診歴や病名，中核的な症状を隠して来談することがある。
- 病状悪化時や中断時のフォロー体制を整えるために主治医との連携は欠かせないが，情報の共有を拒否される。
- 経済的理由から，低い面接頻度を希望する。
- 問題の解決を焦り，短期介入を希望する。

　そのため，早期のラポール形成が必要であり，慎重な見立てと迅速な介入を並行させなければならない。
　一方，民間カウンセリング機関ならではの強みもある。たとえば，病状が不安定なときにも，「薬を増やされる」「入院させられる」という不安や懸念がクライアントに生じないため，最初から協同的経験主義の関係は構築しやすく，治療者とクライアントの共通目標を立てやすい。ほかにも，面接構造（時間・空間・料金の一定性）に守られているため，比較的丁寧にクライアントにかかわれること，クライアントの日常生活のなかにあるサポート資源となる情報や人物を探りやすいこと，生活のなかの小さなつまずきを拾い上げて介入できること，フォローアップセッションを設けやすいこと，などが挙げられる。さらに，外来通院に加え自費カウンセリングへ申し込むという点で，変化への動機づけが高いクライアントが多いことも利点である。本稿の2事例は外来通院を継続できていたことに加え，民間カウンセリング機関な

らではのメリットや強みを生かした介入が奏功したと考えられる。

5 | おわりに

　統合失調症圏のクライアントは，安定した社会生活が送れていても，残遺症状や自尊心の低下など，障害に起因する生きづらさを慢性的に抱えることが多いため，医療的ケアだけでは手が届きにくい場合もある。本稿の2事例は，そのような個人に対して，CBTpが民間カウンセリング機関における有効なアプローチのひとつであることを示しているだろう。

文献
［1］原田誠一（2002）「正体不明の声」ハンドブック．アルタ出版．
［2］石垣琢麿（2013）統合失調症の認知行動療法（CBTp）──CBTpの概略と欧米における現状．精神神経学雑誌 115-45 ; 372-378．

デイケアにおける統合失調症患者への実践
IPSモデルにおける外来でのアプローチ

吉田統子

キーワード IPS，就労支援，アウトリーチ，陰性症状

1 | はじめに

　筆者の勤務するデイケアでは，IPS（Individual Placement and Support：個別職業紹介とサポート）モデルに基づく就労支援[1]を実践している。IPSは精神障害を有する人たちの自己実現を支援するために，アメリカで開発された援助付き雇用モデルであり，エビデンスに基づく有効性が認められている。IPSの基本原則は，①誰もが利用可能であること，②治療や生活支援といった他領域のサービスと統合されて実施されること，③一般就労を目指すこと，④年金や生活保護受給に関する個別相談の機会を提供すること，⑤迅速に仕事探しを始めること，⑥就労後も継続して支援を提供すること，⑦利用者の好みと選択を尊重すること，という7つである。IPSでは，まず本人が希望する職に就き，そこで必要とされるスキルを訓練し，仕事に慣れるための支援を継続するというPlace-then-trainの方式を取っている。リハビリに長時間をかけることなく就労し，継続的に勤めるためには，就労の前後を通して，その時々に生じる課題を明確にしながら，当事者本人が対処できるようにサポートする必要がある。
　本稿では，IPSの就労支援において，認知行動療法がどのように適用できるか，実例を示したい。なお，本稿執筆に際しては，本人から口頭と書面で同意を得たうえで，個人が特定されないよう一部修正を加えている。

2 | 事例の概要——ゆうきさん（仮名）・20代男性

　ゆうきさんは二人兄弟の長子であり，出生・発達の異常は指摘されていない。マイペースだが，まじめでおとなしく，手のかからない子どもであった。喘息のため学校は休みがちであったが，成績は普通で，友達はおり，いじめもなかった。

　高校入学後から寝つきが悪くなり，友人から話しかけられるような幻聴，独語，空笑が出現。大学に進学したが，勉学への意欲がないという理由で不登校となり，中途退学した。

　その後，レンタルDVDショップで週に数回のアルバイトをしていたが，勤務していた店舗が閉店した後はほとんど外出せず，家でゲームをしたり，DVDを観たりして過ごす生活を送っていた。自室では，大声を上げることが時折あったが，両親は他の家族の看病で忙しかったため，ゆうきさんの異変に対応できずにいた。

　20代前半に軽微な触法行為により，初めて精神科を受診することになった。統合失調症と診断された後，抗精神病薬の治療が開始され，服薬アドヒアランスは良好で陽性症状は速やかに消失していった。一方，意欲低下は持続し，デイケアも導入されたが，興味がもてないという理由でデイケア参加は継続できなかった。

　そこで，ゆうきさんの将来を心配した両親がゆうきさんを連れて当院を受診した。当院初診時には，幻聴，独語，空笑などの陽性症状は目立たず，意欲低下，集中困難などの陰性症状が中心であった。ゆうきさんの希望が就労であったため，IPSモデルに基づく支援を行っている当デイケアに紹介された。デイケアの受理面接でゆうきさんは「今はほとんど家にいてちょっと退屈なので，体力やコミュニケーション能力をつけていきたい」と希望を述べた。

3 ｜心理支援の経過

1 就労までの支援経過

　開始後間もなく，デイケア参加は午後のみとなり，1年後には通所頻度は月に2，3回となっていた。

(1) デイケアでの心理支援
　デイケア登録1年が経過したX年5月に筆者が担当となった。まずは心理状態やストレングスについて，アセスメント面接と心理検査を実施した。結果の要点は以下の通りであった。

> （1）意欲の低下や消極性が認められるものの，心理的な安定は保たれている。
> （2）「過去のアルバイトでは好きな映画に触れられて楽しかった。同僚や上司らとは今も交流がある」とも語ったため，ゆうきさんの嗜好に合う内容であれば，意欲も高まり，活動の継続も可能ではないかと予想された。
> （3）デイケアは「行ったほうがよいとは思うものの，何となく行けない場所」となっている。

　その後，デイケア参加を促すために心理面接の約束を交わすこととした。しかし，当日になってキャンセルとなることもあり，このまま積極的な介入を行わないと，かつての大学やデイケアのように参加できなくなることが懸念された。そこで，ゆうきさんが抱く将来への希望と，休みがちになっている事情について，丁寧に聴取する心理面接の機会を設けた（Thは筆者，Clはゆうきさんの発言）。

心理面接——目標と現状を明らかにする

Th ご自分としては,どうなっていきたい?
Cl ゆくゆくはアルバイトか,できたら仕事がしたい。
Th そのためには,どんなことが必要そう?
Cl 週2回デイケアに通ったり,デイケア以外でも定期的に決まった場所に行けるようになって,体力をつけないと。
Th 体力のためにも,もっと定期的に決まった場所に行ったほうがいいと思っているんだね。今はそれはどう?
Cl 行こうと思うけれど,なかなか行けない。
Th 行こうと思って,なかなか行けないのには理由がある?
Cl 夜ゲームやっていて,起きて昼だったりして。
Th 活動に間に合わない日が多いから?
Cl それもある。行くのに気が引けてしまうのもある。
Th 起きていたけれど,気が引けて行けない日もあったんだ。行ける日と,行けない日とは,どこが違うんだろう? 思い出してみて。
Cl 行ける日は,しっかり寝た感じ,そんな日は,人の目が気にならないけれど,行けなかった日は,前の日にすっと寝つけなくて,起きてもすっきりした感じがなくて,なんか人から見られている気がしていた。
Th なるほど。しっかり寝た感じがあるかないかが違っていて,それには寝つきも関係しているんだね。見られているというのは,どんなふうに行きにくさとつながっているんだろう?
Cl 電車のなかとかで,周りの人が見てくる感じがして,変な奴だなと思われてそうな感じがして気になる。
Th それは行きにくい。まずは,スムーズに寝つけるように工夫をしていこう。

　対話のなかからデイケアを休みがちとなる背景が明らかとなった。すなわち,①活動性が低く,日中も仮眠しがちであるため,睡眠相が後退して入眠・起床とも遅れがちとなっている,②睡眠効率の低下から熟眠感も得にくくなっ

ている，③またそうした状態では，漠然とした被注察感が生じやすくなり，外出しづらさが増していることであった。そこで，これらのメカニズムをゆうきさんと共有し，睡眠に関する心理教育を行った。また，決まった時間にデイケアに通所する目的として，メタ認知トレーニングプログラムを紹介し，参加を促した。加えて，家族からも情報を聴取し，生活を整えるための協力を仰ぐために，家庭訪問を行うことにした。

(2) アウトリーチ（家庭訪問）

　X＋1年2月に自宅を訪ね，母親も交えて話を聞いたところ，食事の用意や掃除などのすべてを母親が行っており，「（ゆうきさんは）掃除もしないし，（母親が用意したものを）食べるだけ」であることがわかった。デイケアを休んでほとんど自室にこもっている状況に対し，母親が「本当は出かけて，人とかかわってくれたらと思うんですけれど。早くに病気に気づいて受診をさせられなかったために，悪くさせてしまったのではないかと私も責任を感じていて，これ以上無理はさせたくないんです」と述べたのに対し，ゆうきさんは「デイケアに行くのも，出かけること自体は平気」と言った。このような会話から，①ゆうきさんは，陰性症状によってさほど苦痛を感じない課題であってもなかなか取り組めない，②一方，家族は発症への責任を感じ，再発に過敏となり，ゆうきさんにできることであっても「無理」と判断して，負担にならないようあえて促さないようにしていることがうかがえた。

　筆者は，この状態を続けるとさらに回復が遅れるのではないかと危惧したため，母親に〈現在，病状は落ち着いているが，やる気がもてずに活動性が乏しくなってしまっている状態である〉と説明し，〈本人の希望するゴールに向け，日々取り組むことを増やしていくなかで，自信もつき，回復が進んでいく〉と伝えた。また，〈最初からデイケアに行くことは難しそうなので，まずは家のなかでできる活動から取り組んで，日中は起きて夜には寝る睡眠リズムに整えていくのを優先しましょう。そのために本人の役割を明確にして，ご両親は行動を促すけれども，代わりにやらないで，本人にやらせてもらいたい〉と依頼し，実際に行う活動をゆうきさんと相談して決めていった。

　家庭訪問後に行ったデイケアでの面接では，ゆうきさんの肯定的な変化を

一緒に共有できた。すなわち，日中のゲーム時間は減り，下膳や風呂掃除など，手伝いに取り組む時間が増え，熟眠感が得られ，デイケアには午後からスムーズに参加できるようになった。一方，午前中に行う課題（買い物に同行し，荷物を運ぶ）については，「二度寝してしまい実行できていない」と報告された。睡眠相をさらに前進させ，朝からの活動性を高めるには，さらなる工夫が必要だと考えられた。そこで，再度3月に家庭訪問を行って，午前中の活動計画を立てこととした。家庭訪問でのやりとりの一部を示す（Mは母親の発言）。

Th　いかがですか？
M　朝，何回か言っても起きてくれないと，それ以上は諦めていました。けれど，今まで言わずに待っているだけで何も変わらなかったのが，一緒にお話ししてから，デイケアに行く日も増えてきたのを見ると，本当はこうしてもらえたらと思っていることも口にしたほうがいいのかもしれません……。
Th　具体的にはどんなことを期待されていらっしゃいますか？
M　できれば，2年以内には就職してほしい。
Cl　僕としては，できれば，1年以内には仕事に就きたい。でも，今は仕事という意識がないので，昼から行けるときにデイケアに行っているだけだし，いざ仕事となって，朝から毎日行けるかわからない。
Th　仕事を意識すれば朝から活動できるのかどうかを試してはどうだろう。何か良い案はありませんか？

　この後，ゆうきさんから今後の目標となる2つの具体的行動が提案された。すなわち「午前中は近隣のパソコンスクールに行き，資格取得のための講座について下調べをする」こと，「ハローワークの障害者雇用に登録するために必要な手続きを電話で確認する」ことであり，これらを宿題とした。
　2週間後の振り返りでは，「宿題はすべて実行できた」と報告があり，目的を意識して取り組めば，朝から活動できることを共有した。また，当デイケアで新規に開始する"就労準備プログラム"にも「午前から週2日参加したい」

と希望し，ついに午前中からデイケアにも継続して参加できるようになった。

(3) デイケアでの心理支援

X＋1年4月から参加開始したデイケアの"就労準備プログラム"では，仕事に向かう態勢をつくりながら，面接で病気の注意サインや，苦手な場面，不調時の対処法について明らかにしていった。企業側に対する自らの問題とその解決策を，筆者と一緒に書類にまとめた（表1）。

この時期には「好きなゲームの会社で，週20時間から働きたい」という希望をもとに，就労支援専門家に紹介された求人情報にいくつか応募した。ヘアスタイルやネクタイなどにも助言をもらい面接に臨んだが，相次いで不採用となった。さらに，デイケアも欠席するようになったため，自宅に電話すると，「続けて落ちてショックだった」というゆうきさんの気持ちを聞くことができた。筆者が，〈一所懸命準備していたのだから，ショックなのは当然〉〈これからも落ち込んだりして辛いときには相談してほしい〉〈今回の経験は，次の採用面接に向けて戦略をさらに練る土台にすればよい〉と伝えたところ，翌日からは再びデイケアに参加することができるようになった。

就労支援専門家との合同面接で，「ゲーム会社は経験者で即戦力となる人を求めていたため不採用だった」ことが明らかになった。そこで，「まずは求人の多い事務職に就いて，経験を積み重ねてはどうか」と提案された。また，「自分の好きなことや得意なことは資格として形にしておくのが就職には有利

表1　就労面接のためにまとめたゆうきさんの問題点と解決策

- 孤独で相談できない環境では，人から見られる感じや，馬鹿にされる感じがする。
- ひどくなると，幻聴が頻繁に聞こえ，家にひきこもってしまうこともあった。
- しかし現在は，無視できるような内容の幻聴しかなく，人目が気になっても外出できる状態にまで回復している。
- 仕事上でわからない点があった場合には，質問のできる人がいれば安心して働けそうだと考えており，配慮をお願いしたいと思っている。
- 集中力が途切れた場合には，深呼吸などのリラックス法で対処していきたいと考えている。

であり，勉強中であっても履歴書に書いておくとよい」という具体的な戦略が伝えられると，ゆうきさんはExcelの自習に取り組むようになった。

　X＋1年8月には，データサービス会社での事務補助に応募し，ついに採用が決定した。これは，家庭訪問で「1年以内に仕事に就きたい」と宣言してから，5カ月後のことであり，デイケアに午前から参加できるようになって4カ月後のことであった。「朝起きが確実に行えるか」「体力面で問題はないか」という不安を残しながらも，朝起こしてもらうことを家族に依頼して勤務開始となった。

2 定着支援

(1) 心理面接

　X＋1年9月からは，就労後も6週ごとの受診に合わせてデイケアで心理面接を実施し，仕事や体調を含めた生活全般を検討した。最初の2カ月間は週20時間（1日4時間），3カ月目からは週30時間（1日6時間）の勤務であった。ゆうきさんは「最初は疲れたけれど，慣れてきた」「職場には教えてくれる人もいて，働きやすい」「いずれは正社員になりたい」と述べた。筆者は，職場に順調になじんでいることや意欲的に勤務できていることを評価した。

　しかし，就職して4カ月が過ぎたX＋2年1月頃から，頭痛や吐気などの体調不良が生じやすくなり，欠勤が増えた。内科的には異常が認められなかったため，心理的な原因によると考えられたが，仕事上の変化やきっかけとなる出来事もなく，ゆうきさんも明確な理由が思い当たらないという。この時期には，1年間の契約更新となったが，「欠勤が50日を超えた時点で契約が中止になるため，休みを減らすように」と会社側から注意されていた。ゆうきさんの「体調が悪くても，会社に行けるようにしたい。でないと，ここをクビになって，ほかで勤めても同じことになりそうに思う」という訴えに応じ，臨時心理面接の機会を設けた。

臨時心理面接──会社を休んでしまう状況の確認

Th　会社を休んでしまうときの状況は？
Cl　朝起きた時点で，頭痛や吐き気とか，下痢がちょっとひどかったりすると，行けないと思ってしまう。
Th　行くとどうなりそう？
Cl　行っても仕事でミスしてしまうんじゃないかとか心配になる。
Th　ミスしてしまうと，どんなことが心配？
Cl　データを間違って外部に送信してしまって，情報が漏れてしまうとか，社内で違うデータを送ってしまい，周りの人が仕事をやり直すことになってしまうとか，迷惑をかけてしまうんじゃないかと思ってしまう。
Th　実際にそうしたことが起きそうな確率はどれくらい？
Cl　情報漏洩は20％。
Th　それはかなり高い確率だね。データサービス会社で外部への情報漏洩があれば，ニュースになるはずだけれど，そうしたニュースを聞いたことは？
Cl　業界は違うかもしれないけれど，過去にあったと思う。
Th　20％くらいあるとすれば，5日に1度程度はそうしたニュースを見聞きする？
Cl　そんなには。でも，外部にもメールが出せるようになっているので，ひょっとしたら，自分が誤送信してしまうことはあるんじゃないかと思ってしまう。
Th　外部に渡っては困るような情報も一部はあると思うけれども，その情報を，送信先をよく確かめず，外部に宛てて出してしまう，といろんな条件が揃わないとならないと思う。それでも5回に1回位の確率で漏れてしまうのだろうか？
Cl　そうなってしまう可能性はあると思う。
Th　社内で違うデータを送ってしまう可能性はどれくらい？
Cl　50％くらいありそうに思う。
Th　半々くらいに思えるんだね。今まで仕事をしてきて，多少不調とい

う日もあったのではと思う。そうした日の半分は違ったデータを送ってしまうとすれば，たびたびミスを指摘されてきたと思うんだけれど，実際はどう？
Cl　指摘されたことはない。
Th　では，半分は間違うというのは，多すぎないだろうか？
Cl　ミスはすぐに発見されるとは限らないから，気づかないで処理されていたかもしれないと思ってしまう。
Th　それでも，遅れてミスを発見されたことはない。どうも，実際より高い確率で心配なことが起きるのではと予測しているように見える。そう考えて，行けないと思って休んだ日もあるのでは？　休みを減らしていくうえでも，過剰に心配しないでいられるような工夫もできれば楽かもしれない。

(2) 電話相談

　上記の面接の結果，自分の過失で周囲に迷惑をかけてしまうことへの不安がもともと強かったが，とりわけ不調時には，ミスを防ぐ自信がないため不安がさらに増して，出勤をためらう状況になっていることがうかがえた。そこで，X＋2年2月から毎週の電話相談において，不調で欠勤した日についても振り返り，その原因を探りながら，出勤しやすいように変えられる要素について話し合うことにした。電話相談の時間は30分とした。

第1回　電話相談──不安への対処と出勤するための工夫
Cl　ここ2，3日吐き気が続いていて，1日休んでしまった。
Th　吐き気が続いても行けた日と行けなかった日があった。何が違っていた？
Cl　行けない日は疲れがたまっている感じで，しっかり眠れた感じが無かった。逆に行けた日は，すっと眠れて，朝まで目が覚めずに疲れが取れた感じがあった。
Th　熟眠感が大切なんだ。毎日の睡眠習慣は？
Cl　寝る直前までゲームをして，19時にベッドに入って，4時に起きて

いる。9時間は寝るようにしている。
　Th　寝つけなかったり途中で目が覚めたときは，何をしているの？
　Cl　ベッドのなかで，「今日したあの仕事はうまくやれなかったかも」とか，「ミスが明日発覚するのでは」と思ったり，心配がわいてきて，気になって仕方なくなる。朝起きても，「今日は行けそうか」「体調はどうか」と，ずっと考えつづけている。
　Th　長時間考えつづけても答えが見つからないので，ぐったりするのでは？
　Cl　確かにぐったりしてしまう。
　Th　そんな日の出勤は？
　Cl　難しくなってしまう。「行ってもたぶんミスしちゃうだろう」と思って，大丈夫と思えない。

　筆者はゆうきさんに，〈熟眠できたかどうかが出勤の可否判断を大きく左右するのではないか〉と伝えた。また，入眠をスムーズにするために，①脳を過覚醒させる可能性のあるゲームは入眠2時間前には切り上げること，②失敗を振り返る代わりにその日に起きた成功体験や快気分を伴う「良かった出来事」を書き出すことを勧めた。加えて，出勤までの間に体調に注目しつづけると，些細な変化を過敏に捉えてしまう可能性についても伝えた。そのうえで，③就床や起床時刻を遅らせて，考えても答えが出ないことについては考えないことを提案した。さらに，④心配が始まりそうなときは，心理的に疲れてしまう前に「今日も大丈夫」と自己暗示的な声かけをして支度をし，支度が整ったら座れる電車に乗って出勤するよう勧めた。
　それらを実践した結果をゆうきさんに問うと，「ゲームをしないで，ベッドに入るのを遅らせたら時間にゆとりがあったし，すっと眠れて，しっかり眠れた感じがして，吐き気もしないで出勤できた。考えずに行って大丈夫かなと思いつつも会社に行ってみたら，平気なことも多かった」と報告されたため，上手くいった方法は継続するよう促した。

　2回目以降の定期電話相談では，毎朝の不安を0〜100で評定した結果と，

日々の出来事，体験した「良かった出来事」について報告してもらった。体調や不安の推移を聴取しながらも，ゆうきさんが自らの肯定的な側面に着目できるよう，「良かった出来事」や肯定的な変化については特に意識して話題にした。

この時期には，体調を崩すと不安が強化され，欠勤することがまだ生じていた。しかし，翌日には不安が下がりはじめ，「調子が戻ってきて，明日は仕事に行けそう」と2日以内には回復して出勤できることが増えた。ときに体調を崩して欠勤することについても，「できる運動をしながら体力をつけて，改善していきたい」と語った。

さほど体調が悪くないときの不安は30程度であったが，勤務を安定して継続できるとさらに不安は下がり，「職場の人に頼まれた仕事をしたら，お礼を言われて嬉しかった」「続けて仕事に行けていると，できる仕事が増えてきて楽しい」と喜びや達成感が語られるようになった。そうなると好調な状態を維持できるという好循環も生じ，ゆうきさんも「行けるかなというより，行きたいと思う気持ちが出てきた」と，肯定的な変化を認めることができた。

体調不良時の「ミスをしてしまうのではないか」という不安に関して，「情報が漏れるのではないかと思っていた件は，セキュリティのアンケートに回答して，二重三重に漏れないような配慮がされているというのが実感できたので，少し安心できた」「違ったデータを送ってしまうのではという心配も，間違いが起きにくいよう，部署内で共通のひな型が作られて，それに沿って入力していけば大体は間違えないで行えるとわかったので楽になった」「それでも，実際にデータを送るときには，深呼吸して，内容や宛名を慎重に確認するようにもしている」とゆうきさんは語るようになった。過失で迷惑をかける可能性についても，現実的な判断が可能になり，ミスへの妥当な対処も可能になった。

ただし，「体調が優れないと，『大丈夫』と自己暗示がかけられなくて，出勤するときと個人情報をメールするときが不安になる」と報告されたため，"会社に行けば平気""メールを送る前に宛先を確認すれば，情報は漏れないので大丈夫"と書いた2枚のカードを手渡し，不安な場面では見返すようにした。これ以降，不安を理由に欠勤することが減り，解雇される危機を脱す

ることができ，就労も1年が経過した。

4 | 心理支援のポイント

ここまで，IPSモデルに沿ったゆうきさんへの支援を継時的に解説した。支援のポイントを表2にまとめる。

表2　ゆうきさんに対する心理支援のポイント

就労前	アセスメント	心理検査とストレングス・アセスメント
		ゆうきさんの希望とデイケアを欠席する状況の把握
	アウトリーチ	家族に対し生活状況の情報聴取と陰性症状の説明
		活性化のための行動課題の設定
		就労目標の共有
	デイケアプログラム	"就労準備プログラム"を通じた，注意サインおよび対処法の整理
就労後	心理面接	欠勤する状況と欠勤に至るまでのプロセスの把握
	電話相談	不安に対処し出勤する工夫の検討
		不安のモニタリングと「良かった体験」の記録に基づく肯定的変化への着目

5 | おわりに

本稿では，IPSモデルの就労支援に認知行動療法を適用した事例を示した。就労に向け，陰性症状をターゲットにして活動性の向上を意図した前半では，家庭訪問して家族を含む三者面談を行った。陰性症状を母親に説明し，段階的に活動を向上させる方法を一緒に検討したことが，ゆうきさんだけでなく家族にとっても，回復の可能性とその方法について具体的に検討する転機になったと考えられる。また，ゆうきさんの就労への具体的希望を関係者で共有することが，負担の大きい就労準備に対しても家族からの支援を得やすく

したと思われる。面接に来られない陰性症状が重い事例では，アウトリーチがきわめて有効な場合も多い。本事例においても，家庭訪問後に目覚ましい活動性の向上が認められた。

就労後は，職務で生じる不安への対処に焦点を当て，主として電話相談による支援を継続した。体調不良時に，ミスへの不安と，周囲の人に迷惑をかけてしまうのではないかという不安が増し，欠勤してしまう状況に対して，不安を高めず出勤できる具体的な方法をゆうきさんと一緒に検討・工夫した。不安のモニタリングや生じた出来事の報告に加えて，「良かった出来事」を記録し報告するよう促すことで，自らの肯定的な側面にも気づくことが可能となり，同時に不安による欠勤も減った。

IPS モデルの就労支援ではさまざまな支援法を積極的に取り入れているが，ゆうきさんに対しては，ゆうきさんの「困りごと」に沿って認知行動療法のアプローチを用いたことで，就労および定着支援が効果的に進んだと考えられる。

文献
[1] 伊藤順一郎・香田真希子＝監修 (2010) IPS 入門（IPS ブックレット 1）――リカバリーを応援する個別就労支援プログラム．地域精神保健福祉機構．

福祉事業所におけるグループワーク形式の簡易型CBTp
当事者研究からSSTへの橋渡し

小林 茂

キーワード 当事者研究，SST（Social Skills Training），簡易型CBTp

1 | はじめに

　生活者としての精神疾患当事者は，さまざまな苦労に出会う。福祉事業所では，当事者の就労活動やグループホームなど日常生活により近い環境において支援を展開する。そして，当事者が生活者としての歩みを続ける限り，その生活の営みを途切れさせずに持続させることに力が注がれる。そのため，福祉事業所のスタッフの支援の目的は，症状の消失ではなく，当事者自身が苦労を抱えながらも工夫して生活するのを支えることにある。

　福祉事業所では，一人ひとりの利用者に対し，一定の期間を区切り，定期的な面接で終結を目指すような標準的な認知行動療法による支援は現実的ではない。むしろ，随時，生活の営みから生じるさまざまな課題に日々取り組む簡易型認知行動療法（以下，簡易型CBTp）の技法が求められる。簡易型CBTpには，いくつかの形態がありうる。そのなかでも福祉事業所で行われる，当事者研究[1, 2]や生活技能訓練（Social Skills Training：SST）は，簡易型CBTpのひとつの形態であると筆者は考えている。当事者研究の役割は，認知行動療法の観点からすれば，事例定式化を行う作業と位置づけることができる。一方，SSTは事例定式化に基づく介入と位置づけられる。図1は当事者研究からSSTへの展開を図式化したものである。本事例では，グループ形式で行われる当事者研究での事例定式化と，SSTへの橋渡しを示す典型的な事例を示したい。

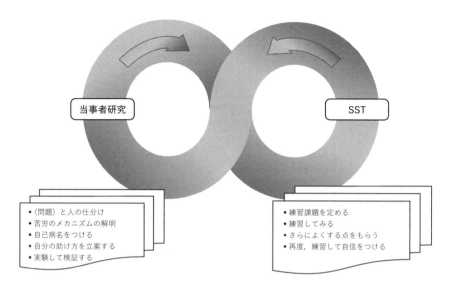

図1 当事者研究からSSTへ，SSTから当事者研究へ

2 | 当事者研究とは何か

　事例に入る前に，当事者研究について簡単に解説しておく。筆者が勤務していた社会福祉法人「浦河べてるの家」では当事者研究と呼ばれるグループワークを毎週月曜日に1時間半実施している。参加者の総勢は20〜30名で，当日に居合わせた事業所利用者，スタッフ，外部のさまざまな見学者で構成され参加者の制限はない。また，グループワーク中の退出は参加者の自由である。

　1人当たりの発表時間は10〜20分程度で，発表者は事前に研究テーマを準備することもあるが，その場でグループワークのリーダーが「お題を持ってきた人はいますか？」とテーマを募ることもある。毎回3〜4人ほどの利用者が入れ替わり当事者研究を発表し，参加者とともに研究を行う。当事者研究の発表は，初回の場合は「研究課題の紹介」から始まり，継続の場合は「報告」から始まる。いずれの場合も，その後に「検討」「まとめ」という流れで

ある。

　当事者研究には，"当事者研究ノート"などを活用して自分だけでする一人当事者研究，支援者との面談で行う当事者研究，グループで行う当事者研究がある。研究の仕方や形式は決まった定式はない自由度の高いものである。詳細は引用文献のほか，『みんなの当事者研究』[3]などを参照していただきたい。

3 ｜ 事例の概要──やすさん（仮名）・30代男性

1 生育歴

　やすさんは，A県で長男として生まれ，両親と弟の4人家族で育った。性格は気が弱い一面があり，勉強やスポーツができず，いつも一人でいることが多かったという。中学生の頃より，人から高圧的な言い方をされると，「できない」とは言わせないと感じられ，身体が固くなり，圧迫感が強くなることがあった。

　高校を卒業し，事務職で就職したが，仕事ができないということでなじられることが多くあり，配置転換などを経て解雇となった。その後アルバイトをしたが続かず，家に引きこもる生活を送っていた。

2 現病歴

　親の勧めもあり20代後半に再就職した前後より心労が蓄積し，不眠と悪口が聞こえはじめ，1年後に錯乱状態となり精神科病院に医療保護入院となった。統合失調症と診断され，病名は入院中にやすさんに知らされた。半年間の入院生活中に職場は退職している。

　退院後は福祉事業所に通うものの，自分が責められている感覚が増え，不穏状態で再入院となり，状態が落ち着くと退院することを繰り返し，薬の量が30錠ほどに増えた。

　30代後半になり，B福祉事業所への通所を目的にC県に転居した。精神科

クリニックに通院することになり，薬物療法は整理され，現在の処方はバルプロ酸ナトリウム200mg，スボレキサント15mgとなった。B福祉事業所では，当事者研究に，ほぼ毎回参加し，2～3週間に1度の割合で研究発表をした。そのなかで，課題が明確になるとSSTを行うことで生活が安定していった。現在，罵声を受ける幻聴，気分障害，不眠などは続いているが，以後入院なく4年が経過している。

以下に示す事例は，B福祉事業所への通所開始から約1年の経過のうち，主要な転換点となった当事者研究を中心に取り上げる。

4｜当事者研究の実践

この事例は，グループで行った当事者研究のケースであるが，やすさんはグループワーク中の研究だけではなく，一人当事者研究も上手に活用している。やすさんは，グループワーク後もワークで得たアイデアを自らのホームワークとして一人当事者研究を進め，その取り組みを促進することができた好例である。

1　罵声現象の研究

やすさんがB福祉事業所への通所開始約2カ月が経過した。罵声幻聴の影響で，就労移行支援事業所B型では，なかなか仕事に加われず困っていた。そのための対象方法として，感情的にならず，「罵声の声」と「実際の声」を現実の声の主に確認する練習を行っていた。

夏のある日の当事者研究での様子——福祉事務所内で，ホワイトボードの前にL・CLが立ち，円を描くようにして約30名の参加者は丸椅子に座っている。CLが「これまでの研究成果のある方お願いします」と言うと，緊張した様子でやすさんが挙手をした。これはやすさんの初めての研究報告であった。当事者研究のグループワークではリーダーをL，コ・リーダーをCLと記す。また，参加メンバーは，P，Q，Rなどと記した。なお，やすさんの発言はAと記している。

A 「罵声現象の研究」をやっています，やすです。最近になって少しずつだけど良くなっていく気がしました。「幻聴と圧迫の研究」に取り組んでいて，先週の木曜日のSSTでも練習していて，少しずつ仕事に入れるようになりました。

　自分は，統合失調症であり，うつであり，なおかつ軽度の発達障害であることをSSTでも正直に話しました。あまり反応がなかったけど，それまで「できて当たり前の世界」から「できなくても一緒にやろう」と思って，ゆっくりやろうと考えるようになりました。

　それまでは，お金のことや生活のことで切羽詰まって，慌てて仕事をしていました。そのツケが回ってきて，仕事ができなくなってしまいました。そのことをこの前のSSTで練習しました。SSTで「僕はゆっくりやりたいのです」と申告して練習して，少しずつ仕事ができるようになってきました。なおかつ，自分のできることができてきました。焦らなくてもよいから自分のペースを守って仕事をやることや，ゆっくりやろうとしたことがありました。そしたら仲間から「ゆっくりやっていい」「焦らなくてもいいから自分のペースでやって」と言われて，それですごく腑に落ちたんです。それに伴って，焦りとか，周りが見えすぎて余計に焦って見えていたのかなとわかってきました。そのなかでも父親との軋轢とか対立で「できて当たり前」ということが足かせになっていたと思います。父親から離れた生活や，「できて当たり前」からできなくても一緒にやれるということなど，さらに周りの人にのんびり落ち着いて人と一緒にいられるのではないかと思っています。

CL 以上は，これまでのやすさんの研究の報告ですけど，今回の研究テーマについてやすさんに聞いてみたいことはありますか？

L 罵声現象の研究ってことだけど，最近は罵声あるの？

A 最近は少なくなったけど，でも，まだあります。最近は前向きに考えるようにしています。

L みんなから見るとどうだろう？　やすさんに罵声現象が起きているとき，他の人から見るとわかる？「今，やすさんに罵声が来ている

なー」と気づくことがある人はいますか？
P 昼ご飯を食べに来ているとき仲間と話していると，「静かにしてください！」と言われた。そのとき，「罵声が聞こえるのかなぁ」と思った。
A 声が高くて，威圧している声だったので……それで，ちょっと昔のことを思い出して。
L このなかでいうと，誰といるときに罵声現象が起きやすいですか？
A Qさん。焦っているのに，急かすようなことを言われるから，気持ちがさらに焦っちゃうし，けっこう頑張って仕事しなきゃと手詰まりになって。そのときに，罵声が一緒に聞こえてくる。
L そっか，罵声というのは，人の声と罵声がかぶるんだね。
A かぶる。
L Qさんって，男性だけどよくお話しするタイプだよね。ほかには誰といるときに罵声現象が起きる？
A Rさんもある気がする。ちょっといろんなことを言う。
L 女性の場合はある？
A たとえば……Sさんも少し混じることがあるかな……。
L ああ，ちょっと声が大きいタイプもあるのかな。罵声は誰の声で聞こえるのかな？
A 昔の上司の声とか。
L どんな声で聞こえるのかな？　再現してもらえる？
A （だみ声で）「ちゃんと聞いてなきゃいけないよー」
L このなかで昔の上司に一番近い人は？
A ここにはいないけど，一緒に働いているTさん。なんか怒られた感覚になる。
R 僕は罵声とかの現象はないけど，"お客さん"（＝自動思考のこと）がよく来る。"誤作動"（＝自動思考によって意図しない行動を取ってしまう現象のこと）や悲壮感もよく来る。僕がそういう溜まるタイミングは結構わかりやすくて，目立てないときとか，もうちょっとこちらを向いてほしいときに，そういうのが出やすい。やすさんは，どんなときに罵声現象が出やすいですか？

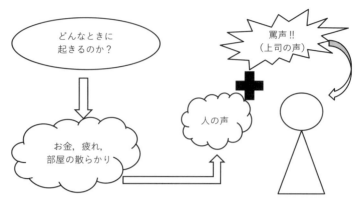

図2 罵声現象の研究

　　A　……けっこう，お金がなかったり，疲れていたり，部屋が汚かったりするときかな……。

　ここでは，やすさんの研究報告をねぎらいながら，やすさんと問題を分け，幻聴の性質や，罵声が起こる生活との関連についてケースフォーミュレーションを行っている（図2）。具体的な状況（誰といるときに聞こえるか）や仲間の具体例を聞くことで，罵声が発生しやすいタイミングについてのやすさん自身も新たな気づきを得た。また，参加者から「やすさんの苦労の共有」という支持を得ることができた。
　当事者研究で罵声現象の性質が共有されると，SSTの課題に他のメンバーからの提案も活発になった。たとえば，幻聴に静かにやさしく声かけてもらえるよう幻聴に頼んでみるといった，幻聴との対話が加えられていった。

② スケジュールパニックの研究

　罵声現象の研究から1カ月後の当事者研究。今回の参加者は約30名。前回と比べるとやすさんの緊張は少なかった。

CL やすさんの研究経過報告をお願いします。
A 「スケジュールパニック」の研究ということで，少しずつ進めています。僕は地元からここに引っ越してきました。最初の頃は罵声現象に悩まされていました。それでもって部屋中がゴミだらけになってしまいました。バイクやインターネットの契約もあって，借金も膨らんで生活が破綻しかけたときに，スタッフに「生活の再建が大事だね」と言われて，どうしたらそういうふうにならないで済むのかというのを研究しています。今，スケジュール帳と携帯電話とノートを持ち歩いています。SSTと当事者研究も活用しています（スケジュール帳と携帯電話とノートを見せる）。これでスケジュールの管理をしたり，メモパッド代わりに使っています。
CL 何だか高級そうですね。
A いろいろ考えてやっていて，"なんちゃってヘルパー"（＝非正規の有料家事ヘルパー）を活用して，それを利用して生活レベルが上がりました。スケジュールパニックになる前段階がありまして，隣町の講演に行けなかったことで腹が立ち，自分のなかで整理がつかないから"プチ爆発"をしてしまって。それが引っかかって，研究を始めました。それでわかったことは，たとえ行けなかったとしても，事前に知らされていたら心の準備ができていたかもしれないし，スケジュールの確認を自分でしなかったことも良くなかったと思っています。それで自分はスケジュールが決まっていないと不安になりやすいことに気づきました。たとえば，ヘルパーの来る日取りが決まっていないとパニックになります。
CL やすさんは，隣町の講演があることを知り，自分も行きたいと希望を出したけれど，定員がいっぱいで行けなくなったんですね。
A それで自分の状況も読めてなかったこともあるし，少し収まりがつかなくなったこともあった。
L 質問です。要はスケジュールが決まっていないと不安になるという……。
A 不安になって，パニックになり，爆発も起こしやすいということが

わかりました。
CL はい。ここまでで何か質問のある方いますか？　何か知りたいこととかありますか？
L そういえばUさんは，スケジュールをいっぱいいっぱい入れていないと不安になるという"全力疾走型"ですけど，Uさんから見てやすさんに何か質問はありますか？
U スケジュールが確定して埋まっていなかったり，途中でそれが変更になる場合も不安になりますか？
A はい。
L スケジュールが埋まっていないことも不安になる，と。
A はい。
L スケジュールが埋まっていると，どういう良いことがあるのですか？
A 仕事とかやる気も出るし，あと自分のなかで目標になったりすることがあります。
C どれくらい先まで決まっているものですか？
A 多いときで1週間先まで。
L 決まっていないときは？
A まったくないです。
L どれくらい先まで決まっていると安心ですか？
A やっぱり1～2週間先まで決まっていれば安心かな。先までスケジュールが決まっていると，それまでに用意するものとか，準備することができるので安心かな。
CL 質問ですけど，スケジュールが決まっていないと，どういう"お客さん"（＝自動思考のこと）がきますか？
L CLさん，やすさんの役になってもらえる？（リーダーの促しに応じてやすさんはCLの後ろに立ち，"お客さん"役となってささやく）
L ちょっとささやいてみて。
A 「嫌われているぞ～」「仕事がなくなるぞ～」「のけものにされているぞ～」。
L ああ，スケジュールが空いていると，「自分は認められていない」と

いう"お客さん"がやってくるんだ。Uさんの場合は，どうですか？
U　よくありますね〜。その仕事を受けないと会社をクビになるのではないかと不安になる。
L　そうか。ほかにそういう人います？　スケジュールがびっちり埋まっていないと，自分は認められていないと"お客さん"を感じる人。
V　私の場合は，認められていないのと違うかもしれないけど，みんなが忙しいのを見て，自分だけヒマなんだなと思うと，みんなから自分だけ取り残されているんじゃないかな，大丈夫かな，と思うことがよくある。
W　ヒマになったら，悪いことを考えてしまう。具合悪くなって，どんどんマイナス思考にはまって下り坂になる。
L　当事者研究のなかでも"ヒマ疲れ"のテーマは長い歴史がありますね。ヒマを埋めようと，どんどんスケジュールを入れると，Uさんのように全力疾走型のようになるし……。
A　それで，予定がわからないと，「嫌われているぞ」「仕事がなくなるぞ」「のけものにされているぞ」という"お客さん"がやってきます。それで頭のなかが真っ白になり，物を買い始めたり，部屋の掃除をしなくなって，物をため込んだり，散らかったりして，収拾がつかなくなって爆発をする，というパターンがわかってきました。
L　見事だね，その辺の整理の仕方は。それで対応策としては，どんなことがありますか？
A　大変になる前に，スタッフに相談したりしてスケジュールの確認をすること，SSTで相談の練習をしたり，当事者研究で弱さの情報公開をすることもしています。

　この段階では，「罵声現象」といった症状の苦労から，症状以前の契機としてやすさん自身の特質についての気づきへと向かっている（図3）。やすさんは発達障害傾向を自覚しているようであるが，統合失調症においても，遂行機能，実行機能など，見通しのつかない状態や対処能力の低下が生じることがある。こうした認知機能上の不利益と「罵声現象」との関連の見極めが，

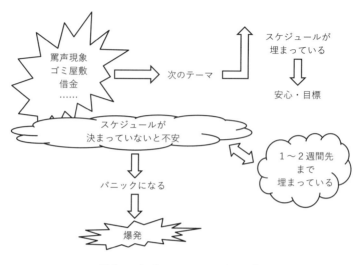

図3　スケジュールパニックの研究

「罵声現象」の予防へとつながっていく。やすさんにおいても，スケジュール帳や自分の状態を記録するといったノートを活用するなど，症状を冷静に考察し，道具を活用するという対処行動の強化が見られる。

　当事者研究での展開から，この時期のSSTは，スタッフや仲間へのスケジュールの相談の練習といった現実的なものとなっていった。また，当事者研究のなかで行ったような"お客さん"への対処方法もSSTに取り組まれていった。

3 罵声現象の正体

　前回から4カ月が経過し，年が明けた時期の当事者研究での様子。今回も約30名が参加している。やすさんは挙手をして，当事者研究の経過報告を嬉しそうに始めた。

A 「罵声現象」で進展がありましたので報告させていただきます。罵声は，「自分の内なる叫び」ということがわかりました。
　昨年の10月から調子が悪くて落ち込んでいました。過去のことに囚われてウダウダしてたら，仲間から「やすさんは子どもみたいなところがあるね」「やすさんはこれからだよ」と言われました。それで"やどかり核シェルター"（＝逃避行動・ひきこもり）や"だだこね問答"（＝親からお金を引き出す交渉行為）を自分から卒業したいという気持ちになり，スタッフに相談したら「良いところに気づきましたね」と言われました。

A 仕事で「手を洗いましょう」と言われたら，昔，実家でおじいちゃんに怒られたイメージが強くなって，「地元のA県に帰れ」と変換され，脳裏に焼きついていたことがありました。おじいちゃんがしつこく言ってくるから耳に残ってて，自己肯定できないまま今に至っています。もともと自己肯定感が低かったうえに，自分を変えようと頑張ってきたのですが，変わらなかったイメージが強かったというのがあります。でも，今なら変えられるのではないかと思えるようになっています。昔のことも考えるけど，自分でエールを送って活動しています。

CL ここまでで何かありますか？

L 逆に，皆さんに教えてほしいのですけど，今回のやすさんのお話を聴いてなるほどと思ったのが，やすさんは「罵声現象」ということを研究していて，たとえば「皆さん，手を洗いましょうね」と普通のことを言っているのに，やすさんの場合は，これが耳に入ったときに，昔のことを考えていると，それが「地元に帰れ！」と頭のなかで罵声に置き換わって，錯覚が起きて「ああ，いじめられている」という感覚になるという話なんだよね。この"耳に聞こえていること"と，"頭のなかに落ちてきた言葉"が入れ替わる"現象"をもっている人は，このなかでどれくらいいるものかな？
　（挙手を数える）

L なるほど3分の1は経験をもっているんだね。じゃあ，そのなかで，

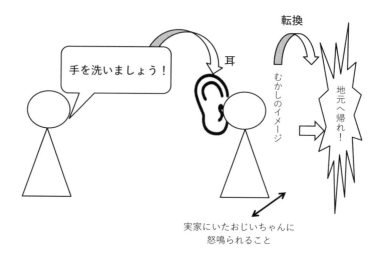

図4 罵声現象の正体

見極めがつかないで，"頭のなかに落ちてきた言葉"を真に受けてしまったことがある人は？
X　はい。相手が冗談で言っているのだけど，私は受け止められなかった。
Y　僕は小さい頃からそういうことあったけど，僕も中学の頃，先生から「○○しましょう」と言われたことが，「なんだバカヤロー」と聞こえたんです。それで頭のなかの嫌な記憶を本とか読んで，隅のほうに押し寄せていけば良くなるかなって思った。
CL　これにはどのような名前をつけてみましょうか？
　　（参加者から命名のアイデアが提案される）
L　新しい現象ということで，「実際伝わっていること」と「自分に起きていること」のズレを検証してみてください。

やすさんは，当事者研究を進めることで，罵声現象の原因が身内に起因するのではないかと考えた。そして，罵声現象が「自分の内なる声」であり，低い自己肯定感をもたらすスキーマの存在を発見した（図4）。当事者研究で

は，最初にフォーミュレートしたものが当事者の変化の度合いに応じて改定がなされていく。また，この事例のように展開されたフォーミュレーションの個々の部分への新たな気づきについても共有する作業を行うことがある。

　この段階でやすさんは，症状や生活のコントロールを向上させていったことにより，希望をもち，自分が変わっていけると自己表明するまでになった。SSTでは，これまでの練習課題に取り組みながら，より自己肯定感を強めるよう正の強化を意識したものとなり，やすさんの変化を支えていった。

5 | おわりに

1 事例の流れ

　生活者としてのやすさんは仕事の場面に入れず困り，SSTで対処方法の練習に取り組んでいた。「罵声現象の研究」は，症状の性質や出現のタイミングの理解を深めた。さらにこのケースフォーミュレーションから，幻聴への直接な対処方法の練習がSSTに橋渡しされた。

　そして，予定が入っていないと不安になるという生活上の問題から「スケジュールパニックの研究」へと展開した。そこで，症状の契機として自身の特質に気づき，症状出現の予防となる対処行動の強化へSSTの内容も変化していった。

　さらに，やすさんは「罵声現象の研究」を続け，過去を思い返して落ち込んでいた時期を振り返り，「罵声現象の正体」への気づきという要素がフォーミュレーションに加わった。そしてSSTでの課題も自己効力感やセルフコントロールを高めるものへと橋渡しされている。なお，この後のやすさんの当事者研究の展開は，「生活の再建の研究」「ふんばりの研究」と深化し，日々生じてくる生活上の課題と向き合っている。

2 グループワーク形式の簡易型CBTp

　適切なフォーミュレーションは，その後の介入の成否を左右する。しかし，生活の変化は，日常生活場面での実際の取り組み（ホームワーク）によるところが大きい。福祉事業所で行うグループワークでは，支援者や仲間に事例定式化が共有され，当事者の孤立化を防ぎ，苦労への理解と包容力を高める。そして，この共通理解を基盤に，課題がSSTへと橋渡しされ，現実の場面で実行することで実りを得る。このように互いに連携しながら活用される当事者研究とSSTは，簡易型CBTpのパッケージといえる。また本事例のように，福祉事業所におけるグループ形式による簡易型CBTpは，症状改善だけではなく，自己効力感やエンパワメントを引き上げるだろう[4]。

謝辞

　本事例をまとめるにあたり，ご承認・ご協力くださった浦河べてるの家の皆様，および向谷地生良先生（北海道医療大学）に心から感謝申し上げます。

文献

[1] べてるしあわせ研究所（2011）レッツ，当事者研究2．地域精神保健福祉機構．［▷第1部に当事者研究の理念と進め方，当事者研究用語の基礎知識などが掲載されている］
[2] 日本統合失調症学会＝監修（2013）統合失調症．医学書院．［▷第52章「認知行動療法」，第61章「当事者研究」，など本事例に関係する項目が掲載されている］
[3] 熊谷晋一郎＝編（2017）みんなの当事者研究．臨床心理学増刊第9号．金剛出版．
[4] 石川亮太郎・小林 茂・石垣琢麿，向谷地生良（2016）当事者研究による心理社会的認知の変化——浦河べてるの家における5年間の縦断研究．認知療法研究 9-1 ; 55-65．

アウトリーチ（訪問）支援におけるCBTp
不安感からくる生活上の困難をもつケースへの支援

佐藤さやか

キーワード　アウトリーチ，地域生活支援，不安，多職種，コンサルテーション

1 | はじめに

　我が国の精神科医療においてアウトリーチ（訪問）支援が重点課題となって久しい。欧米においては1970年代には脱施設化が完了しており，アウトリーチを含めた地域生活支援に関するシステムや技法がさまざまに検討され，公的な精神保健医療福祉システムのなかに位置づけられている[1]。他方，我が国においては2004年に発表された「精神保健福祉の改革ビジョン」（厚生労働省）以降，「『入院中心』から『地域中心』の精神保健医療福祉」のための公的なシステム作りが始まり，2014年4月の診療報酬改定で精神科重症患者早期集中支援管理料や精神科訪問看護における精神科複数回訪問加算の新設がなされるなど，入院を前提としない精神科医療が，理念だけでなく国の制度としてようやく具現化されつつある[2]。

　地域生活支援を行うためのシステム作りが進み，「（病院や施設内ではなく）地域で支援すること」が当たり前になろうとするなかで，次なる課題として挙げられるのは，地域でどのような支援を実施するのか，またそのためにスタッフにどのようなスキルが求められるのか，という点である。

　海外においては上記の問いに対する示唆のひとつとして包括的地域生活支援（Assertive Community Treatment：ACT）において認知行動療法（Cognitive Behavior Therapy：CBT）の実施を模索し，効果を検討する試みが複数みられるようになっている[3-5]。

ACTとは重い精神障害をもつ人（統合失調症，双極性障害，再発を繰り返す大うつ病を指す）を対象としたケアマネジメントの一類型であり，保健・医療・福祉にわたる包括的なケアを，多職種のチームアプローチで集中的に提供する援助方法である[6]。統合失調症に関する国際的な治療および支援の指針のひとつであるThe Schizophrenia Patient Outcomes Research Team（PORT）でも，有効な心理社会的支援のひとつに挙げられており[7]，アウトリーチによるクライエントの生活の場における支援が基本となっている。

　筆者らは今後，我が国でもアウトリーチ支援の過程で実施できるCBTに関して，利用者への提供方法や他職種へのコンサルテーション知見の蓄積が必要と考え，取り組みを開始している。本稿ではACT支援利用者へのCBT提供の実際とともに，CBTや心理学的援助を専門としない他職種へのコンサルテーションについて報告する。

2｜支援の枠組み

　筆者の所属先には訪問看護ステーション（通称Psychiatric Outreach Team：PORT）が設置されている。スタッフは看護師長を含む専任の看護師5名，精神保健福祉士1名，兼任の作業療法士2名，医師2名で構成されている。

　現在，我が国には精神障害を主たる支援対象とした訪問看護ステーションが540カ所あまり設置されているが[8]，その運営方針はさまざまである。PORTは，院内の社会復帰病棟（2000年に閉棟）から退院した比較的重症で慢性の利用者を地域で支えるため設置された院内の訪問支援部問より独立した経緯をもつ。このため開設当初から病状の悪化や医療中断を防ぐといった医療的視点からの支援に留まらず，利用者の地域生活支援やリカバリー支援を目的としたアウトリーチ活動を行うことが，スタッフ間で共有されてきた。支援の枠組みとしてACTの理念を評価法に落とし込んだフィデリティ（忠実度）[9, 10]を利用し，利用者の自宅やなじみのある場所にスタッフが出向いて行うアウトリーチ支援，スタッフ1人に利用者20人までのケースロード（担当者数），24時間365日の支援，多職種によるチーム担当性などをベースに支援を展開している。

CBTに関する取り組みが始まる以前，筆者は週1回のカンファレンス参加や，特に臨床心理学的支援が必要とケースマネージャーが判断した場合の訪問同行などで，チームのサポートを行っていた。チームがACT全国ネットワークのフィデリティ調査（ネットワークに参加する全国25前後のACTチームに所属するスタッフが外部のチームを1泊2日で訪問し，そのチームの実践がどの程度フィデリティ項目と合致するかを評価するピアレビュー活動）に参加するなかで，フィデリティにおいて推奨されている利用者へのCBT提供について，チームから「勉強してみたい」「実践に取り入れたい」という要望があり，筆者がコンサルテーションを担当することとなった。

3｜事例の概要——タダシさん（仮名）・40代男性

1 生育歴

　3人兄弟の第2子で，元来物静かで引っ込み思案な性格ではあったが，出生時から学童期，大学卒業にかけて，メンタルヘルス上の目立った履歴はなかった。幼少期から利発で兄弟のなかでもっとも学業優秀であったと母親に評価されている。大学卒業後，大手企業に就職するも1年で退職，その後，公的機関で2年間勤務して退職して以来，実家で引きこもっていた。

2 現病歴

　退職後，自宅で過ごすようになってから数カ月後，「近隣の人に見張られている」「他人に自分の考えが伝わっている」などの訴えがあり，同居している母親に怒ったと思えば，将来について誇大的な話をしたり情動の不安定さがみられた。1年後にはこれらの傾向が顕著になり，自宅前の道路で怒鳴るなどの行動もみられるようになった。後述のように入院加療後しばらくは安定して過ごせるが，退院してから時間が経つと，精神疾患の治療を行っていることに苦しさを感じるようになる。やがて服薬が不安定になることで精神症状が悪化し，「友人と同じように普通に暮らしたい」「できないなら消えてし

まいたい」といった自己否定的な思考に陥り，情動が不安定になり，服薬がますます不安定になり……という悪循環が見受けられた。

③ 治療歴

(1) 第1回入院

X−24年に不眠を訴えるようになり，人を避け，口数が減り，言動がまとまらなくなった。また自分を責めるような幻聴や興奮して大声を出すなどの行動が出現し，同年A病院を受診し，任意入院となった。入院後，服薬に伴って幻聴などは速やかに消失し2カ月で退院となった。その後は同院外来に定期的に通院し，服薬アドヒアランスも良好で，安定して過ごしていた。

(2) 第2回入院

X−19年夏頃から「他人に自分の考えを知られている」「皆に狙われている」などの訴えが時折みられるようになり，同年秋には思考伝播，被害関係妄想，情動の不安定さが頻回にみられるようになった。「幻聴に命令されて」交通量の多い幹線道路に飛び出そうとして，同日医療保護入院となった。薬物調整が奏功し，ゾテピン200mgにて寛解状態を維持でき，4カ月間の入院加療後，自宅に退院した。退院後，外来通院は安定していたが受診時に必ず思考伝播の訴えがあり，イライラ感から自宅では母親への攻撃的なふるまいがあった。

(3) 外来通院中の顕著な増悪期

X−15年にフルフェナジンデカン酸エステル100mg筋注を導入してからは，思考伝播および被害関係妄想が減少傾向にあったが，この頃から生活が昼夜逆転し，それまではできていた母親の家事の手伝いが困難になっていた。X−14年，薬を100mgから25mgに減量したところ，被害妄想，恐怖感，興奮が出現し，薬物療法の調整を行うも，幻聴やイライラ感，不安が出現していた。同時期，外来に開設されたCBTをベースとするカウンセリングを月1回，合計16回受けている。面接後，数日間程度は安定して過ごすことができるもの

の，しばらくすると幻聴が再燃し，母親に対する暴言や物を投げるなど乱暴な行動が見受けられた。

(4) 第3回入院

　X－8年秋，同年代の親戚が自宅へ宿泊したことをきっかけに，イライラや自責感，食欲低下，思考伝播が顕著となり，抗不安薬を多量に服薬するようになった。親戚の宿泊から1週間後，夜間に興奮状態となり死のうとしているところを母親に発見された。翌日昼にも興奮しながら自傷行為を試みようとしていたため緊急受診となり，2回目の医療保護入院（通算3回目の入院）となった。入院直後に興奮はおさまったものの思考伝播や被害妄想は持続していた。気分の不安定さも伴っており，主治医やスタッフとの面談時に泣いたり，ケアに対して拒否的になることがあった。特に夜間になると「誰かに見張られている」といった被害妄想が活発となり不眠傾向にあった。オランザピン20mg＋クエチアピン200mgを中心に加療したところ，情動不安定性が緩やかに改善し，続いて陽性症状や不眠も改善した。入院後期には心理教育など病棟のプログラムに積極的に参加し，「『自分の考えが他の人に伝わっている』感じは病気の症状であり，調子の良いときなら対処可能と思えるようになった」と述べられ，3カ月間の入院加療後自宅に退院となった。

(5) アウトリーチ支援を受けながらの地域生活継続期

　服薬を続けていながらも定期的に幻聴，被害妄想，情動の不安定性が生じ，自責感が自傷行為につながりかねないことから，第3回の退院前にアウトリーチ支援の要請があった。当面，病状を見守り，その後は生活支援を行うことを目的として，PORTが週3日アウトリーチを行うこととなった。退院後は，さまざまな訴えはありながらも入院せずに地域生活を継続できている。

4 | 支援の経過

1 ACT支援の目的

　PORTによる支援を導入後，5年ほどは外来主治医やPORTスタッフに対して「幻聴がつらい，なくしたい」「以前カウンセリングを受けたときにはとても調子が良かった，あの頃に戻りたい」というような訴えが続き，これに傾聴と共感で対応していた。また同居する母が高齢となりつつあるなかで，母親を労わりたい気持ちと，（タダシさんを思うあまりに繰り返し小言を言う）母親に対する反発という相反する気持ちが同時にあることがストレッサーとなり，母親に対して八つ当たりのような言動をしたかと思うと，その後に落ち込むというパターンがしばしばみられたため，生活支援として一人暮らしを始めるサポートなどを行っていた。

2 CBTに基づく支援

　一人暮らしを始めてからは，母親とは適度に距離を取れるようになり，タダシさんも母親も以前と比べて関係が良好になったとスタッフに述べている。他方，「足が動かない」「腰が痛い」「歩けない」といった新たな訴えが頻回となり，自宅に引きこもることが増えた。整形外科にて脊柱管狭窄症の診断を受けたところ，歩行に支障きたすほどではないと判断されたが，近年は月1回の通院時に「歩けない」と泣きながら訴え，毎回車いすを使って移動するようになり，PORTスタッフはなんらかの対応が必要と感じていた。このため，筆者にCBTを用いた支援の可能性についての相談があった。

(1) 行動変容に対するタダシさん自身のニーズの確認とセルフモニタリング
　PORTスタッフからみて改善が必要と考えられる「外来受診のたびに流涙しながら歩行困難の訴えがあり，車いすで移動している」行動について，タダシさん自身がどのように考えているのか，また外来受診以外の場面でも歩行困難と感じる場面があるのかについて，情報収集が必要であると考えた。

ただACT利用者は新しい対人関係が強いストレッサーとなる場合も多いため，まずはなじみのあるPORTスタッフから上記に関する情報収集を行ってもらえるようにコンサルテーションを行った。外来受診以外の外出時の歩行困難場面の有無と，実際にそのような場面があった場合の前後状況について，セルフモニタリング用紙を作成し，タダシさんに記録してもらった。この結果，タダシさんは「できるなら車いすは使いたくないし，診察中も涙が出てしまって先生に相談したいことを十分に話せない，自分で歩いて診察室まで行きたいけれどどうしてもできない」とスタッフに語り，外来受診時の一連の行動に関する変容はタダシさんにとってもニーズがあることが確認された。また2週間分のセルフモニタリング表をみると，午前中には車と徒歩で買い物に出かけられている日が多数あり，夕方も数日は散歩に出ることができていた。この点について以下のようなやりとりがあった（以下，ThはPORTスタッフ，Clはタダシさん）。

Th 歩けている日もたくさんありますね。
Cl たしかにいつも歩けないわけではなくて，買い物やスーパー銭湯など自分が行きたいなと思えるところには行けています。特に午前中は調子がいいんです。
Th なるほど，それはいいですね。記録を見ると午後も散歩に行けている日もありますよね。
Cl そうなんですけど……（考え込む）。
Th 何かひっかかりますか？
Cl 外出できることはできるのですが，足が変なんです。
Th どんな感じですか？
Cl 最初になんだかふわふわして……「足が硬くなる」と心のなかで唱えると歩ける気がするんですけど，幻聴に邪魔されるんです。幻聴に気を取られるとだんだん（足が）固まって歩けなくなるんです。
Th なるほど，それはつらいですよね。

「幻聴」という単語が出てきたことで慎重な対応が必要と判断したPORTスタッフは，一旦この話題から離れ，やりとりをチームに持ち帰った。後日，筆者を含めたカンファレンスを行ったところ，現在のタダシさんの「幻聴」についてはほかにも訪問時に話を聞いたスタッフが複数いるものの，どのような内容なのか具体的には把握できていなかった。そこでもっとも信頼関係があるスタッフが，訪問時に「幻聴」の具体的な内容について確認した。この結果，現状でタダシさんが「幻聴」と呼んでいる現象は，はっきりとした人の声ではなく内容もわからない「ざわざわした感じ」で，自分のことを噂している気配のようなものである，とのことだった。さらにチームで検討し，「幻聴」の軽減はタダシさんにとって大きなニーズがあるところだが訴えは長年続いており，ここをCBTのターゲットにしても変化は容易ではない，それならば地域生活支援の観点から「歩けない」ことを支援するほうが建設的ではないか，という結論に至った。

(2)「歩けない」場面の構造化とケースフォーミュレーション
　タダシさんにとってもっとも困る「歩けない」場面である外来受診時について，タダシさんとスタッフが共同で構造化を行うように提案した。この結果，図1のような内容が明らかになった。特に「考え」の部分が特徴的で，「病院のなかは広いな，診察室まで長いな」という思考が，「（今日もきっと）歩けないんじゃないか」「なんで歩けなくなるんだろう」「これからどうやって生きていけばいいのかわからない」と飛躍していることが明らかになった。こうした思考に伴い，不安感が増大し，筋緊張によって足に力が入り（タダシさんいわく「足に棒が入ったような感じ」），歩行が困難になっている可能性が考えられた。買物など他の場面では歩けているにもかかわらず，なぜ外来受診時だけこのようなことが起こるのかについて，下記のようなやりとりがあった。

　　Th　タダシさんにとっては自然な歩き方ではないのだと思いますが，買い物や散歩で歩けている日もたくさんありますよね。
　　Cl　はい。

```
┌─────────────┐   ┌──────────────────────────────┐  ┌──────────────┐
│             │   │ 考え                          │  │ 感情          │
│             │   │ ・病院のなかは広すぎてきっと診察室ま │  │ ・不安        │
│             │   │  で歩けない                    │  │ ・悲しみ      │
│ 診察前に     │   │ ・どうして歩けなくなるんだろう    │  │ ・落ち込み    │
│ 再来機の前で │   │ ・これからどうやって生きていけばいい│  │              │
│ 受付を行った │   │  のかわからない                │  │              │
│             │   └──────────────────────────────┘  └──────────────┘
│             │   ┌────────────┐ ┌───────────────────────────┐
│             │   │ 行動        │ │ からだの状態               │
│             │   │ ・車いすを使う│ │ ・足に力が入らない          │
│             │   │ ・泣く      │ │  （ふくらはぎや太ももの筋肉）│
│             │   │            │ │ ・地面に足を押しつけられている感じ│
│             │   │            │ │ ・足が固まる                │
└─────────────┘   └────────────┘ └───────────────────────────┘

┌──────────┐     ┌──────────────────────────────────────────┐
│ きっかけ  │     │              生じる問題                    │
│ となる出来事│    │                                          │
└──────────┘     └──────────────────────────────────────────┘
```

図1　課題の構造化

Th　病院のなかの再来機から診察室までと，いつも買い物されているスーパーの売り場と，どちらがたくさん歩きますか？
Cl　（照れくさそうに）それはきっとスーパーのほうが広いですね。
Th　なるほど……そうすると外来のときは，タダシさんにとってちょっと特別なんでしょうか？
Cl　そうですね……（考え込む）緊張しますね，病院は。
Th　診察で先生とお話しするからでしょうか？
Cl　いえ，以前デイケアに行っていたときも緊張していました。
Th　そうなんですね……病院自体に緊張を感じるのですね。
Cl　改めて考えるとそうですね。
Th　どうしてなんでしょうか。
Cl　うーん，やっぱり……（熟考して）病院に来ると「自分は病気なんだ」って思っちゃうんですよね。

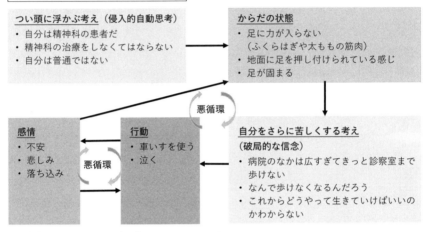

図2　ケースフォーミュレーション

Th　それはタダシさんにとってはとてもつらいことですよね。
Cl　そうですね，普段はあまり考えないでいられるんですけど，病院にくると思い出すような感じですね。

このやりとりのあと，スタッフと筆者で改めてケースフォーミュレーションを行った。チームの仮説として，タダシさんの外来受診時の歩行困難の背景には，精神科疾患の患者であるという状況に対するつらさや「(兄弟や同世代の友人と比べて) 自分は劣っている」という負け犬信念 (defeatist beliefs)，将来への不安などがあることが想定された。この仮説を盛り込んだ図2を訪問時にタダシさんに示し，〈PORTとしては，外来受診のときに歩けなくなるタダシさんの状態をこのように整理してみたのですが，いかがですか？〉と問いかけると，「たしかにそうかもしれない，再来機の前に立つととてもつらくなるんです」と述べた。

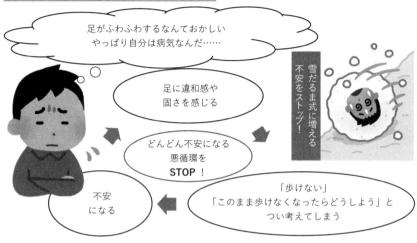

図3　心理教育資料

　CBT担当者としては、ここで2つの選択肢が考えられた。一方では、タダシさんは病前に学業成績が優秀で高い思考能力を示しており、「精神科疾患であること」に対する認知の歪みについての認知的再体制化や、これに基づく「幻聴」への対処法産出に取り組むことは十分に可能と考えられた。他方、これまでの「生活上の困難を和らげる」という方針に沿って、外来受診時に「歩けない」ことに対する行動変容を支援することも意義があると思われた。そこで筆者はスタッフに対して「タダシさんにとって病気もなく、何も心配ない状態とはどのような状態か」尋ねるように提案した。タダシさんの回答は「歩けるようになって、母と遠出してみたい」であった。「母に親孝行したい」というのは、ACTの支援目標でもあるタダシさんのリカバリーゴールであり、ACT支援とCBTの方向性が合致する後者の支援をチームとして継続することとした。

(3) ノーマライゼーションとしての心理教育

「歩けない」現象は，筋緊張に対する過度の注目から生じる可能性があることを心理教育資料（図3）を示して説明した。タダシさんからは「たしかに自分で自分を緊張させているところがあるかもしれませんね」という感想が得られた。

(4) 筋緊張のアセスメントとリラクセーション法の提供

「足に棒が入ったように固くなる」現象について，PORTスタッフでもある作業療法士が筋緊張についてアセスメントを行い，筋弛緩法（強く力を入れたあとに一気に抜く）の提供を試みた。タダシさんいわく「あまりピンときません……」とのことで，現在もタダシさんにあったリラクセーション法を模索している。

(5) 歩行の練習（エクスポージャー）

歩行練習の計画を立てるために，歩くことをイメージすると不安を感じる場所のリストを作成し，それぞれの場所についてSUD（Subjective Units of Disturbance：自覚的障害単位）を評価した。このように作成した不安階層表を用いて，SUDが低く，タダシさんが「できそうだ」と思える場所，歩けてよかった，行けてよかったと思える場所から順番に練習を行っている。現在も歩行練習は継続中であるが，少しずつ行動範囲が広くなっていることについてタダシさんもPORTスタッフも手ごたえを感じている。

5 │ 支援経過の要約

定期的に幻聴，被害妄想，情動の不安定性が生じ，「歩けない」という生活上の困難を抱えていたタダシさんに対して，セルフモニタリングによる情報収集，困難場面の構造化とケースフォーミュレーションおよびその共有，不安と身体反応に対する心理教育，リラクセーション法の提供，エクスポージャーを提供した。取り組みはまだ続いているが，歩行練習が始まった当初より行動できる範囲が広がり，「歩けない」行動に変容がみられつつある。

6 | おわりに

　本ケースの特徴は，①多職種アウトリーチチーム（つまりCBTを専門としない複数の対人援助職スタッフ）へのコンサルテーション，②地域ベースでの支援，③Psychosisをもつ当事者への支援ではあるが幻聴や妄想ではなく，生活上困難を伴う行動の変容を実施，という3点である。支援の流れは基本的には不安症に対するCBTと同様で，時間を決めて定期的に行うコンサルテーションの頻度は1週間に1度程度，合計回数は24回程度（約半年間）であった。そのほか，緊急に困ったとスタッフが感じる場面では適宜電話による相談も受け付けた。

　タダシさんは「自分は精神科の病気なのだ」という強いセルフスティグマがきっかけとなる悪循環によって，下肢の緊張から歩行困難感を頻回に訴え，外来診察の場では車いすに乗りながら号泣する場面もしばしばであった。このため外来主治医やデイケアなど病院で「待つ」支援を行う医療スタッフからは，「病状が不安定で人格が退行している患者」という印象をもたれており，リカバリーゴールの実現につながるような積極的な支援が提供されていなかった。しかし，アウトリーチ支援の過程で自宅や地域でお会いするタダシさんは，非常に落ち着いていて表情も豊かであり，自身のことを客観的にみる力のある方であった。今回のCBTに基づく支援も，タダシさんが本来の力が発揮できる自宅や地域で提供できたことが行動変容につながっている。

　冒頭に述べたように，重い精神障害をもつ人が地域で生活することが当たり前となりつつある一方，地域で活動する心理職が多くない現状では，自分自身が直接支援を提供するだけでなく，CBTを専門としない対人援助職に対するコンサルテーション技術も必要とされる。本書別稿で多数報告されている心理職が直接提供するCBTpの普及という新たな潮流に加え，地道な活動ではあるが，専門家以外にオーソドックスなCBTを平易に説明し，彼らが利用者に提供できるようにする間接的な支援力を備えることも，チーム支援の一員として心理職が活躍するために重要だと思われる。

文献

[1] Rössler, W. (2006) Psychiatric rehabilitation today : An overview. World Psychiatry 5-3 ; 151-157.
[2] 厚生労働省保険局医療課 (2014) 平成26年度診療報酬改定の概要．2014年4月15日 (http://www.mhlw.go.jp/file/06-Seisakujouhou-12400000-Hokenkyoku/0000039891.pdf)［2016年10月17日閲覧］
[3] Pinninti, N.R. et al. (2010) Feasibility and usefulness of training assertive community treatment team in cognitive behavioral therapy. Community Mental Health Journal 46 ; 337-341.
[4] Turkington, D. et al. (2006) Outcomes of an effectiveness trial of cognitive-behavioural intervention by mental health nurses in schizophrenia. British Journal of Psychiatry 189 ; 36-40.
[5] Malik N et al. (2009) Effectiveness of brief cognitive-behavioral therapy for schizophrenia delivered by mental health nurses : Relapse and recovery at 24 months. Journal of Clinical Psychiatry 70 ; 201-207.
[6] 大島 巌 (2004) ACTケアマネジメント ホームサービス——精神障害者地域生活支援の新デザイン．精神看護出版．
[7] Kreyenbuhl, J. et al. (2009) Updated treatment recommendations. Schizophrenia Bulletin 36 ; 94-103.
[8] 萱間真美ほか (2017) 訪問看護における多職種アウトリーチに関する研究．厚生労働行政推進調査事業費補助金平成28年度研究報告書．
[9] Teague, G.B., Bond, G.R. and Drake, R.E. (1998) Program fidelity in assertive community treatment : Development and use of a measure. American Journal of Orthopsychiatry 68 ; 216-232.
[10] 吉田光爾 (2014) 成長をうながすフィデリティ尺度．In：伊藤順一郎・久永文恵＝監修：ACTの立ち上げと成長2．特定非営利活動法人地域精神保健福祉機構．

あとがき

　日本でのCBTp研修が促進された大きな理由は，2003年に成立した心神喪失者等医療観察法が規定する入院施設における重要な治療プログラムのひとつとしてCBTpが組み込まれたことである。当時，精神科医や臨床心理士のなかでCBTpを学んだり，実際に用いたりしたことのある人はほとんどいなかったであろう。筆者が菊池安希子氏，松本和紀氏と，日本でCBTp実践者ネットワークを作ろうと話し合ったのは，2010年に名古屋で開かれた日本認知療法学会（現 日本認知療法・認知行動療法学会）でのことだった。臨床心理士の菊池氏は2005年にマンチェスター大学で，ニコラス・タリア教授らから直接CBTpの研修を受け，エマ・ウィリアムズらやサラ・バーンらによるCBTpマニュアルの日本語版を出版していた。精神科医の松本氏は2002年から2004年にロンドン大学精神医学研究所で学び，2006年にはマンチェスター大学のポール・フレンチらによる統合失調症の早期介入に関する書物を翻訳していた。すでにそれぞれの職場の同僚や後輩へのスーパーヴァイズも始めており，全国的な研修・研究ネットワーク構築の準備は整っていた。私たちは翌2011年に，CBTpの研修，研究，および普及を目的とする「CBTpネットワーク」を結成した。

　CBTpネットワークの目的を達成する手段のひとつとして，私たちは日本の臨床家の手による事例集の刊行を目指し，ついにここに完成させることができた。執筆を許可していただいた当事者および関係者には心から感謝申し上げたい。とはいえ，私たちは，CBTpやその他の心理社会的介入法だけでなく，統合失調症をはじめとする精神障害そのものに関して学ばなければならないことをまだたくさん抱えており，本書で紹介されている介入にも反省すべき点はたくさんある。CBTpの有用性や面白さだけでなく，これまでの

私たちの失敗や困難も含めて，本書が多くの臨床家の参考になることを願っている。なお，事例や介入を提示する書式は，現場の多様性を読者に感じていただくため，あえて統一していない。読みづらさや誤りがあるとすれば，すべて編者の責任である。

　最後に，事例集という細やかな配慮を必要とする書籍の制作に対して，粘り強く編集作業を進めてくれた金剛出版の藤井裕二氏に深く感謝する。

編者を代表して
石垣琢麿

索引

人名索引

ウィニコット（ドナルド） 13
エリス（アルバート） 23, 101
●
ガレティ（フィリッパ） 12, 13, 15
キングドン（デイヴィッド） 13
クラーク（デイヴィッド） 17
クライン（メラニー） 13
●
サルコフスキス（ポール） 15
●
ターキントン（ダグラス） 13, 30, 229
タリア（ニコラス） 12, 13, 16, 297
チャドウィック（ポール） 12
トローワー（ピーター） 13
●
バーチウッド（マックス） 11-13, 15, 17
バロウクラフ（クリスティン） 12
ピーターズ（エマニュエル） 3, 12, 13, 16
ファウラー（デイヴィッド） 29
フェアバーン（ロナルド） 13
ベック（アーロン） 22-24, 40, 102
ヘムズレイ（デイヴィッド） 12, 13
ベンタル（リチャード） 12, 13
●
ミューザー（キム） 16

モリソン（アンソニー） 3, 12, 121
モリッツ（シュテフェン） 193
●
リーダー（クレア） 15
レイヤード（リチャード） 17
●
ワイクス（ティル） 12, 13, 15, 17
●
石垣琢麿 14, 15, 18, 251
菊池安希子 18
耕野敏樹 18
丹羽真一 15
松本和紀 14, 18
横田正夫 13

事項索引

A-Z

●
ACT（包括的地域生活支援） 229, 283-285, 288, 289, 293
APS（弱い精神病症状） 38, 40, 45, 67

ARMS（アットリスク精神状態）...... 37-47, 67, 68, 78, 80, 81, 92
● CAARMS（アットリスク精神状態の包括的評価）................................ 53, 54, 64
CBTp 11-13, 15-20, 26-30, 32, 33, 40, 41, 43, 45-48, 52, 95, 96, 106-108, 111-121, 123, 125, 129, 131, 132, 136, 140, 142, 193, 194, 197, 206, 207, 227-231, 233-235, 237, 247, 251-253, 295
　　──トライアル 118, 125
　　──ネットワーク 11, 17, 18, 235
　　簡易型── 268, 282
CTS-PSY 30
CTS-R 30, 31
● DSM-5 .... 11, 25, 41, 53, 54
EWS（早期注意サイン）...... 101, 103, 105, 106
FEP（初回エピソード精神病）......... 37, 38, 45, 47-49, 80, 92, 93, 95, 96, 107, 108
● GAF（機能の全体的評定尺度）......... 53, 54, 64
● IAPT（心理療法アクセス改善政策）............. 17
IPS（個別職業紹介とサポート）......... 254, 255, 266, 267
● MCT（メタ認知トレーニング）.... 42, 125-127, 193, 194, 199-203, 205-207, 230, 258
　　──-Jネットワーク 195
MDT（多職種チーム）......... 178, 187, 189-192
● NICEガイドライン 26, 125
● P-Fスタディ 164
PORT（The Schizophrenia Patient Outcomes Research Team）........................ 284
PORT（訪問看護ステーション）................ 284, 287-290, 292, 294

RCT（無作為化比較試験）.... 13, 26, 27, 32, 96, 113, 114
SMARTゴール 119
SOFAS（社会的職業の評定尺度）...... 53, 54, 64
SST（ソーシャル・スキルズ・トレーニング）
　　......... 11, 122, 146, 230, 268, 269, 271, 272, 274, 275, 277, 278, 281, 282

あ

● アウトリーチ 113, 115, 129, 254, 258, 266, 267, 283, 284, 287, 295
アクセプタンス＆コミットメント・セラピー
　　.. 27
アサーション 101, 106
　　──・トレーニング 137
アジェンダ 31, 32, 55, 61, 223, 239, 248
アセスメント 24, 27, 28, 42, 48, 55, 69-71, 97, 106, 136, 145, 148, 151, 162, 164, 165, 169, 173-175, 197, 202, 229, 234, 238, 248, 256, 266, 294
アドヒアランス 39, 45, 47, 231, 255, 286
安全保障行動 70, 71, 74
● 易刺激性 216
異常知覚体験 120, 124, 175
医療観察法 18, 111-113, 116, 122, 123, 129, 162, 163, 195, 196, 199, 208-210
　　──指定入院医療機関 111, 112, 162
　　──入院処遇 193, 197, 206, 209
医療保護入院 133, 270, 286, 287
陰性症状 ..... 14, 47, 64, 232, 254, 255, 258, 266, 267 ［▶陽性症状］
● エクスポージャー 102, 103, 105-107, 294
エビデンス 17, 19, 20, 22, 30, 47, 113, 254

300

か

- 外在化 94, 97, 105, 107
- 介入標的 231, 233
- 回避行動 49, 68, 70, 71, 78, 79, 250
- 開放病棟 145, 146, 154
- 過度の一般化 76
- カラム（コラム）法 24, 29
- 感情障害 14

- 虐待 137, 243, 246
- 共感性 176, 187, 191
- 協同的経験主義 22, 131, 132, 134-136, 139, 231, 239, 252
- 極端な推論パターン 23
- 緊張病症状（カタトニー）......... 49, 96, 99, 107

- クライシスプラン 42, 122, 129, 146, 190, 191, 208, 220-222
- グループホーム 146, 173, 268
- グループワーク ... 227, 228, 230, 231, 268, 269, 271, 282

- ケアマネジメント 284
- 刑事責任 112
- ケースフォーミュレーション（事例定式化）
  .... 24, 40, 61, 86, 87, 95, 116, 118, 121, 129, 131, 140-143, 268, 274, 281, 282, 290, 292, 294
- ケースマネジメント 95-97, 107
- 結論への飛躍 15, 56, 75, 126, 128, 193, 194, 201
- 原因帰属 126, 193, 194
- 幻覚 13, 15, 31, 37, 38, 40, 113, 133, 174, 176, 181, 184, 210, 230, 233, 234
- 現実検討 45, 122, 162, 165-167, 174
  ——力 97, 101, 107
- 幻聴 11, 14, 15, 27, 28, 41, 45, 46, 54, 80, 85, 88-94, 107, 119, 124, 128, 144, 145, 149, 151, 154, 155, 160, 161, 176, 177, 181, 184-186, 190, 191, 208, 211-214, 216, 220, 223, 232, 233, 240, 242, 243, 247, 250, 251, 255, 260, 271, 272, 274, 281, 286-290, 293-295
  情景付加—— 68, 70, 76, 92
  罵声—— 271
  命令—— 17, 177

- 抗精神病薬 39, 46, 47, 88, 89, 91, 96, 145, 255
- 行動化 155, 208, 213, 214, 216, 217, 219, 222, 223
- 行動記録表 242, 244, 245
- 行動計画（アクションプラン）........... 101, 105
- 行動実験 ... 24, 29, 43, 44, 46, 67, 71-78, 86, 93, 103, 105-107, 124, 194
- 行動変容 288, 293, 295
- 公認心理師 18, 19
- 個別職業紹介とサポート［▶IPS］
- コンサルテーション 227-229, 231, 232, 283-285, 289, 295
- コンパッション・トレーニング 27

さ

- 再発予防
  ——プラン 91-93
  ——プログラム 101, 105
- 再発リスク 49, 237
- 作業療法 145, 148, 150-152, 178, 199
- 作為体験 145
- サポート資源 239, 242, 252
- 残遺症状 232, 247, 253

- 自我障害 14, 163, 165, 232, 238
- 思考伝播 163, 286, 287
- 自己効力感 23, 26, 28, 120, 129, 281, 282

自己臭恐怖 43, 54, 67, 68, 78, 79
自己臭症 40, 41
自己理解 100, 106, 173
自傷 287
自尊心 26, 126, 201, 250, 253
実行機能 277
疾病受容 136
指定通院医療機関 112, 162
指定入院医療機関 111, 112, 162
自動思考 23, 24, 60, 62, 63, 103, 107, 140, 273, 276
自閉 14
司法精神科医療 112
社会復帰 ... 48, 49, 52, 54, 55, 65, 112, 127, 146, 162, 195, 247
　　──病棟 284
社交不安障害 41, 44, 45, 71, 78
就労
　　一般── 254
　　障害者── 237
就労支援 227, 254, 260, 266, 267
　　就労準備プログラム 259, 260, 266
症状中心アプローチ 14
初回エピソード精神病［▶FEP］
初回面接 133, 135, 148, 149, 197, 238-240, 247, 248
白黒思考 140
神経認知機能 52
心神耗弱 112, 195, 196
心神喪失 112, 195
心理教育 ... 28, 29, 42, 44, 55-57, 71, 76, 80, 83, 85, 89, 93-96, 98, 101, 121, 122, 125, 145, 165, 173, 174, 178, 184-186, 189, 190, 194, 211, 217, 222, 243, 252, 258, 287, 293, 294
　　集団── 145, 148
心理検査 121, 147, 148, 164, 209, 256, 266
心理社会的介入 26, 50, 112, 113, 122, 184
心理療法アクセス改善政策［▶IAPT］
●
遂行機能 277
スーパーヴィジョン（スーパーヴァイズ）
.... 30, 32, 33, 114, 115, 229, 235

スキーマ療法 132
スティグマ 95, 108, 234
　　セルフ── 234, 295
ストレングス 234, 256, 266
●
生育歴 52, 80, 96, 140, 144, 146, 163, 176, 178, 179, 195, 197, 247, 270, 285
精神保健福祉の改革ビジョン 283
性暴力 121, 162, 164, 165, 167, 173, 175
セルフコントロール 24, 25, 281
セルフモニタリング 24, 121, 162, 170, 171, 173-175, 288, 289, 294
選択的注意 71
選択の注目実験 55
●
早期支援 95, 96
早期注意サイン［▶EWS］
ソーシャルサポート 234
ソクラテス式質問法（ソクラテス式対話）
.... 25, 29, 43, 71, 74
措置入院 96, 133

た

●
退院準備プログラム（モジュール型SST）
.... 146
対処行動 68, 122, 162, 167, 168, 170, 173-175, 243, 247, 249, 251, 278, 281
対人恐怖 67
対人恐怖症 40, 41
他害行為 112, 116, 118, 119, 121, 123, 129, 136, 144-146, 154, 160-162, 173, 175, 176, 187, 188, 195, 197, 199, 200, 204, 206, 208-210, 217-220, 222, 223
多職種カンファレンス 148, 152, 155
多職種チーム医療 161, 177, 193, 223
多職種連携 115
●
地域支援 227, 228, 230, 233-235
　　地域生活支援 229, 283, 284, 290

知覚異常 127, 128
注意サイン 120, 190, 191, 222, 260, 266
　　　　——表 144-146, 154, 155, 159-161
中核信念 23, 24, 60, 103, 107, 129, 222, 223
治療関係 16, 22, 28, 45, 46, 50, 69, 106, 112, 116, 121, 131, 132, 134, 135, 139, 146, 150, 155, 160, 199, 223
　　　　協同的—— 174, 175
治療契約 133
治療的再養育 132
●
デイケア 173, 222, 227-229, 232, 238, 254-261, 266, 291, 295
定着支援 261, 267
電話相談 227, 229, 231, 232, 263, 264, 266, 267
●
統合失調症スペクトラム障害 11
統合失調症前駆期 67
統合失調症治療ガイドライン 113
当事者研究 227, 230-233, 268-271, 274, 275, 277, 278, 280-282
　　　　スケジュールパニックの研究 274, 278, 281
　　　　罵声現象の研究 271, 272, 274, 281
トラウマ 79, 95, 102, 115
　　　　心理的—— 108

な

●
日常への般化 194
認知機能障害 47, 55, 223, 232
認知行動モデル 78, 95, 121, 228
認知再構成 42-44, 77, 78, 101
　　　　——法 24, 55, 102, 106
認知修正 173, 174, 175
認知的概念化 97, 99, 100, 103, 106
認知的評価 23
認知の偏り 25, 76, 164, 174, 193, 194, 230
認知バイアス 26, 28, 125, 126, 128

認知リハビリテーション療法 13, 15, 17
●
ノーマライゼーション 28, 55, 95, 99, 106, 121, 137, 194, 252, 294
　　　　ノーマライジング 16, 28, 85, 93, 118, 243
　　　　ノーマライジング技法 93

は

●
パーソナリティ障害 16, 132
媒介信念 23, 24, 25
曝露
　　　　回避場面への—— 249
　　　　——課題 79
　　　　——場面 77, 78
発達障害 272, 277
●
被害関係念慮 232, 250
非自発的医療 112, 114, 123
被注察感 54, 258
病識 28, 30, 46, 120, 123, 127, 136, 146, 148, 160, 176, 178, 185, 186, 189-192, 214, 217, 219, 222
　　　　——獲得 120, 127, 146
●
不安階層表 249, 294
不安障害 13, 16, 22, 26, 29, 30, 32, 38, 41, 44-46, 71, 78, 95, 107, 250
フィードバック 30, 31, 42, 48, 148, 165, 209
フィデリティ 284, 285
　　　　——調査 285
不合理な信念 23
不同意の同意 121
●
閉鎖病棟 115, 145, 177
●
包括的地域生活支援［▶ACT］
訪問看護ステーション［▶PORT］
暴力リスク 120, 146, 165

索　引 | 303

ホームワーク 22, 24, 31, 55, 59, 65, 73, 74, 76, 77, 194, 248, 271, 282

ま

- マインドフルネス認知療法 27
- 負け犬信念 292
- 無作為化比較試験［▶RCT］
- 民間カウンセリング 227, 229, 230, 232, 237, 251-253
- メタ認知 107, 126, 193
- メタ認知トレーニング［▶MCT］
- 妄想 11, 13-15, 27-29, 37, 38, 40, 41, 43, 44, 46, 54, 67, 68, 71, 76, 78, 81, 88, 92, 95, 107, 113, 117, 118, 120, 123-129, 133, 146, 148, 150-153, 155, 159, 161, 163, 174, 176-178, 181, 184, 185, 190, 191, 193, 194, 205, 207-209, 210, 216, 220, 222, 223, 230, 233-235, 295
  - カプグラ── 129, 222
  - 迫害── 145, 160
  - 被害── 118, 119, 123, 129, 133, 138, 144-146, 149, 161, 176, 191, 209, 238, 286, 287, 294
  - ──観念チェックリスト 159
  - ──性障害 37, 41, 67
- ──的信念 79, 193, 194
- 目標設定 28, 115, 143, 231, 233
- モニタリング 24, 49, 97, 101, 105, 107, 112, 121, 122, 162, 170-175, 266, 267, 288, 289, 294
- 問題解決訓練 121, 122, 168, 173, 174
- 問題解決法 55, 62

や

- 薬物療法 26-28, 39, 73, 96, 145, 146, 148, 163, 176-178, 191, 194, 197, 203, 208, 210, 223, 247, 271, 286
- 陽性症状 .... 26-28, 30, 47, 95, 125, 127, 163, 223, 237, 255, 287［▶陰性症状］

ら

- ラポール形成 97, 234, 252
- ランダム化比較試験［▶RCT］
- リカバリー 65, 108, 114, 127, 129, 228, 284, 293, 295
- リスクアセスメント 164
- 了解不能性 14
- リラクセーション法 49, 63, 99, 100, 294

執筆者一覧（執筆順）

第Ⅰ部
丹野義彦	東京大学大学院総合文化研究科	[序]
山崎修道	東京都医学総合研究所 心の健康プロジェクト	[概説]
石垣琢麿	東京大学大学院総合文化研究科	[概説]

第Ⅱ部
松本和紀	東北大学大学院医学系研究科精神神経学分野	[解説]
西山志満子	富山大学保健管理センター（五福キャンパス）	[事例]
砂川恵美	東北大学病院精神科	[事例]
濱家由美子	東北大学病院精神科	[事例]
市川絵梨子	東京理科大学 学生支援機構 学生相談室	[事例]

第Ⅲ部
菊池安希子	国立精神・神経医療研究センター 精神保健研究所 地域・司法精神医療研究部	[解説]
葉柴陽子	メディカルケア虎ノ門／目白ジュンクリニック	[事例]
古村 健	独立行政法人 国立病院機構 東尾張病院	[事例]
壁屋康洋	独立行政法人 国立病院機構 榊原病院	[事例]
田中さやか	地方独立行政法人 大阪府立病院機構 大阪精神医療センター	[事例]
野村照幸	独立行政法人 国立病院機構 さいがた医療センター	[事例]
西村大樹	岡山大学 全学教育・学生支援機構 高大接続・学生支援センター	[事例]

第Ⅳ部
古村 健	独立行政法人 国立病院機構 東尾張病院	[解説]
石垣琢麿	東京大学大学院総合文化研究科	[解説]
山内未佳	元・カウンセリングオフィスクローバーリーフ	[事例]
吉田統子	国立精神・神経医療研究センター病院	[事例]
小林 茂	札幌学院大学心理学部臨床心理学科／ 札幌なかまの杜クリニック	[事例]
佐藤さやか	国立精神・神経医療研究センター 精神保健研究所 地域・司法精神医療研究部	[事例]

編著者略歴

石垣琢麿 | いしがき・たくま
東京大学大学院総合文化研究科教授。

主要著訳書 『幻聴と妄想の認知臨床心理学』（単著・東京大学出版会[2001]）、『統合失調を理解し支援するための認知行動療法』（監訳・金剛出版[2011]）、『認知行動療法を身につける』（監修・金剛出版[2011]）、『クライエントの言葉をひきだす認知療法の「問う力」』（共編・金剛出版[近刊]）ほか。

菊池安希子 | きくち・あきこ
国立精神・神経医療研究センター 精神保健研究所 地域・司法精神医療研究部室長。

主要著訳書 『統合失調症のための集団認知行動療法』（監訳・星和書店[2008]）、『命令幻聴の認知行動療法』（監訳・星和書店[2010]）、『リカバリーをめざす統合失調症の認知行動療法ワークブック』（監訳・星和書店[2016]）ほか。

松本和紀 | まつもと・かずのり
東北大学大学院医学系研究科精神神経学分野准教授。

主要著訳書 『統合失調症の早期発見と認知療法』（共訳・星和書店[2006]）ほか。

古村 健 | ふるむら・たけし
独立行政法人 国立病院機構 東尾張病院。

主要著訳書 『妄想・幻声・パラノイアへの認知行動療法』（共訳・星和書店[2012]）、『命令幻聴の認知行動療法』（共訳・星和書店[2010]）、『よくわかる認知行動カウンセリングの実際』（共訳・金子書房[2016]）ほか。

事例で学ぶ
統合失調症のための認知行動療法

2019年5月1日　印刷
2019年5月10日　発行

編著者────石垣琢麿
　　　　　　菊池安希子
　　　　　　松本和紀
　　　　　　古村　健

発行者────立石正信
発行所────株式会社 金剛出版
　　　　　　〒112-0005 東京都文京区水道1-5-16　電話 03-3815-6661
　　　　　　振替 00120-6-34848

装幀●戸塚泰雄(nu)
組版●石倉康次
印刷・製本●シナノ印刷

ISBN978-4-7724-1699-3 C3011　　©2019 Printed in Japan

Challenge the CBT シリーズ

統合失調症を理解し支援するための認知行動療法

［著］＝デイビッド・ファウラー ほか　［監訳］＝石垣琢麿　丹野義彦

● A5判　● 並製　● 264頁　● 定価 **3,600** 円＋税
● ISBN978-4-7724-1179-0 C3011

アセスメントとケースフォーミュレーションを理解し，
統合失調症治療を根本から考え抜くための認知行動療法ガイド。

あなたの自己回復力を育てる
認知行動療法とレジリエンス

［著］＝マイケル・ニーナン　［監訳］＝石垣琢麿

● A5判　● 並製　● 272頁　● 定価 **3,400** 円＋税
● ISBN978-4-7724-1418-0 C3011

トラウマやや逆境から立ち直る「心の回復力」を巡って
職場の対人関係や困った人への対処など
シチュエーションごとに実例を紹介しながら解説。
あなただけの回復力を探すセルフヘルプガイド。

恥の烙印
精神的疾病へのスティグマと変化への道標

［著］＝スティーブン・P・ヒンショー　［監訳］＝石垣琢麿

● A5判　● 上製　● 480頁　● 定価 **8,200** 円＋税
● ISBN978-4-7724-1566-8 C3047

精神障害論から進化心理学まで幅広いフィールドを網羅した
臨床心理学者による精神障害スティグマ研究。
医療・福祉・教育領域で精神障害の臨床・研究に携わる
すべての援助職・研究者のためのアンチスティグマ論。

Challenge the CBT シリーズ

認知行動療法を身につける
グループとセルフヘルプのための CBT トレーニングブック

［監修］＝伊藤絵美　石垣琢麿　［著］＝大島郁葉　安元万佑子

●B5判　●並製　●208頁　●定価 **2,800**円＋税
● ISBN978-4-7724-1205-6 C3011

ストレスマネジメントとセルフヘルプの方法を提案する
クライエント・ニーズに応じたオーダーメイド式CBT。

統合失調症の認知機能改善療法

［著］＝ティル・ワイクス　クレア・リーダー　　［監訳］＝松井三枝

●A5判　●上製　●350頁　●定価 **5,000**円＋税
● ISBN978-4-7724-1198-1 C3047

認知機能とその障害に関する研究を網羅し、
改善のための理論モデルと臨床の原則を提示する。
メンタルヘルス・サービス従事者に
新しい領域の詳細な見取り図を与える実践ガイド。

［改訂増補］統合失調症患者の行動特性
その支援と ICF

［著］＝昼田源四郎

●A5判　●上製　●260頁　●定価 **3,600**円＋税
● ISBN978-4-7724-1005-2 C3047

統合失調症という病気の姿をわかりやすく解説した初版に
国際障害機能分類（ICF）の解説、
現場での活用の可能性への考察を加えた改訂増補版。
統合失調症患者と接するすべての人のための道しるべ。

統合失調症を持つ人への援助論
人とのつながりを取り戻すために

[著]=向谷地生良

●四六判 ●上製 ●244頁 ●定価 **2,400**円+税
● ISBN978-4-7724-1059-5 C3011

「べてるの家」の設立に関わった著者による
独創的な当事者研究やSSTを取り入れた手法など
当事者の利益につながる面接の仕方,
支援の方法,そして援助の心得を詳述する。

コミュニティ支援、べてる式。

[編著]=向谷地生良 小林 茂

●四六判 ●上製 ●272頁 ●定価 **2,600**円+税
● ISBN978-4-7724-1299-5 C3011

「降りてゆく生き方」「弱さを絆に」の名の下に
当事者主権を実現した当事者研究。
「何の資源もない」浦河だからこその革命的活動,
医療中心主義を転覆させた支援者たちのドキュメント。

幻聴が消えた日
統合失調症32年の旅

[著]=ケン・スティール クレア・バーマン [監訳]=前田ケイ

●四六判 ●並製 ●280頁 ●定価 **2,400**円+税
● ISBN978-4-7724-1093-9 C3011

14歳で統合失調症と診断を受け,精神病院を渡り歩き,
幻聴が導く自殺への誘いと闘いつづけた著者の人生。
統合失調症と闘う人やその家族,そして精神医療にかかわる専門家に
勇気と希望を与える一冊。